Der Staat als Patient

Rudolf Virchow
und die Erfindung der Sozialmedizin von 1848

von

Irmtraud Balkhausen

Tectum Verlag
Marburg 2007

Balkhausen, Irmtraud:
Der Staat als Patient.
Rudolf Virchow und die Erfindung
der Sozialmedizin von 1848.
/ von Irmtraud Balkhausen
- Marburg : Tectum Verlag, 2007
Coverabbildung: Claudia Riffeler-Lörcks
ISBN: 978-3-8288-9197-5

Tectum Verlag
Marburg 2007

Gewidmet allen,
die sich bemühen,
Wissenschaft und gesellschaftliche Verantwortung,
Gesundheit, Politik und Ethik
in Einklang zu bringen.

Danksagung

Zahlreiche Menschen haben ihren Anteil daran, wenn ein Buch wie dieses entsteht. Auch wenn man nicht alle nennen kann, so doch immerhin die Wichtigsten.

Danken möchte ich dem Institut der Geschichte und Ethik der Medizin in Köln von Prof. Dr. Bergdolt für die freundliche, angenehme und anregende Arbeitsatmosphäre. Insbesondere der wissenschaftlichen Mitarbeiterin Frau Monika Frank gilt mein großer Dank. Neben der konstruktiven und geduldigen Unterstützung bei der Suche von Quellen und Literatur begleitete sie meine Arbeit mit Interesse und wertvollen Anregungen. Der Austausch mit ihr und die Diskussionen zu meiner Arbeit haben zu einer vertiefenden Beschäftigung mit dem Thema beigetragen.

Herrn Georg Milzner danke ich für seine inhaltlichen Anregungen und für seine Unterstützung im schöpferischen Prozess des Schreibens.

Meinen Freunden danke ich für das Korrekturlesen, insbesondere Ute Dieng und Ralf Mahler. Letzterer stand mir zudem bei PC-Problemen hilfreich zur Seite.

Bei Bernhard Schneider bedanke ich mich, dass er mich mit großer Beharrlichkeit von der Notwendigkeit überzeugte, dieses Buch überhaupt zu schreiben.

Schließlich danke ich dem Tectum Verlag, dass dieses Buch in dieser Form erscheinen konnte.

Einleitung

Rudolf Virchow zählt zu den profiliertesten Persönlichkeiten der deutschen Geschichte des 19. Jahrhunderts. Als einer der Führer der Fortschrittspartei und als entschiedenster Gegenspieler Bismarcks, ist er den Allgemeinhistorikern bekannt.[1] Als Begründer der Zellularpathologie, die Virchows Weltruhm begründete, wird er von den Medizingeschichtlern verehrt. Auch als Anthropologe, Ethnologe, Urgeschichtler und Archäologe erlangte er eine herausragende Stellung. Er bewegte sich auf so verschiedenen Feldern und in so zahlreichen Debatten seiner Zeit und kann deshalb aus der Geschichte des 19. Jahrhunderts aufgrund seines Gewichtes nicht übersehen werden. Die große Zahl seiner wissenschaftlichen und politischen Arbeiten und Umsetzungen sind ein Beweis für eine unerhörte Leistungsfähigkeit. Er gehörte zu den wenigen Universalgelehrten seiner Zeit und verkörperte den Typus des politischen Gelehrten, der mit seiner wissenschaftlichen Arbeit auch stets die Verpflichtung zu öffentlichem Engagement verband.

Das brennende Anliegen Virchows, das ihn bei all seinen verschiedenen Aktivitäten motivierte, sein höchstes Ziel, war: die verantwortungsvolle Zusammenführung von Wissenschaft und Politik, vornehmlich von Medizin und Sozialpolitik. So resümierte der achtzigjährige Virchow in seiner Dankesrede an seine Freunde, zurückblickend auf sein Leben, welches von Tätigkeiten in der Medizin und Politik bis hin zur Anthropologie, Ethnologie und Archäologie erfüllt war:

> „Diese Vermischung ist von mir nicht willkürlich oder gar tendenziös vorgenommen worden. Entscheidend dafür ist eine Mission geworden, mit der ich im Beginn des Jahres 1848 durch den Auftrag des damaligen preussischen Medicinalministers betraut wurde. Sie galt der Erforschung der in Oberschlesien ausgebrochenen schweren Epidemie, des sogenannten Hungertyphus. Bei der Erörterung der Ursachen dieser Epidemie kam ich zu der Überzeugung, dass die schlimmsten derselben in sozialen Missständen beruhten, und dass der Kampf gegen diese Missstände nur auf dem Wege tiefgreifender, socialer Reformen geführt werden könne...Mir liegt daran, wieder einmal in Erinnerung zu bringen, wie unvermeidlich es ist, die praktische Medicin mit der politischen Gesetzgebung in unmittelbare Beziehung zu setzen,

1 Manfred Vasold hatte mit seiner umfassenden Biographie Virchow für die Allgemeinhistoriker in seiner Größe und Bedeutung wiederentdeckt: Vasold, M., Rudolf Virchow. Der große Arzt und Politiker, Stuttgart 1988 (im Folgenden zitiert: Vasold, Virchow).

was ich damals in der medicinischen Reform (1848-49) versuchte."[1]

Die vorliegende Arbeit versucht, diese gedanklichen Ursprünge und Entwicklungen Virchows nachzuzeichnen und zu analysieren. Es soll gezeigt werden, welchen bedeutenden Anteil Virchow und mit ihm die Ärzte überhaupt als Träger der fortschrittlichen Ideen an den großen revolutionären Umwälzungen des 19. Jahrhunderts gehabt haben.

Die sogenannte „Medizinalreformbewegung" der Jahre 1848/49 erscheint zunächst als professionspolitische ärztliche Standesbewegung. Der Terminus „Medizinalreformbewegung" wird hier benutzt in Anlehnung an die beiden grundlegenden Studien von Finkenrath[2] und Ackerknecht[3]. Diese Bewegung, die über ganz Deutschland bereits vor der Revolution verbreitet war, gewann in den Jahren 1948/49 eine neue Schlagkraft. Ein überwiegender Teil der Medizinalreformvertreter, so vor allen Dingen Virchow und seine Freunde, verstanden diese Bewegung als Konsequenz der demokratischen Revolution.[4]

Frevert zeigte auf, wo die Wurzeln der Politisierung von Gesundheit und Krankheit lagen. Sie beleuchtet den Prozess der sich entwickelnden Einsicht, dass Armut und Krankheit verknüpft waren und im Zuge der Industrialisierung an die Stelle der öffentlichen Fürsorge neue kollektive Gesundheitssicherungen treten mussten.[5] Huerkamp untersuchte den tiefgreifenden Wandel des Arztberufes, der mit der Entwicklung der modernen Industriegesellschaft einherging. Sie arbeitet den vielschichtigen Professionalisierungsprozess der akademischen Ärzte heraus, der diese zu den alleinigen Experten für Krankheit und Gesundheit machen sollte.[6]

---

1 Virchow, R., Zur Erinnerung: Blätter des Dankes an meine Freunde, in: Archiv für pathologische Anatomie und Physiologie und für klinische Medizin (im Folgenden zitiert: Archiv) 167 (1902), S. 1-15, hier S. 3 u. 4.

2 Finkenrath, K., Die Medizinalreform. Die Geschichte der ersten ärztlichen Standesbewegung von 1800-1850 (Studien zur Geschichte der Medizin, Heft 17), Leipzig 1929 (im Folgenden zitiert: Finkenrath, Medizinalreform).

3 Ackerknecht, E. H., Beiträge zur Geschichte der Medizinalreform von 1848, in: Sudhoffs Archiv für Geschichte der Medizin, Bd. 25 (1932), S. 61-109, S. 113-183 (im Folgenden zitiert: Ackerknecht, Beiträge).

4 Ackerknecht, Beiträge, S. 71, Anmerkung 2.

5 Frevert, U., Krankheit als politisches Problem 1770-1880. Soziale Unterschichten in Preußen zwischen medizinischer Polizei und staatlicher Sozialversicherung, Göttingen 1984 (im Folgenden zitiert: Frevert, Krankheit).

6 Huerkamp, C., Der Aufstieg der Ärzte im 19. Jahrhundert. Vom gelehrten Stand zum professionellen Experten: Das Beispiel Preußens, Göttingen 1986 (im Folgenden zitiert: Huerkamp, Aufstieg der Ärzte) .

Durch diese beiden Studien der Sozialhistorikerinnen Frevert und Huerkamp erfuhr die Sozialgeschichte der Medizin, die sich seit Anfang der 1980er Jahre zu einem Spezialgebiet der Medizin entwickelte, wesentliche Anregungen. Diese beiden Arbeiten waren zunächst Ausnahmen, da sich in der Bundesrepublik im Unterschied zu Großbritannien, Frankreich und der DDR, Sozialhistoriker nur selten mit medizingeschichtlichen Themen beschäftigt hatten. Die Problemkreise Krankheit und Gesundheit sowie ihr Wechselspiel zur Gesellschaft und ihre historischen Veränderungen wurden bis dahin selten als historische Forschungsperspektive genutzt.[1] Sie waren Gegenstand der Medizingeschichte, die jedoch ihr Augenmerk auf wissenschaftsgeschichtliche Themen konzentrierte. Die Entdeckungen der ärztlichen Pioniere, die sich stetig verbessernden Diagnose- und Behandlungsmethoden wurden behandelt und hochstilisiert. Gesellschaftliche und/oder gar sozialgeschichtliche Bezugspunkte wurden völlig ausgeblendet.[2] Ein Blick zur Medizinsoziologie war hilfreich. Die aus der sozialen Medizin hervorgegangene Disziplin sucht nach ihren historischen Voraussetzungen.[3]

Mittlerweile haben die neueren Formen historischer Analysen eine Vielzahl von Themen abgehandelt, die bislang als klassische Bereiche medizinhistorischer Forschung galten. So fand ein immer größerer Teil der Medizin betreffenden historischer Forschung außerhalb des engeren Fachs der Medizingeschichte statt.[4]

In der Sozialgeschichte der Medizin etablierte sich die Medikalisierungsthese, für die stellvertretend Michel Foucault[5], Jean-Pierre Goubert[6], Ute Frevert[7] und Gerd Göckenjan[1] zu nennen sind. Der Begriff „Medikalisie-

1 Wer auf diesen Sachverhalt zuerst aufmerksam gemacht hatte, war: Blasius, D., Geschichte und Krankheit. Sozialgeschichtliche Perspektiven der Medizingeschichte, in: Geschichte und Gesellschaft, Jg. 2 (1976), S. 386-415.

2 Vgl. Labisch, A., Zur Sozialgeschichte der Medizin. Methodologische Überlegungen und Forschungsbericht, in: Archiv für Sozialgeschichte, Bd. 20 (1980).

3 Deppe, H.U./Regus, M. (Hrsg.), Seminar: Medizin, Gesellschaft, Geschichte, Frankfurt a. M. 1965.

4 Labisch, A., Stand und Perspektiven der Medizingeschichte in Deutschland, in: Medizinhistorisches Journal, Bd. 37, 3-4, 2003, S. 352-379.

5 Foucault, M., La politique de la santé au XVIIIe siecle, in: Derselbe u.a., Les machines à guérir. Aux origines de l`hopital moderne, Brüssel 1979, S. 7-18.

6 Goubert, J.-P., Die Medikalisierung der französischen Gesellschaft am Ende des Ancien Régime: Die Bretagne als Beispiel, in: Medizinhistorisches Journal 17, 1982, S.89-114.

7 Frevert, Krankheit; Dieselbe, Akademische Medizin und soziale Unterschichten im 19. Jahrhundert. Professionsinteressen-Zivilisationsmission-Sozialpolitik, in: Jahrbuch des Instituts für Geschichte der Medizin der Robert Bosch Stiftung 4 (1985), S. 41-59.

rung" stammt aus der amerikanischen Soziologie, ist nicht eindeutig definiert und wird innerhalb der französischen, englischen und deutschen Sozialgeschichte mit divergierenden Deutungen verwendet.[2] In der deutschen Sozialgeschichte hat sich eine gemeinsame Auffassung herausgebildet. Danach versteht man unter Medikalisierung den Prozess der Einbindung breiter Bevölkerungsschichten in ein ärztlich dominiertes Gesundheitssystem einschließlich der Normierung rationalen Gesundheitsverhalten.[3]

Es war ein Prozess, an dessen Anfang eine Gesellschaft stand, in der die akademische Heilkunde (Ärzte und Repräsentanten des öffentlichen Gesundheitswesens) einen im Verhältnis zur traditionellen Heilkunde geringen Einfluss ausübte. Im Verlauf dieses bis in unsere Gegenwart reichenden Prozesses aber kehrten sich die Verhältnisse um. Aus der ehemals quantitativ unterlegenen akademischen Heilkunde, die ihrem Selbstverständnis nach die einzige ernsthafte Alternative zur Laienmedizin darstellte, wurde die derzeit vorherrschende Schulmedizin. Unter drei Gesichtspunkten wurde dieser Wandel zu interpretieren versucht: dem der Gesundheitspolitik, dem der ärztlichen Professionalisierung und dem der sozialen Disziplinierung.

Francisca Loetz modifizierte diese These dahingehend, indem sie anstatt von Medikalisierung genauer von medizinischer Vergesellschaftung sprach.[4] Sie legte den Schwerpunkt auf die Untersuchung der Einflüsse, die Staat, (Wund-)Ärzte, Laienheilkundige und (potentielle) Kranke aufeinander ausübten. Dabei ging sie von der soziologischen Überlegung aus, dass Gesellschaft konstituiert wird durch Handlungszusammenhänge, die zwischen ihren Mitgliedern entstehen. So beruhte für sie der

---

1 Göckenjan, G., Gesundheits-, Medizinpolitik und soziale Kontrolle, pol.Diss. FU Berlin 1983; Derselbe, Kurieren und Staat machen. Gesundheit in der bürgerlichen Welt, Frankfurt a. Main, 1985 (im Folgenden zitiert: Göckenjan, Kurieren); Derselbe, Medizin und Ärzte als Faktoren sozialer Disziplinierung der Unterschichten. Zur Soziologie der Gesundheit, Berlin 1984.

2 Loetz, F., „Medikalisierung" in Frankreich, Großbritannien und Deutschland, 1750-1850: Ansätze, Ergebnisse und Perspektiven der Forschung, in: W. U. Ekkart/R. Jütte (Hg.), Das europäische Gesundheitssystem. Gemeinsamkeiten und Unterschiede in historischer Perspektive, Stuttgart 1994, S. 123-162.

3 Diese Definition wird gewählt in Anlehnung an Frevert, Krankheit und Spree R., Soziale Ungleichheit vor Krankheit und Tod. Zur Sozialgeschichte des Gesundheitsbereichs im Deutschen Kaiserreich, Göttingen 1981, S. 156f, insbesondere Anm. 167.

4 Loetz, F., Vom Kranken zum Patienten. „Medikalisierung" und medizinische Vergesellschaftung am Beispiel Badens 1750-1850, Medizin, Gesellschaft und Geschichte, Beiheft 2, Stuttgart 1993, S. 15 (im Folgenden zitiert: Loetz, Vom Kranken zum Patienten).

Prozess der Medikalisierung nicht primär auf Machtverhältnissen, sondern auf gesellschaftlichen Wechselbeziehungen. Denn dass der Staat Hebammen förderte, Laienkundige tolerierte, manchmal nicht abgesicherte Therapien legitimierte und dass er Armen die freie Arztwahl zugestand, zeigte, dass er pragmatisch-realistische Lösungen suchte.[1]

Das zähe Ringen um die berufliche Vorrangstellung der Ärzte, welches um die Wende vom 18. zum 19. Jahrhundert einsetzte, wird mit dem aus der Soziologie entlehnten Begriff „Professionalisierung" bezeichnet. Je nach Definition werden mindesten vier Merkmale oder Phänomene beobachtet, die diesen Prozess, auch bei anderen Berufsgruppen (beispielsweise auch der Juristen), kennzeichnen: das Streben nach einem Marktmonopol, die Kontrolle der Ausbildung und des Zugangs zum Beruf, die Normierung des Verhaltens durch eine eigene Berufsethik und die Durchsetzung beruflicher Autonomie u.a. durch einen verbandsmässigen Zusammenschluss.[2]

Die vorliegende Arbeit beleuchtet jene Phase des ärztlichen Professionalisierungsprozesses, in der Ärzte sowohl mit gesundheits-, gesellschafts- als auch mit standespolitischen Reformforderungen und einem bis dahin nicht gekannten Selbstbewusstsein in die Öffentlichkeit traten. Und dies beflügelt durch den demokratischen Geist, der sich in der Revolution von 1848 allenthalben in Deutschland Bahn brach.

Diese Untersuchung arbeitet das Konzept und das Aktionsprogramm der politischen Ärzte in Berlin, die sich im Revolutionsjahr 1848 um Rudolf Virchow zusammengefunden hatten, heraus. Inwieweit ging es dabei lediglich um Statusprobleme der Ärzte oder waren diese Bestrebungen von Bedeutung für die politische und gesellschaftliche Rolle von Wissenschaft insgesamt?

Welche Motive veranlassten die Vertreter dieser Bewegung, sich in die öffentliche Diskussion um freiheitliche und sozialpolitische Reformen einzumischen?

Welche intellektuellen, sozialen und politischen Voraussetzungen führten zur Entstehung des Modells des „engagierten" Wissenschaftlers während der Revolution? Welche Erwartungen und Chancen verbanden sich mit diesem?

Warum war soziale Gerechtigkeit auch für die standesbezogene Interessenartikulation der Ärzte wichtig? In welchem Spannungsverhältnis

---

1 Ebenda, S. 321.

2 Vgl. u.a. Jütte, Die Entwicklung des ärztlichen Vereinswesens und des organisierten Ärztestandes bis 1871, in: Jütte, R., (Hrg.), Geschichte der deutschen Ärzteschaft. Organisierte Berufs- und Gesundheitspolitik im 19. und 20. Jahrhundert, Köln 1997, S. 17 (im Folgenden zitiert: Jütte, Vereinswesen).

standen die Vertreter der medizinischen Reformbewegung, wenn sie ihre eigenen beruflichen Interessen und ihre soziale Verantwortung zu wahren suchten? Welche Konflikte bestanden dabei zwischen der Rolle des Naturwissenschaftlers bzw. des Arztes und der des Politikers? Warum glaubten die ärztlichen Reformer mit der Definition der Medizin als „sociale Medizin“ die gesellschaftliche Realität umfassender zu erkennen, zu definieren, zu bewerten und übergreifende Alternativen aufzuzeigen, um diese humaner gestalten zu können? Welcher Tradition fühlte sich das sozialmedizinische Denken verbunden, wo hatte es seine Ursprünge, seine Wurzeln? Welche historischen Gegebenheiten fand die medizinische Reformbewegung vor? Was wurde an dem damaligen Gesundheitssystem kritisiert? Hatte die sich explosiv entwickelnde naturwissenschaftliche Forschung Einfluss auf das gesellschaftliche Konzept der Medizinalreformbewegung? Welche Gesellschaftstheorie vertrat die Bewegung? Welche Auffassung vom Menschen und von Krankheit in der Gesellschaft wurden als politische Kraft genutzt?

Und schließlich: inwieweit und in welcher Weise beeinflusste nationales Denken und Fühlen den Wertekatalog der medizinischen Reformbewegung? Welche Formen und Wirkungen von Nationalbewusstsein sind auffindbar und wie verhalten sich nationale Argumentationen zu gesellschaftlichen Partikularinteressen? Welche Verantwortung trug der Staat in dem gesundheitspolitischen Reformkonzept von individueller und kollektiver Rechts- und Gesundheitssicherheit?

Die Untersuchung will die spezifischen Konstellationen, Problembereiche und auch Möglichkeiten insbesondere ihrer drei Hauptvertreter Rudolf Virchow, Salomon Neumann und Rudolf Leubuscher erarbeiten. Virchow, der führende Kopf der Medizinalreformbewegung steht dabei im Vordergrund. In seiner Wochenschrift „Die medicinische Reform“, die zum Organ der demokratisch gesinnten Ärzteschaft wurde, hatte er sich mit sozialpolitischen und gesundheitspolitischen Problemen meinungsbildend auseinandergesetzt. Seine Stellungnahmen sind in seinen Leitartikeln reichhaltig dokumentiert.

Virchows Freund und Mitherausgeber Leubuscher zählte mit zu den aktivsten und radikalsten unter den ärztlichen Reformern. Mit seinen Berichten über die reformerischen Vorgänge und seinen übrigen Artikeln machte er sich zum Fürsprecher eines Programms, welche die Lage der Arbeiter, Armen und psychisch Kranken verbessern sollte. Ein weiterer herausragender Vertreter ist ebenfalls ein Freund Virchows, Neumann. Bereits ein Jahr vor der Revolution hatte er mit seiner programmatischen

Schrift „Die öffentliche Gesundheitspflege und das Eigenthum"[1] der Medizinalbewegung richtungsweisende Impulse gegeben.

Die Auffassungen der drei Reformer sind ein klarer Spiegel für die kontroversen Differenzen, aber auch für die Übereinstimmungen innerhalb der Bewegung. Die innere Sicht dieser drei Ärzteführer wird ergänzt durch die Einbettung der Persönlichkeiten in den organisatorischen Rahmen dieser Bewegung. Die Generalversammlung der Ärzte war die Dachorganisation und das Handlungsgremium der demokratischen Berliner Ärztebewegung.

Virchows Wochenschrift „Die medicinische Reform"[2] stellt eine Hauptquelle, ihre Analyse den Schwerpunkt der vorliegenden Arbeit dar. Sie erschien vom 10. Juli 1948 bis zum 29. Juni 1849 und dokumentierte die demokratische Ärztebewegung Berlins. Virchows medizinische Fachzeitschrift „Archiv für pathologische Anatomie und Physiologie und für klinische Medicin"[3], bereits im Jahr 1847 zusammen mit Benno Reinhardt herausgegeben, ist eine zusätzliche wichtige Quelle. Gerade in den ersten Erscheinungsjahren spiegelt das Archiv die politischen Betätigungen und Meinungen seiner Redakteure und Mitarbeiter.

Für Virchows Leben bedeutsam wurden seine „Mitteilungen über die in Oberschlesien herrschende Typhus-Epidemie"[4]. In dieser Schrift an die preußische Regierung entwickelte er seine soziologische Interpretation der Epidemiologie, die für sein weiteres sozialpolitisches Denken und Vorgehen entscheidend werden sollte und die ihn in die aktive Rolle als revolutionären Barrikadenkämpfer trieb.

So stehen im Zentrum der Arbeit die Ereignisse um die Revolution von 1848 die Virchow zunächst in Oberschlesien und dann in Berlin aktiv und reflektierend miterlebte.

---

1 Neumann, S., Die öffentliche Gesundheitspflege und das Eigenthum. Kritisches und Positives mit Bezug auf die preußische Medizinalverfassungsfrage, Berlin 1847 (im Folgenden zitiert: Neumann, Eigenthum).

2 Virchow, R., Leubuscher R. (Hrsg.), Die medicinische Reform. Eine Wochenschrift, Berlin 1848/49; Neudruck hg. von Chr. Kirsten und K. Zeisler, Berlin (Ost) 1983 (im Folgenden zitiert: MR).

3 Virchow, R./Reinhard, B., (Hrsg.), Archiv für pathologische Anatomie und Physiologie und für klinische Medicin 1847ff (im Folgenden zitiert: Virchow, Archiv).

4 Mittheilungen über die in Oberschlesien herrschende Typhus-Epidemie, in: Virchow, Rudolf, Sämtliche Werke, hrsg. von Christian Andree: Band 4, Abteilung I: Texte zur wissenschaftlichen Medizin aus den Jahren 1846- 1850, Bern u.a. 1992, S. 357-482 (im Folgenden zitiert: Virchow, Typhus) .

Sein reger Briefwechsel mit den Eltern[1], vornehmlich mit dem Vater, ursprünglich von einer Tochter Virchows mit starken inhaltlichen Eingriffen herausgegeben, und neu editiert von Christian Andree, bilden eine weitere wichtige Quelle. In dieser Korrespondenz entfaltet Rudolf Virchow ebenfalls seine politischen, sittlichen und medizinischen Positionen, doch geht diese Quelle zudem über Virchow selbst und die Verhältnisse der verschiedenen preußischen Provinzen hinaus. Sie weist auf die Entstehungsgeschichte der Wurzeln der modernen deutschen Demokratie, die bis in die Gegenwart wichtig bleiben. Da es sich um Familienkorrespondenz zwischen Familienmitgliedern handelt, in welchen auf öffentliche Rücksichtnahmen verzichtet werden konnte, wirken sie auf reizvolle und spannende Weise durch Unmittelbarkeit und Charme. Überdies sind es auch sprachlich herausragende Dokumente, denen man sich nicht entziehen kann.[2]

Virchows „Einheitsbestrebungen" von 1848 geben detaillierte Auskunft über seine Ansichten über Anthropologie, Epidemiologie und Wissenschaftstheorie.[3]

Die Definition der Medizin als „soziale Wissenschaft" war nicht Zustandsbeschreibung, sondern Programm, Postulat, Vision. Das Programm, die Forderungen, Ziele und Beweggründe der Medizinalreformer sollen aus den genannten Hauptquellen herausgearbeitet werden. Bei ihrer Interpretation werden die organisatorischen Strukturen der Medizinalreformbewegung berücksichtigt.

Damit wird zugleich ein Aspekt der 1848er Revolution beleuchtet, der gemeinhin von der politischen Geschichte oder der Geschichte der sozialen Massenbewegung verdeckt wird. Die Revolution von 1848/49 war nicht nur eine Verfassungsbewegung, eine Bewegung, die politische Grundrechte einforderte oder bessere materielle Lebensbedingungen anstrebte, sie war gleichzeitig der Versuch einer Umwälzung der Wissenschaft. Jüngere und kritische Vertreter wissenschaftlicher Disziplinen, allen voran Rudolf Virchow, stellten das Grundverständnis ihres Fachs in Frage. Sie versuchten ihre Position in Wissenschaft und Praxis neu zu

---

1 Virchow, R., Sämtliche Werke, hrsg. v. Ch. Andree Bd.59, Abteilung IV: Briefe. Der Briefwechsel mit den Eltern 1839 - 1864, Berlin-Wien, 2001 (im Folgenden zitiert: Virchow, Briefwechsel); Briefe, die in dieser Edition nicht aufgeführt und zitiert sind, s. Rudolf Virchow. Briefe an seine Eltern 1839-1864, hrsg. von M. Rable, Leipzig 1906 (im Folgenden zitiert: Virchow, Briefe)

2 Virchow, Briefwechsel, S.15f.

3 Virchow, R., Die Einheitsbestrebungen in der Medizin, Berlin (1949), in: Virchow, R., Gesammelte Abhandlungen zur wissenschaftlichen Medizin, Frankfurt a. M. 1856, S. 1-56 (im Folgenden zitiert: Virchow, Einheitsbestrebungen).

definieren und ihre fachspezifischen Anliegen in systematischen Zusammenhang mit gesamtgesellschaftlichen Reformvorstellungen zu bringen. Somit war die Revolution von 1848 eine jener seltenen Momente, wo alles bisher für sicher und unumstößlich Geglaubte erschüttert wurde, alle Dogmen und Paradigmen zur Disposition gestellt wurden und wo eine grundlegende Reform auch der Wissenschaft nicht nur für unabdingbar, sondern auch für realisierbar gehalten wurde.[1]

Ein Blick auf die Auswirkungen der medizinischen Reformbewegung zeigt die weitere Entwicklung, den Ausbau der Autorität der akademischen Ärzte, ihren Professionalisierungsprozess bis hin zum Ende des 19. Jahrhunderts. An ihrem Ende steht ein völlig neues Verhältnis der Ärzte zum Staat. Der abschließende Ausblick auf das Erbe Rudolf Virchows bis in unsere heutige Zeit rundet diese Arbeit ab.

---

1 Schott, D., „Die Medizin ist eine soziale Wissenschaft" - Rudolf Virchow und die „Medicinische Reform" in der Revolution 1848/49, in: Lorinser, M./Ludwig, R., Die Revolution hat Konjunktur. Soziale Bewegung, Alltag und Politik in der Revolution von 1848/49, S. 87 (im Folgenden zitiert: Schott, Virchow).

1 Die Medizin im Jahrhundert der Aufklärung

Durch die Aufklärung, die beherrschende Geistesbewegung des 18. Jahrhunderts in Europa, bekamen die beiden Problemkreise Gesundheit und ihr Gegenpol Krankheit neue Bedeutungsinhalte.

Wurde im Mittelalter Krankheit noch als streng privates Schicksal mit metaphysischem Sinn gedeutet, als Mahnung, ein gottgefälligeres Leben zu führen, so sah die Aufklärung die Krankheit als eine durch die Gesellschaft mitverschuldete „unnatürliche" Lebensweise an, die durch selbstverantwortliches Handeln verändert werden kann.[1] Je mehr sich die aufgeklärte Gesellschaft dem irdischen Dasein zuwandte, desto mehr Aufmerksamkeit schenkte sie den Bedingungen, unter denen man ein langes, gesundes und glückliches Leben führen konnte.[2]

Die Wurzeln dieses veränderten Bewusstseins des Menschen hinsichtlich seines Körpers und seiner Stellung in der Welt und der aus dem gesellschaftlichen Leben resultierenden Belastungen und Gefährdungen lagen in der Renaissance.

Im Laufe des 16. Jahrhunderts dienten die Landes- und Policeyordnungen dem Ausbau des Territorialstaates. An die Stelle autonomer Lösungen von Problemen innerhalb der Stände und Zünfte trat immer mehr die obrigkeitliche Regelung im frühmodernen Policeystaat. Einschneidend war auch die Reaktion auf die enormen Menschenverluste während des Dreißigjährigen Krieges (1618-1648), der ganze Landstriche entvölkert hatte. Die Fürsten entdeckten die Gesundheit und das Wohl ihrer Untertanen als wichtige Ressource für die Macht des Staates, unter dem Gesichtspunkt der Rekrutierung wie auch als Steuerzahler. Daher wandten sie sich verstärkt der Bevölkerungspolitik zu und legten die Weichen für die Entstehung der „medizinischen Policey".[3]

---

1 Trutzke, D., Inhaltliche und methodische Entwicklungstrends der Gesundheitserziehung von der Renaissance bis zum ausgehenden 19. Jahrhundert, in Medizin und Gesellschaft, 10 (1981) S. 68-86 (im Folgenden zitiert: Trutzke, Gesundheitserziehung); vgl. auch: Hardy, A. I., Ärzte, Ingenieure und städtische Gesundheit. Medizinische Theorien in der Hygienebewegung des 19. Jahrhunderts, Frankfurt a. M./New York 2005, S. 55 (im Folgenden zitiert: Hardy, Ärzte).

2 Labisch, A., Homo Hygienicus. Gesundheit und Medizin in der Neuzeit, Frankfurt/New York 1992, S. 44 sieht den Wunsch nach einem langen Leben in der Renaissance angesiedelt (im Folgenden zitiert: Homo Hygienicus).

3 Frevert, Krankheit, S. 23-28 hierzu einführend; Labisch, Homo Hygienicus, S. 83-90; Hardy, Ärzte, S. 41f.

Gottfried Wilhelm Leibniz (1646-1716), Philosoph und Naturwissenschaftler, legte 1667 in seiner „Societas eruditorum Germaniae" ein komplettes Programm einer Wissenschaftssystematik vor, in dem auch die Medizin einen festen Platz hatte. Gerade dem Arzt wies er eine bedeutungsvolle Rolle zu. So müsse es das Anliegen des Arztes sein, „die Natur der Kunst zu unterwerfen und menschliche Arbeit leichter zu machen."[1]

Schon ein Jahr zuvor forderte Leibniz in seinem „Vorschlag zu einer Medizinalbehörde" die Aufstellung von Geburten- und Todesverzeichnissen mit umfassenden statistischen Angaben, um wertvolle Informationen für Medizin und Politik zu gewinnen.[2]

Der Einfluss seiner Schriften auf die Politik ist schwer, im Detail wohl überhaupt nicht feststellbar. Außerordentlich bemerkenswert ist jedoch die Tatsache, dass 1685 in Preußen per Medizinaledikt zum Schutz der Gesundheit das „Collegium sanitatis" gegründet wurde, das die Aufsicht über sämtliche im Gesundheitswesen tätige Personen auszuüben hatte. Bereits drei Jahre später konnten daher in allen preußischen Städten und Dörfern die Zahl der Eheschließungen, Geburten und Todesfälle statistisch festgehalten werden.

Leibniz beschäftigte sich mit medizinischen Topographien, er maß den Beschreibungen über die natürlichen Verhältnisse der verschiedenen Gegenden, die Lebensweise der Bewohner, ihren Gesundheitszustand und die häufig auftretenden Krankheiten größten Wert bei. Über diese Probleme korrespondierte er mit Bernardino Ramazzini, dem ersten Mediziner, der systematisch die Berufskrankheiten und Gesundheitsprobleme von Handwerkern und Künstlern untersuchte.[3] Durch die Einbeziehung auch der beruflichen Umwelt wurde der Krankheitsbegriff um einen wichtigen Aspekt erweitert.

Ein halbes Jahrhundert später differenzierte Jean-Jacques Rousseau zwischen natürlicher und sozialer Umwelt. Sein 1774 erschienener „Discours sur l´origine et les fondements de l´inégalité parmi les hommes" verfolgte die Geschichte der Krankheiten im Zusammenspiel mit der Ge-

1 Schipperges, H. , Setzt die Medizin der Aufklärung Grenzen? in: Zeitschrift für Klinische Psychologie und Psychotherapie, 25 (1977), S. 5-10 zit. S. 8 u. 9 (im Folgenden zitiert: Schipperges, Aufklärung).

2 Vgl. Rosen, G. , Die Entwicklung der sozialen Medizin, Gesellschaft, Geschichte, Frankfurt 1975, S. 81 (im Folgenden zitiert: Rosen, Entwicklung der sozialen Medizin).

3 Ramazzini, B., Abhandlung von den Krankheiten der Künstler und Handwerker (1700) (Auszüge), in: Deppe, H.-U., Regus, M. (Hrsg.), Seminar: Medizin, Gesellschaft, Geschichte, Frankfurt 1975, S. 135-149.

schichte der menschlichen Gesellschaft. Geht eine Minderheit der Bevölkerung an Ausschweifung und Völlerei zugrunde, so findet die Mehrheit aus Not und Elend ein frühzeitiges Ende. Rousseaus wichtige Annahme, dass Krankheit und früher Tod durch selbstverantwortliches „vernünftiges" Handeln, durch das Praktizieren einer „natürlichen" Lebensweise verhindert werden könnte, fand zunehmend Verbreitung und Bedeutung.

In den preußischen Provinzen wurden ab 1724 „Collegia medica" eingerichtet, die neben der Prüfung und Approbation von Ärzten, Apothekern, Chirurgen und Hebammen auch die Medizinalaufsicht übernahmen sowie gerichtsmedizinische Gutachten erstellen sollten. Zusätzlich gab es Sanitätskollegien, die die gesundheitlichen Zustände auf dem Land zu überwachen hatten. Ihre Aufgabe war es, den Behörden über „Vorurtheile und nachteilige Gewohnheiten hinsichtlich des Benehmens während der Schwangerschaft der Frauen, ihrer Entbindung, ihres Wochenbettes, des Betragens der Hebammen, der Behandlung der Neugeborenen und der physischen Erziehung der Kinder, des Benehmens bei Krankheiten" zu berichten.[1]

Seit 1786 wurden die Sanitätskollegien zusätzlich mit der Aufgabe betraut, die Ausbreitung von ansteckenden Krankheiten zu verhindern. Diese Kontrollaufgaben übernahmen die Ärzte, als Stadt- oder Landphysici, neben ihrer Praxis.

Den preußischen Medizinalreformen war es ein weiteres Anliegen, die Ausbildung der Ärzte zu verbessern. Während der Aufklärung enthielt die universitäre Ausbildung der Mediziner erstmals auch naturwissenschaftliche Elemente, so wurden beispielsweise Leichen seziert. Die in der Universität erworbenen Kenntnisse, die auf Heilung innerer Krankheiten beschränkt blieben, wurden nur theoretisch vermittelt. Der frisch approbierte akademische Arzt verfügte kaum über Erfahrungen am Krankenbett. Hingegen war die Chirurgie ein Handwerksberuf mit mehrjähriger Ausbildungszeit.

Huerkamp und Jütte heben hervor, dass zwischen Wundärzten und Patienten eine größere soziale Nähe bestand. Die Wundärzte entstammten aus der lokalen bäuerlichen oder handwerklichen Gesellschaft, in den Städten nahmen sie am sozialen Leben in den Zünften, Bruderschaften und Kirchengemeinden teil.[2] Die Auffassung, dass studierte Ärzte für die Landbevölkerung sozial zu fern und zu teuer waren ist von der neueren medizinhistorischen Forschung relativiert worden. Die Landbevölkerung ließ sich nach Kinzelbach bei der Wahl des Heilers von sub-

1 Zitiert nach Frevert, Krankheit, S. 27.

2 Huerkamp, Aufstieg der Ärzte, S. 35; Jütte, Ärzte, S. 91.

jektiven Nutzungserwägungen leiten, unabhängig von Art des Zertifikats und der Kosten.[1] Insgesamt lässt sich feststellen, dass der professionspolitisch begründete Machtanspruch der Ärzte aus der Sicht ihrer Klientel nicht durch überlegenes Fachwissen legitimiert war. Daran änderte auch nichts die staatliche Autorität, mit der die Amtsphysici und -chirurgen ausgestattet waren. Sie genossen kein höheres Ansehen als Bader, Chirurgen, Hebammen und Laienheiler.

Meilensteine in der preussischen Medizinalreform zur Verbesserung der ärztlichen Ausbildung war 1713 die Gründung des anatomischen Theaters in Berlin sowie die Einrichtung der Charité als Lehrkrankenhaus, in dem nicht nur Militärärzte und Militärchirurgen, sondern auch ihre zivilen Kollegen eine praktische Ausbildung erhielten.

Schon seit der Mitte des 18. Jahrhunderts hatte eine öffentliche Gesundheitsdiskussion eingesetzt, die in einer Unzahl von Publikationen ihren Ausdruck fand.[2] Die Mehrzahl der Gesundheitsautoren richtete sich nicht an die Unterschichten und auch nicht an die Aristokratie. Dieser Gesundheitsdiskurs war Ausdruck der Selbstinterpretation des Bürgertums und seiner Ideale. Gesundheit stand im Normenkatalog des Bürgertums ganz oben. Sie spielte eine wichtige Rolle als individueller Wert, sie war Voraussetzung und Folge einer rechtschaffenen Lebensführung.

Als gesellschaftliche Norm war sie Grundlage allgemeinen Glücks und Wohlstands, denn nur gesunde Menschen konnten arbeiten und Reichtum produzieren. Kranke Menschen hinderten durch ihre gleichsam ´parasitäre´ Existenz den gesellschaftlichen Fortschritt.[3]

Der Gesundheitsdiskurs wurde vom Bürgertum als sozialpolitische Abgrenzung gegenüber dem Adel benutzt. Dies zeigt in exemplarischer Weise ein überaus populär gewordener zeitgenössischer Bildungsroman: „Carl von Carlsberg oder über das menschliche Elend" von dem Aufklärungspädagogen Christian Gotthilf Salzmann.[4] Der Dekadenz des Adels wird die bürgerliche Kultur gegenüber gestellt anhand einer regen Korrespondenz zwischen dem adeligen Sohn Carl und seiner Mutter. Carl erbittet von seiner Mutter die Zustimmung zu seiner Heirat mit einer Bürgerlichen, der Tochter eines einfachen Amtschreibers. Als wichtigstes

---

1 Belegt bei Hardy, Ärzte, S. 49.

2 Vgl. Trutzke, Gesundheitserziehung, S. 74 f.; Fischer, A., Geschichte des deutschen Gesundheitswesens, Bd. 2, Berlin 1933, S. 15 f. (im Folgenden zitiert: Fischer, Gesundheitswesen); Frevert, Krankheit, S. 46-59; Hardy, Ärzte, S. 56f.

3 Frevert, Krankheit, S. 31-34; vgl. dazu ausführlich: Göckenjan, Kurieren, S. 59-94.

4 Salzmann, C. G., Carl von Carlsberg oder über das menschliche Elend, Leipzig 1784-1788.

Attribut seiner Braut nennt er ihre Gesundheit, von der er sich „lauter frische und lebhafte Kinder versprechen kann... Dass so ein gesundes Mädchen auch gesunde Milch zur Stillung ihrer Kinder haben werde, zweifle ich im Geringsten nicht". Salzmann lässt die Adelige antworten: „Gesundheit mag der Bürger und der Bauer schätzen, der kein größer Gut kennt. Wer aber Ahnen hat, dem ist Gesundheit ein Bagatell...Die Kühe und Bäuerinnen .. .mögen ihre Jungen stillen, aber für Personen von Extraction ist so eine viehische Gewohnheit Schande."[1]

Gesundheit, ein „soziales Distinktionsmittel"[2], wird als bürgerliches ideologisches Kampfmittel benutzt, um die aristokratisch klerikale Weltordnung und die daraus abgeleitete unveränderliche Zuteilung von Lebenschancen zu erschüttern. Die Besinnung auf die eigenen Kräfte (Vernunft, Gesundheit) richtet sich gegen die Verteilung der Lebenschancen nach Abstammung und Status und zielt auf tiefgreifende Veränderung des gesellschaftlichen Systems.

Der sachkundige Teil des bürgerlichen Lagers, die akademisch gebildeten Ärzte, waren die wichtigsten Träger des öffentlichen Gesundheitsdiskurses. Der Züricher Arzt Osterhausen definierte 1798, sich an Kant anlehnend, die medizinische Aufklärung als „Ausgang eines Menschen aus seiner Unmündigkeit in Sachen, welche sein physisches Wohl betreffen".[3]

Diese Auffassung ist der emanzipatorische Impuls der medizinischen Aufklärung; andererseits kündigten sich bereits auch der Professionalismus und der ärztliche Machtanspruch, der mit dieser Bewegung einherging, an.

Die Ärzte hatten durchaus auch eigennützige Motive, Gesundheit als politisches Problem zu thematisieren. Sie gefielen sich in der Rolle kontrollierender Experten und suchten ihr geringes Prestige und Ansehen aufzuwerten. Als Monopolinhaber des medizinischen Dienstleistungsmarktes zu avancieren und die Überzahl der nichtakademischen Heilpersonen, die ihnen ihr Leben so schwer machte, auszuschalten, waren ihre Motive. Die Politisierung der Gesundheit auf breiter Grundlage

---

1 Zit. nach Fischer, Gesundheitswesen, S. 17; vgl. dazu auch Rüegg, W., Der Kranke in der Sicht der bürgerlichen Gesellschaft an der Schwelle des 19. Jahrhunderts, in: Artelt, W., Rüegg, W. (Hrsg.), Der Arzt und der Kranke in der Gesellschaft des 19. Jahrhunderts, Stuttgart 1967, S. 35.

2 Göckenjan, Kurieren, S. 76.

3 Osterhausen, J., Über die medicinische Aufklärung, Zürich 1798, S. 9, zit. nach Göckenjan, Kurieren, S. 85.

konnte sich nur durchsetzen, weil die Interessen des bürgerlichen Laienpublikums und der Ärzte sich mit denen des Staates verbanden.[1]

Der neue Konsens über Körperpflege, der Wandel der bürgerlichen Reinlichkeitspraktiken, beispielsweise die Wiederentdeckung des Ganzkörperbades, wirkten innerhalb des Bürgertums identitätsstiftend.[2] Der Aufstieg des Bades als gesellschaftlich anerkannte und gesundheitsfördernde Freizeitbeschäftigung zeugte von einem neuen Verständnis vom Menschen, dem Element Wasser und seinen Mineralien. Der Aufstieg des Kurbades wurde auch gespeist von einer Neubewertung der Arbeit von Ärzten und Naturwissenschaftler.[3] Die historiographischen Arbeiten des Berliner Arztes und Aufklärers Johann Carl Wilhelm Moesen zum Ärztestand in Brandenburg reflektieren eine Neuinterpretation des Arztberufes im 18. Jahrhundert. Moesen ordnet den Arzt in die Kategorie der Gelehrten und Weltweisen ein und schreibt ihm damit eine neue Autorität nicht nur in Heilungsangelegenheiten zu, sondern auch in gesellschaftlichen Handlungsvorhaben, zu denen der regelmäßige Kuraufenthalt durchaus zählen konnte.[4]

Die hygienischen Vorstellungen und Praktiken der aufsteigenden bürgerlichen Schicht und die Neubewertungen des Arztberufes zwischen 1750 und 1850 sind deshalb von Bedeutung, weil sie den Hintergrund bilden für die Maßnahmen zur öffentlichen Gesundheitspflege und den Professionalisierungsprozess der Ärzte in der zweiten Hälfte des 19. Jahrhunderts.

Der absolutistische Staat wandte sich den Bereichen der Gesundheit und Wohlfahrt zu, um seinen Machtzuwachs zu sichern. Der Bevölkerungspolitik kam eine besondere Bedeutung zu. Gemäß dem merkantilistischen Grundsatz, dass die Bevölkerungszahl Garant des Staatsreichtums sei, wurde einem offenen Populationismus gehuldigt. Nur gesunde Menschen waren produktiv und sicherten Reichtum und Wohlstand des Staates; jeder Mensch, der durch Krankheit oder frühzeitigen Tod ausfiel, stellte einen wirtschaftlichen Verlust dar.

So diente die Gesunderhaltung der Arbeitskräfte in der Phase der sich entfaltenden Manufakturen und des blühenden Merkantilismus unmit-

1 Frevert, Krankheit, S. 45 f.; Göckenjan, Kurieren, S. 85-87.

2 Hardy, Ärzte, S. 59.

3 Eßer, R./Fuchs, T., (Hrsg.), Bäder und Kuren in der Aufklärung. Medizinaldiskurs und Freizeitvergnügungen, Berlin 2003.

4 Lammel, H.-U., Das Bad der Klio. Gelehrsamkeit und Historiographie, in: Esser, R. ./Fuchs, T., (Hrsg.), Bäder und Kuren in der Aufklärung. Medizinaldiskurs und Freizeitvergnügungen, Berlin 2003, S. 146.

telbar der ökonomischen Stärkung des Staates und weniger karitativen Zwecken.

Die Notwendigkeit, ein Konzept der nationalen Gesundheitspolitik zu entwickeln, fand ihren Niederschlag in einer Unterabteilung der „Polizeiwissenschaften", der theoretischen und praktischen Verwaltung des Staates.

Die zwei zentralen zeitgenössischen Begriffe „Medicinische Policey" und „Staatsarzneykunde" belegen sehr deutlich, welche Rolle der Medizin zugewiesen wurde: die Rolle der Staatsdienerin, der Wächterin über die allgemeine Gesundheit, der Mehrerin des gemeinen Wohls und als Erzieherin des Volkes.[1]

Den Begriff „medicinische Polizey" verwandte zuerst Wolfgang Rau im Jahr 1764. Von Rau maßgeblich beeinflusst wurde Christian Rickmann, der explizit zwischen natürlichen und künstlichen, das heißt gesellschaftlich bedingten Krankheiten unterschied und einen medizinischen Gesetzesentwurf vorlegte.[2]

Das späte 18. Jahrhundert konkretisierte das Konzept der medizinischen Polizei. Bedeutendster Vertreter wurde Johann Peter Frank, ein Anhänger des aufgeklärten Absolutismus. Der erste Band seines umfangreichen Werkes mit dem Titel „System einer vollständigen medicinischen Policey"[3] erschien 1779. In diesem Werk erfolgte die eigentliche theoretische Grundlegung der „Medicinischen Policey". Gleichzeitig bildet dieses Werk die Grundlage einer öffentlichen Gesundheitspflege als Spezialdisziplin der Medizin. Mit diesem spätaufklärerischem Monumentalwerk von Johann Peter Frank begann eine neue Epoche in der Geschichte der öffentlichen Hygiene. Frank unternahm den ersten umfassenden Versuch, alle für die Gesundheit relevanten Bereiche des öffentlichen und privaten Lebens zu durchleuchten und sie einer staatlichen Aufsicht zu unterstellen. Kaum eine Minute des privaten und öffentlichen Lebens wurde ausgespart.[4]

Die neue Einstellung zu Krankheit und Gesundheit, wie sie in seinem Werk zum Ausdruck kam, schlug sich in neuen Medizinalordnungen nieder. Jedoch blieb die Praxis weit hinter den Vorschlägen zurück. Die absolutistischen Staaten hatten weder die finanziellen Mittel noch den bürokratischen Apparat, um die Reformen in der geforderten Konsequenz durchzusetzen. Johann Peter Franks Ideen wirkten weit über sein

---

1 Eckart, W. E., Geschichte der Medizin, 5. akt. Aufl., Heidelberg 2005, S. 173.

2 Vgl. Fischer, Gesundheitswesen, S. 123.

3 Frank, J. P., System einer vollständigen medicinischen Policey, Mannheim 1779 ff.

4 Labisch, Homo Hygienicus, S. 89.

Jahrhundert hinaus, er stand Pate bei der Ausformulierung einer öffentlichen Gesundheitspflege in der zweiten Hälfte des 19. Jahrhunderts sowie bei der Entwicklung einer „Sozialen Hygiene" im frühen 20. Jahrhundert.

Frank hatte wesentliche Impulse von Jean Jacques Rousseau empfangen.[1] Der französische Kulturkritiker war einer seiner meistzitierten Autoren. Johann Peter Frank ersetzte jedoch Rousseaus Vorstellung von einer vorausschauenden Natur durch eine legislative Autorität, die von wissenschaftlichen Grundsätzen geleitet werden sollte.[2]

Franks detaillierten Untersuchungen über Fortpflanzung, Mutter- und Säuglingspflege, Ernährungs-, Kleidungs- und Wohnungsfragen bis hin zur Abwässerentsorgung u.a. führten ihn zu der Ansicht, dass ein Großteil der Krankheiten aufgrund sozialer und kultureller Fehlentwicklung entsteht. Er untersuchte sämtliche Einwirkungen der physischen und kulturellen Umwelt auf die Gesundheitsverhältnisse. Seine systematische Darstellung, die private und öffentliche Hygiene zu einer umfassenden Gesundheitspolitik integriert, weist dem Monarchen die zentrale Pflicht zu, für seine unmündigen Kinder, das Volk, zu sorgen.

Franz Anton Mai, medizinischer Professor aus Heidelberg, versuchte Franks Ideen in die Praxis umzusetzen und legte der pfälzischen Regierung 1800 einen umfassenden Gesetzesentwurf für eine Gesundheitsgesetzgebung vor. Sein Vorschlag fand großen Beifall, scheiterte jedoch aufgrund der politischen Lage.[3]

Im gleichen Jahr stellte J. B. Erhard, ein mit Kant befreundeter Arzt, die „Theorie der Gesetze" auf, „die sich auf das Wohlsein der Bürger beziehen", um sie „der Benutzung für die Gesetzgebung" zur Verfügung zu stellen.[4]

Kant selbst sah in der Medizin eine „moralische Kultur", den Versuch, „das Physische im Menschen moralisch zu behandeln".[5] Kants Spätschrift „Der Streit der Fakultäten" (1798) wurde für die moderne Sozial-

---

1 U.a. Lesky, E., Einleitung zu Johann Peter Franks Akademischer Rede vom Volkselend als der Mutter der Krankheiten (Pavia 1790), in: Lesky, E. (Hrsg.), Sozialmedizin. Entwicklung und Selbstverständnis, Darmstadt 1977, S. 124-146, hier S. 141f;

2 Hardy, Ärzte, S. 51.

3 Vgl. Fischer, Gesundheitswesen, S. 149 f.; Rosen, Entwicklung der sozialen Medizin, S. 89.

4 Zit. nach Schipperges, Aufklärung, S. 13.

5 Ebenda.

medizin prägend. Ihr leitendes Motiv wurde erstmals explizit formuliert: „die Evolution der naturrechtlichen Verfassung.“[1]

Die Französische Revolution, die die Mündigkeit und Gleichberechtigung der Bürger forderte, setzte sich ebenfalls mit Gesundheit, Medizin und Gesellschaft auseinander. Der Nationalkonvent und der Wohlfahrtsausschuss erließen eine Reihe von Gesetzen, die ein nationales Netz von Sozialhilfe und damit verbundene ärztliche Vorsorge der Bürger vorsahen. Die Verwirklichung dieser Maßnahmen scheiterte jedoch zum größten Teil, da wirtschaftliche und militärische Krisen andere Prioritäten erzwangen. Die Vorstellungen über staatliche Sozial- und Gesundheitspolitik überdauerten jedoch und sollten das postrevolutionäre Frankreich und die anderen europäischen Länder nachhaltig beeinflussen.

Die gravierenden Probleme der sich wandelnden Gesellschaft im vorindustriellen Deutschland konnten mit dem überkommenen Konzept der medizinischen Polizei nicht gelöst werden. Schon Frank hatte 1790 in der Not des Volkes die eigentliche Ursache der Krankheiten gefunden. Die noch so guten Ratschläge qualifizierter Ärzte und Mediziner hinsichtlich gesunder Lebensführung und Verhaltensmaßregeln in Seuchenzeiten hatten nicht den geringsten Nutzen, wenn breite Teile der Bevölkerung um das nackte Überleben kämpften. So stießen diejenigen, die sich mit den Unzulänglichkeiten des Gesundheitssystems auseinander setzten, auf die Insuffizienz des gesamten Gesellschaftssystems. Eine Umorientierung grundsätzlicher Art war von Nöten. Neue Denk- und Handlungsmuster wollten gefunden werden.

---

1 So gesehen von Schipperges, H., Moderne Medizin im Spiegel der Geschichte, Stuttgart 1970, S. 266.

2 Das Gesundheitssystem des späten 18. und frühen 19. Jahrhunderts in Preußen

2.1 Ausbildung und Stellung der medizinischen Berufe

Die Ärzteschaft im vorindustriellen Preußen bildete keine homogene Berufsgruppe, sondern unterteilte sich in verschiedene Untergruppen. Diese waren scharf voneinander abgegrenzt. Unterschiedliche Herkunft, Ausbildung und Status und die damit verbundene unterschiedliche Patientenklientel prägte die heterogenen Kategorien von Ärzten.[1]

Eine aus dem frühen Mittelalter überkommene grobe Zweiteilung spaltete den ärztlichen Berufsstand in eine kleinere Gruppe von akademischen Ärzten und in einen großen Teil der nichtakademischen, handwerklichen Ärzte, die Chirurgen und Wundärzte verschiedener Klassen. Danach folgten die Bader, Barbiere und Hebammen.

Die Angehörigen der akademischen Ärztegruppe hatten ein Universitätsstudium absolviert und waren als praktische Ärzte zur inneren Behandlung, zur Verabreichung von Arzneien befugt. Je nach Promotion waren sie auch für äußerliche Behandlungen als Operateure (Latrochirurgen) berechtigt. Das Wissen dieser Ärzte war gemäß dem universitären Wissen ihrer Zeit außerordentlich spekulativ und symptomorientiert, therapeutische Erfolge daher höchst zufällig, das heißt selten. Von einer fachlichen Kompetenz oder gar Dominanz gegenüber den anderen Medizinalgruppen kann daher keine Rede sein. In einer Zeit als die Krankenhausmedizin und der berühmte „ärztliche Blick" (Michel Foucault) noch keine Rolle spielten, musste der "Arzt vom Patienten lernen, wenn er richtig und erfolgreich behandeln wollte.[2] Diese Arzt-Patienten-Beziehung war „eine ambivalente Machtbalance aus sozialen

---

1 Das Folgende nach: Huerkamp, C., Der Aufstieg der Ärzte, vor allem S. 22-59; dieselbe, Ärzte und Professionalisierung in Deutschland. Überlegungen zum Wandel des Arztberufs im 19. Jahrhundert, in : GG, 6 (1980), S. 349-382; dieselbe, Ärzte und Patienten. Zum strukturellen Wandel der Arzt-Patient-Beziehung vom ausgehenden 18. bis zum frühen 20. Jahrhundert, in: Labisch, A. u. Spree, R. (Hrsg.), Medizinische Deutungsmacht im sozialen Wandel des 19. und frühen 20. Jahrhunderts, Bonn, 1989, S. 57-73 (im Folgenden zitiert: Huerkamp, Ärzte und Patienten); Finkenrath, K., Medizinalreform, S. 3-16.

2 Göckenjan, Kurieren, S. 193, vgl. auch: Jütte, R., Ärzte, Heiler und Patienten. Medizinischer Alltag in der frühen Neuzeit, München-Zürich, 1991, S. 209 (im Folgenden zitiert: Jütte, Ärzte, Heiler und Patienten);

und ökonomischen Gründen, aber auch eine spezifische Kenntnisbalance".[1]

Die „Patientenkarriere" lag damals noch weitgehend in der Hand des Kranken bzw. der ihn beratenden Laien, wie Familienangehörige, Freunde und Kollegen. Das Arzt-Patienten-Verhältnis basierte auf einem Dialog, einer verbalen Kommunikation, die den Arzt abhängig machte von den Zielen der Persönlichkeit des Kranken.

Es waren die soziale Herkunft, Beziehungen und die Allgemeinbildung der akademischen Ärzte, die diese in die „gebildeten Stände" erhoben. Ihr Patientenkreis war die Oberschicht. Daher waren die akademischen Ärzte meist nur in den Städten zu finden. Zu ihrer wohlhabenden Klientel standen sie in der Regel in einem Patronage-Verhältnis, in dem der Arzt nicht der autonome Experte, sondern der wirtschaftlich abhängige Diener des vermögenden Dienstherrn war. Der akademische Heiler war daher stark vom Willen und den Launen des Kranken abhängig.

Unter dieser dünnen Schicht der akademischen Ärzte stellten die Wundärzte verschiedener Grade die eigentliche Basis des Gesundheitssystems dar. Der Wundarzt erster Klasse, ausgebildet auf wundärztlichen Schulen, durfte sich nach seiner staatlichen Prüfung der kleineren Chirurgie und der Operation widmen sowie nach zusätzlichen Prüfungen der inneren Behandlung. Der Wundarzt zweiter Klasse hatte eine geringere theoretische Vorbildung, aber eine etwa gleichwertige praktische Ausbildung. Unter gewissen Vorbehalten war auch er zur sogenannten „inneren Kur" berechtigt.

Bis zur Aufhebung der Zünfte 1811 waren die Wundärzte zumeist gleichzeitig Barbiere oder Bader. Das Ausübungsrecht der Chirurgie war nämlich verknüpft gewesen mit dem Besitz einer „Barbierstubengerechtigkeit". Da die promovierten Ärzte auf dem Land zumeist fehlten, gestatteten die Behörden den Barbierchirurgen dort, sich auch um die inneren Krankheiten zu kümmern, deren Behandlung ansonsten den akademisch gebildeten Ärzten vorbehalten war.

In den Städten waren die Wundärzte höher qualifiziert als in den ländlichen Regionen, daher wurden innerhalb der Wundärzte unterschieden in Stadt- und Landwundärzte.

Die Militärärzte stellten eine eigene Klasse des Medizinalpersonals dar; sie wurden je nach Bedarf der Armee in dafür eigens eingerichteten Militärlehranstalten ausgebildet.

Die Segmentierung der Ärzte in akademische, innere Mediker und handwerklich ausgebildete Wundärzte oder Chirurgen war von staatli-

---

1 Göckenjan, Kurieren, S.193.

cher Seite unterstützt worden, denn sie zementierte die soziale Trennung innerhalb der gesellschaftlichen Gruppen. Die Differenzierungslinie verlief einerseits zwischen städtischen Einwohnern und ländlicher Bevölkerung und andererseits zwischen Wohlhabenden und Armen. Die akademischen Ärzte waren für die Reichen zuständig, die Wundärzte für die Ärmeren.

Neben den akademischen Ärzten und den handwerklichen Wundärzten, Badern und Barbieren waren die Hebammen ein wichtiges Glied in der Kette der medizinischen Versorgung. Sie erfüllten über ihre geburtshelferische Funktion hinaus wichtige allgemeinmedizinische Aufgaben. Mit ihrem reichen Erfahrungswissen waren sie gerade in den unterversorgten ländlichen Gebieten eine wichtige medizinische Stütze.

Eine große Schar von Personen, die sich mit mehr oder weniger großer Befähigung um das medizinische Wohl der Bevölkerung kümmerte, entzog sich weitgehend der staatlichen Kontrolle. Dazu gehörten die sich auf Jahrmärkten anpreisenden fahrenden Operateure, die mit angeblichen Konzessionen versehenen Bruchschneider, Zahnreißer, Knocheneinrenker und Quacksalber. Daneben praktizierten heilkundige Schäfer und „weise Frauen" als lokale Heiler und Heilerinnen. Auf diese Gruppen war die Landbevölkerung - zumal die ärmere - meist angewiesen.

Der Staat strebte aus bevölkerungspolitischen Gründen eine wirksame öffentliche Gesundheitspflege an, jedoch war er wenig bereit gewesen die notwendigen finanziellen Ressourcen dafür bereitzustellen. Dies sollte sich erst ab 1830 ändern, als die europäischen Staaten aufgrund der von Indien kommenden Cholera mit mehreren schweren Epidemien heimgesucht wurden, die ebenso großen Schrecken verbreite wie seinerzeit die Pest. Die akademischen Ärzte suchten sich in der Diskussion um Strategien der Seuchenbekämpfung Gehör zu verschaffen und sich dadurch als Experten für Gesundheit zu etablieren. Bei der Seuchenbekämpfung spielten nicht nur medizinische Gesichtspunkte eine Rolle, sondern in hohem Maße auch wirtschaftliche und staatliche Interessen. Das bedeutete, dass ökonomische und politische Argumente einen nicht zu unterschätzenden Einfluss auf die Bildung ärztlicher Theorien hatten. Dies lag auch daran, dass die Ursachen der Seuche noch weitgehend im Dunkeln lagen. Die bestehenden ärztlichen Kontroversen ließen sich nicht anhand von wissenschaftlichen Argumenten lösen. Die Behörden, Kommissionen und Regierenden mussten Entscheidungen treffen, bevor die Ärzte konkretes Wissen über die Ursachen der Seuchen ermittelt hatten.[1]

---

1 Hardy, Ärzte, S. 63-87.

2.2 Das Arzt-Patient-Verhältnis

Das Verhältnis von Arzt und Patient unterlag vom ausgehenden 18. Jahrhundert bis zum frühen 20. Jahrhundert einem strukturellen Wandel. Das Verhältnis von Arzt und Patient war keineswegs von Anbeginn eine gleichbleibende Beziehung von hilfesuchendem Patient und Rat spendenden Arzt.[1] Vielmehr war die Arzt-Patient-Beziehung Spiegel konkreter historischer Veränderungen und Prozesse.

Die Wende vom ausgehenden 18. bis zum 19. Jahrhundert war dadurch gekennzeichnet, dass die studierten Ärzte zu ihren Patienten in einem patronageähnlichen Abhängigkeitsverhältnis standen. Nicht der Arzt, sondern der Patient, der zumeist aus der Oberschicht stammte, spielte den dominierenden Part in dieser Beziehung. Da der akademische Arzt im sozialen Status typischer Weise unterhalb eines großen Teils seiner Klientel stand, musste er sich weitgehend nach den Wünschen und Launen seiner selbstbewussten wie anspruchsvollen Patienten richten.

Neben die soziale Inferiorität trat darüber hinaus auch ganz konkret die ökonomische Abhängigkeit. In der Regel war der Kreis potentieller Klienten recht begrenzt. Da der einzelne Arzt daher meist nur wenige Patienten behandelte, waren seine Honorarsätze relativ hoch. Andererseits war er auf die Zahlungen einer kleinen Klientel angewiesen. Bereits der Verlust nur einer einzigen Hausarztstelle, eine Position, in der der Arzt gegen eine Pauschalsumme eine ganze Familie versorgte, konnte eine empfindliche finanzielle Einbuße bedeuten.

Da es zur Gewohnheit wurde, dass eine Familie einen Arzt gegen ein Jahresfixum anstellte, wurde von den Ärzten zunehmend beklagt, dass gerade „vornehme“ Patienten „in ihrem Arzt nur einen Diener sehen“.[2] Verstärkt wurde diese asymmetrische Struktur des Arzt-Patient-Verhältnisses durch das niedrige Niveau der Medizin als Wissenschaft. Die gelehrten Ärzte konnten kaum Erkenntnisse und Fähigkeiten anbieten, die

---

1 Wie z. B. bei dem Medizinhistoriker H. Schipperges, er sieht dieses Verhältnis als „Ich-Du-Beziehung“ an und zitiert unterstützend einen anderen traditionellen Kollegen P. Diepgen, der vom „Urerlebnis der Krankheit und ihrer Behandlung“ spricht, welches „naturgegeben, unabhängig von aller Kultur und allem Zeitwandel“ sei: Schipperges; H., Motivation und Legitimation ärztlichen Handelns, in: Schipperges, H.,Seidler, E., Unschuld, P.-U. (Hrsg.), Krankheit, Heilkunst, Heilung, Freiburg 1978, S. 459, 486; vgl. hingegen die erste moderne Sozialgeschichte des Arzt-Patient-Verhältnisses: Shorter, E., Bedside Manners The troubled History of Doctors and Patient, New York 1985.

2 Ploucquet, W.G., Der Arzt, oder über die Ausbildung, die Studien, Pflichten, Sitten und die Klugheit des Arztes, Tübingen 1797, S. 8, ähnlich auch ebd., S. 120.

denen eines Laienverständnisses überlegen gewesen wären. Das Geschick, das viele Ärzte in der Behandlung und Heilung aufwiesen, beruhte nicht auf Erkenntnissen, die während des akademischen Studiums erworben wurden, sondern auf jahrelanger Beobachtung, Erfahrung und Übung. Dies war im Prinzip auch von Laienheilern zu erlangen.[1]

Es war die Familie, die die ausschlaggebende Rolle in der Gesundheitspflege und Krankenheilung spielte. Traditionell waren dies Aufgaben, für die die Frauen innerhalb der Familie zuständig waren. Ihre Vertrautheit mit biologischen Funktionen, gewonnen durch Menstruation, Schwangerschaft, Geburt, Wochenbett und Wechseljahre, verlieh ihnen eine natürliche Autorität in allen den Körper betreffenden Fragen. Darüber hinaus waren sie verantwortlich für die von Krankheitsrisiken betroffenen Kinder, führten die Hausapotheke, bestellten den Kräutergarten und verfügten über ein ausgedehntes Erfahrungswissen in Krankheitsfragen.

Daher war der Tätigkeitsbereich der Ärzte durch die traditionelle Rolle der Frau und Familie, also durch die unzureichende Vermarktung der medizinischen Versorgung stark eingeschränkt. Hinzu kam als weitere Begrenzung die schroffe Segmentierung des Gesundheitsmarktes. Das vielleicht deutlichste Indiz für das Fehlen einer ausgeprägten professionellen Autorität der Ärzte war die ständige Gefahr, von nichtprofessionellen Heilern ausgestochen zu werden.

Allein die gängige Situation, dass im Krankenzimmer eine große Anzahl von den Patienten nahestehenden Personen meist anwesend war, die alle glaubten, die Behandlungsweise des Arztes kommentieren zu können, war für die Ausbildung der ärztlichen Autorität höchst hinderlich. In dieser prekären Lage blieb den akademischen Ärzten keine andere Wahl, als in therapeutischer Hinsicht Zugeständnisse zu machen. Rücksichtnahme auf die Wünsche und Eigenschaften der Patienten war ein Gebot ärztlicher Diplomatie. Daneben versuchten sie in einschlägigen Publikationen, die Einflussnahme der Laien auf ärztliches Handeln zurückzudrängen.[2]

Die unzähligen Traktate und Schriften der gelehrten Mediziner, die den akademischen Arzt die Rolle als alleinigen Experten ausweisen sollten, lassen sich auch als Beweis für den fortwährenden Einfluss von Laien in der Krankenpflege lesen.

Immer wieder ist dort die Rede von „anmaßenden", „unkundigen", „vorurtheilsvollen" Menschen, die meinen berechtigt zu sein, dem Arzt Gegenvorschläge machen zu können.

---

1 Huerkamp, Ärzte und Patienten, S. 58.

2 Ebenda, S. 59.

Mit besonders scharfer Polemik wandte sich diese Laienschelte gegen die Frauen, „alte Matronen, „abgelebte Hebammen“, „eine alte Base oder Kinderfrau“ oder sonstige „Weibsbilder“[1]. Das Gebiet, das die akademischen Ärzte für sich okkupieren wollten, war traditionell weitgehend von den Frauen besetzt. Frauen fühlten sich daher unter den Angehörigen eines Kranken am ehesten in der Lage, Arztmittel und Behandlungsweise des Arztes kritisch zu untersuchen. Es waren die Frauen, die sich den ärztlichen Ratschlägen am häufigsten widersetzten und die an ihren erprobten Hausmitteln festhielten. Daher ist es verständlich, dass den Ärzten, die ihren Kompetenzbereich am Krankenbett zu erweitern suchten, das Verhalten der Frauen besonders unangenehm und suspekt war.

Es war vor allen Dingen die Kombination von mangelnder therapeutischer Kompetenz, ökonomischer und sozialer Abhängigkeit, die den akademischen Ärzten den Aufbau eines spezifischen Autoritätsgefälles zu Laien unmöglich machte.

Die Beziehung der Ärzte zu den Patienten der unteren Schichten, die sie neben Adel und Bürgertum auch pflegten, macht dies deutlich.

Wenn ein Tagelöhner einen akademischen Arzt aufsuchte, war er zumeist schon über eine Reihe anderer Instanzen gegangen. So z. B. über die Anwendung von Hausmitteln, Ratsuche bei Verwandten und Nachbarn, Inanspruchnahme eines Baders und/oder Wundarztes bzw. eines Laienheilers der lokalen Gemeinschaft. Die letzte Station, wenn nichts gefruchtet hatte, war der akademische Arzt, der unter Umständen sogar aus der nächsten Stadt geholt werden musste. Der studierte Arzt, der zur herangehobenen Bürgerschicht gehörte, konnte sich durch die soziale Distanz einen gewissen Respekt des Patienten, der im gesellschaftlichen Status unter ihm stand, sicher sein. Der Arzt war darüber hinaus nicht zur Rücksichtnahme auf seine Wünsche, zur Anpassung an einen bestimmten Lebensstil gezwungen, wie bei den Patienten aus der Oberschicht. Anhand der medizinischen Versorgung des Patienten aus der Unterschicht, konnte er sich in die Praxis einarbeiten und in der lokalen Gemeinde bekannt werden. Zu seinem wirtschaftlichen Überleben trugen sie nicht oder nur wenig bei, es sei denn, ihm wurde die Versorgung Kranker aus der städtischen Armenkasse zurückvergütet. So fiel ein wesentlicher Teil der Faktoren, die das Patronageverhältnis zwischen der reichen Patientenklientel und dem akademischen Arzt kennzeichneten, weg.

---

1 Frevert, U., Frauen und Ärzte im späten 18. und frühen 19. Jahrhundert - zur Sozialgeschichte eines Gewaltverhältnisses, in: Kuhn, A., Rüsen, J. (Hrsg.), Frauen in der Geschichte II, Düsseldorf 1982, S. 177- 210.

Doch auch bei den Unterschichten, der breiten Masse der Bevölkerung, genossen die gelehrten Ärzte keineswegs großes Vertrauen. Auch hier waren Skepsis und Misstrauen gegenüber den Vertretern der medizinischen Wissenschaft stark, wenn nicht sogar noch stärker als bei den anderen Schichten, ausgeprägt.

Auch hier waren die Klagen der Ärzte über Nichtbefolgen ärztlicher Anordnungen, heimliches Weiterbenutzen der üblichen Hausmittel und sogar gleichzeitige Ratsuche bei „Kurpfuschern", die gleichen Klagen wie bei der Oberschicht, an der Tagesordnung. Insbesondere den Bauern wurde Indolenz und Unvernunft vorgeworfen.[1]

Es konnte sich erst dort ein spezifisches Arzt-Patient-Verhältnis herausbilden, wo zu den Faktoren Stand der medizinischen Wissenschaft und ökonomisch-sozialer Status des Patienten ein von außen kommender Zwang hinzukam, der den Autoritätsanspruch des akademischen Arztes unterstützte: in der städtischen Armenkrankenpflege und in dem Krankenhaus.

Die Hospitalinsassen, die während des ganzen 19. Jahrhunderts als Tagelöhner, Dienstboten und Arme in der Regel der Unterschicht angehörten, waren von ihrer gewohnten Umgebung, ihren Angehörigen getrennt, der strengen Hospitalordnung unterstellt und umfassender ärztlicher Kontrolle ausgeliefert. Hier konnten Medikamente verordnet und Eingriffe vorgenommen werden, die nur möglich waren durch den Zwangscharakter des Arzt-Patienten-Verhältnisses. Bereits 1792 sah der Arzt Ploucquet darin „den großen Unterschied zwischen Hospital- und Privat-Praxis; dort kann (der Arzt) befehlen, kann durch militärische und andere Gewalt sich Gehorsam verschaffen, hier nicht." [2]

Die Angehörigen des gebildeten städtischen Mittelstandes waren den akademischen Ärzten die liebste Klientel. Mit den hohen Beamten, Lehrern, Richtern, Pfarrern und gebildeten Kaufleuten waren sie durch gleiche oder ähnliche Sozialisation verbunden. Von diesen konnten sie am ehesten erwarten, dass ihr Autoritätsanspruch akzeptiert wurde. Mit ihnen teilten sie den Glauben an die „Macht der Vernunft" und den Fortschrittsoptimismus, sie waren beide vom gleichen Abscheu gegen Unvernunft und Aberglauben beseelt.

Da das Wissen der gelehrten Ärzte über Krankheiten nicht dem Wissen der Laien überlegen war, überspielten sie dies geschickt. So sahen sie ihre Aufgabe nicht nur in der Behandlung und Heilung von Krankheiten, sondern definierten sie sehr viel weiter. Sie boten sich als Experten in al-

---

1 Huerkamp, Ärzte und Patienten, S. 61.

2 Ploucquet, W.G., Der Arzt, oder über die Ausbildung, die Studien, Pflichten, Sitten und die Klugheit des Arztes, Tübingen 1797, S. 175.

len gesundheitlichen und hygienischen Fragen an, ob es nun die Haushaltsführung im allgemeinen, der Speiseplan im besonderen, Probleme mit der Kindererziehung oder Sexualität, gesundheitsschädliche Kleidermoden, Körperhygiene und Körperbewegung etc. betraf. Sie boten sich als Experten, insbesondere den Hausfrauen, an, die traditionell für diesen Bereich bislang zuständig waren.

Die Frage, ob man dem Arzt als Ratgeber folgte, lässt sich nicht beantworten. Einerseits finden sich Klagen darüber, dass „Wunderdoktoren" den akademischen Ärzten den Rang abliefen, andererseits dürften die zahlreichen populärmedizinischen Aufklärungsschriften Ende des 18. Jahrhunderts ihre Abnehmer auf dem Büchermarkt gefunden haben.

Der Professionalisierungsprozess, von welchem das Gesundheitssystem seit dem 18. Jahrhundert erfasst wurde, hatte Konsequenzen für die medikale Alltagskultur. Abgesehen von den Pflege- und Versorgungsaufgaben wurden seitdem alle anderen Leistungen dem Laiensystem abgesprochen. Die Gesundheitsaufklärer ermahnten die Untertanen, bei Krankheiten nichts ohne Anweisung eines Arztes zu unternehmen. In der Folge verhielten sich große Teile der Bevölkerung durchaus „professionskonform", auch wenn sie nicht immer zu ausgebildeten Ärzten, sondern auch oft zu halbprofessionellen Heilern gingen. Der Medikalisierungsgrad, genau genommen die Arztdichte, spielte dabei eine wichtige Rolle.[1]

So begannen bereits um die Wende zum 19. Jahrhundert diejenigen Teile des städtischen Bürgertums, die sich wirtschaftlich einen Arzt leisten konnten und die aufgrund ihrer Bildung und ihres Wertesystems den akademischen Ärzten nahestanden, den Arzt als Experten zu Gesundheit und Krankheit anzunehmen.

1 Jütte, R., Ärzte, Heiler und Patienten, S. 229.

3 Die vormärzliche Reformbewegung

3.1 Die Entwicklung der medizinischen Vereine

In einer Zeit des sozialen und politischen Umbruchs, in der sich die traditionelle Ständegesellschaft in Auflösung befand und neue gesellschaftliche Organisationen (Klassen, Schichten) entstanden, kam dem Verein eine zentrale Bedeutung zu. Auch die Ärzteschaft wurde von diesem Wandlungsprozess ergriffen. Die im 19. Jahrhundert rasante Entwicklung des ärztlichen Vereinswesen verlief zum größten Teil parallel zu dem langwierigen Professionalisierungsprozess, der in der Medizin im 19. und 20. Jahrhundert in Deutschland sowie auch in anderen westlichen Ländern zu beobachten ist.[1]

Der Verein bot sich als breite, massive und effektive Vertretung berufsständischer Interessen an, und dies nicht nur auf lokaler sondern auch auf regionaler Ebene.

Zu Beginn des 19. Jahrhunderts existierten nur wenige ärztliche Vereinigungen. In der Regel handelte es sich um medizinische Privatgesellschaften, um exklusive wissenschaftliche Vereinigungen oder aber staatlich initiierte ärztliche Zwangsgesellschaften.

Die medizinischen Privatgesellschaften, die nur geringe Mitgliederzahlen aufwiesen, waren eng verbunden mit medizinischen Lesegesellschaften. Diese medizinischen Lesevereine waren ursprünglich aus den allgemein-literarischen Vereinigungen entstanden, deren Wurzeln in der Mitte des 18. Jahrhunderts liegen. Seit den 1770er Jahren differenzierten sich diese Sozietäten und begannen, spezifische, nunmehr auch naturwissenschaftliche Ziele zu verfolgen. Gegen Ende des Jahrhunderts traten als fachwissenschaftliche Zirkel erstmals auch medizinische Lesegesellschaften auf.[2]

Mitbestimmend bei der Bildung dieser Lesegesellschaften waren, neben dem allgemein aufklärerischen Bildungsstreben, das Bedürfnis der Ärzte nach Austausch sowie das Anliegen, nicht den Überblick über neueste medizinisch-wissenschaftliche Erkenntnisse zu verlieren. Da schon damals die medizinischen Publikationen zu den teuersten Publikationen

1 Jütte, Vereinswesen, S. 17.

2 Vgl. Artelt, W., Die medizinischen Lesegesellschaften in Deutschland, in: Sudhoffs Archiv für Geschichte der Medizin und der Naturwissenschaften 37 (1953), S. 195-200; Mann, G., Die medizinischen Lesegesellschaften in Deutschland, Köln 1956 (im Folgenden zitiert: Mann, Medizinische Lesegesellschaften).

zählten, war der finanzielle Aspekt für die sich meist in pekuniären Nöten befindlichen Ärzte ein ausschlaggebender Faktor.

In der Regel waren daher die medizinischen Lesegesellschaften reine Interessengemeinschaften, ihr beherrschendes Strukturelement war die pragmatisch-utilitaristische Zielsetzung: Sie sollten den Ärzten preisgünstig und regelmäßig Fachliteratur zur Verfügung stellen. Für kollegiale, gesellige Elemente bot diese Einrichtung kaum Raum, war doch die räumliche Entfernung der Mitglieder untereinander meist beträchtlich.

Dieses Defizit beglichen die medizinischen Privatgesellschaften, in denen sich praktische Ärzte zusammenschlossen. Das Knüpfen persönlicher Beziehungen, das Sammeln, Erweitern und Austauschen von Erfahrungen, Konversation und gegenseitige Unterstützung waren vorrangige Ziele dieser Einrichtungen. Dazu gehörte auch das Hören und Diskutieren von wissenschaftlichen Vorträgen sowie der Austausch von Schriften und Bücherverzeichnissen.[1]

Neben diesem Zusammenschluss praktischer Ärzte gab es noch die sich von diesen scharf abgrenzenden „gelehrten Sozietäten"[2]. Diese Vereinigungen verschrieben sich speziell der wissenschaftlichen Forschung und nahmen nur renommierte Ärzte auf.

Nach 1800 begannen die wissenschaftlichen Vereine den inneren Differenzierungsprozess der Wissenschaften nachzuvollziehen. Dabei befanden sich in der ersten Hälfte des 19. Jahrhunderts aber noch fachübergreifende wissenschaftliche Kommunikation einerseits und fachwissenschaftliche Spezialisierung andererseits in einem gewissen Gleichgewicht.

Der erste überregionale und nationale Zusammenschluss dieser Art ist die noch heute bestehende, 1822 von Oken gegründete „Versammlung deutscher Naturforscher und Ärzte". Ab 1888 nannte sie sich „Gesellschaft deutscher Naturforscher und Ärzte"; sie suchte noch alle naturwissenschaftlichen und medizinischen Interessen zu integrieren. Durch den organisatorischen Zusammenschluss aller Naturforscher wurde ein intensiviertes Kommunikationsangebot auf Wanderversammlungen und die institutionalisierte Möglichkeit persönlicher Kontakte angeboten.[3]

---

1 Vgl. Mann, Medizinische Lesegesellschaften, S. 10-16.

2 Ebenda, S. 44.

3 Steif, Y., Wenn Wissenschaftler feiern. Die Versammlung deutscher Naturforscher und Ärzte 1822 bis 1913, Stuttgart 2003; Jütte, Vereinswesen, S. 19; Vgl. Hardtwig, W., Strukturmerkmale und Entwicklungstendenzen des Vereinswesens in Deutschland 1789-1848, in: Dann, O. (Hrsg.), Vereinswesen und bürgerliche Gesellschaft in Deutschland (Historische Zeitschrift, Beiheft 9)

In der Entwicklung der medizinischen Vereine spiegelte sich die damalige historische Situation. Der Wiener Kongress von 1814/1815 hatte eine Neuordnung Europas vorgenommen. Dies war geschehen unter der Federführung von Fürst Metternich, der als konservativ denkender Diplomat die liberalen und nationalen Ideen der Zeit als staatsgefährdend abgelehnt hatte. Ihm gelang die „Restauration“, die Wiederherstellung der europäischen Ordnung nach Beseitigung der durch die Französische Revolution und die Napoleonische Herrschaft verursachten Veränderungen. Das Herrschaftssystem wurde zu einem System der Repression, zugespitzt zu einem Polizeiregime. Es konnte sich kein politisches Leben und keine Öffentlichkeit entwickeln. Doch das Klima und der Geist dieser Zeit war nicht die ganze Wirklichkeit. Nicht alle ließen sich ins Innerliche und Biedermeierliche abdrängen. Opposition wurde, wo sie sich nicht anpasste, in Protest und Untergrund gedrängt.

Mit den „Karlsbader Beschlüssen“ vom 20. September 1819 begannen die sogenannten Demagogenverfolgungen. Sie richteten sich vornehmlich gegen Universitätsprofessoren, Journalisten, Schriftsteller und Studentenführer. Die preußische Regierung ging am schärfsten gegen diejenigen vor, die in Veröffentlichungen, Vorlesungen und bei öffentlichen Anlässen für die nationale und liberale Bewegung eintraten. Unter den Verfolgten, die aus ihren Ämter vertrieben wurden und teilweise sogar zu Gefängnisstrafen verurteilt wurden, waren auch prominente Teilnehmer der Befreiungskriege. So der Dichter Ernst Moritz, der Publizist Johann Joseph von Görres und Ludwig Jahn, der Vater der Turnbewegung; selbst das Turnen wurde in Preußen verboten.

Trotz aller Unterdrückungsmaßnahmen gegen die liberale, demokratische und nationale Bewegung war der Freiheitsdrang im Volk nicht mehr zu ersticken. Neuen Auftrieb der deutschen Sehnsucht nach Freiheit und Einheit gab die Pariser Julirevolution von 1830. Zu dem Hambacher Fest zwei Jahre später im Mai 1832 kamen etwa 30.000 Menschen. Nicht nur die universitäre Intelligenz erschien auf Schloß Hambach bei Neustadt an der Weinstraße, sondern auch zahlreiche Bürger, Handwerker und Arbeiter fanden sich ein. Im November 1837 kam es zum Protest sieben Göttinger Professoren, genannt die „Göttinger Sieben“, unter ihnen auch die Gebrüder Jakob und Wilhelm Grimm. Sie protestierten öffentlich gegen die Aufhebung der Verfassung des Königreiches Hannover durch König Ernst August II. und wurden deshalb entlassen. Ihr Handeln erregte großes Aufsehen.

München 1984, S. 11-50, hier S. 15 (im Folgenden zitiert: Hardtwig, Vereinswesen).

Metternich nahm alle diese Vorgänge zum Anlass im Deutschen Bund weitere verschärfte Maßnahmen durchzusetzen. Die Presse-, Vereins- und Versammlungsfreiheit wurde nun völlig unterdrückt. Dies hatte verstärkt Verhaftungen zur Folge, zahlreiche flohen ins Ausland und sammelten sich als Emigranten im Exil in Paris (Marx und Heine) und in der Schweiz (Herweg, Freiligrath).

Die Rheinkrise von 1840, die französische Öffentlichkeit, von einer diplomatischen Niederlage im Orient enttäuscht, forderte plötzlich mit grosser Vehemenz die Rheingrenze, führte zu einer gewaltigen Welle patriotischer Erregung in Deutschland. Diese Proteststürme führten zur Entstehung zahlreicher patriotischer Lieder (beispielsweise „Die Wacht am Rhein“) und dem Deutschlandlied.

In den Jahrzehnten zwischen 1815 und 1848, im sogenannten Vormärz, der Zeit, die im weiteren Sinne der Märzrevolution von 1848 vorausgeht, bildeten sich also in Opposition gegen das auf der Grundlage der Restauration beruhende System des Deutschen Bundes zahlreiche Reformbewegungen. Diese wurden getragen von unterschiedlichen gesellschaftlichen Schichten mit verschiedenen Zielvorstellungen. Unterschiedlich, auch in ihren politischen Methoden, waren sich doch all diese Bewegungen einig, dass die wirtschaftliche, soziale und politische Ordnung entscheidend verändert werden müsse. Und dies in einem Nationalstaat auf parlamentarischer Grundlage, der die zersplitterten Kräfte sammeln und die unzeitgemäße politische Ordnung beseitigen sollte.

Auch die Ärzte und die Medizin wurden von diesen Reformbewegungen erfasst. So unterlagen die verschiedenen ärztlichen Vereine in den 1820er und 1830er Jahren einem bedeutungsvollen Wandel. Die Lesezirkel entwickelten sich zu eigenständigen Mitteln wissenschaftlicher Arbeit. Zunehmend umrahmt von anderen Einrichtungen, wurden die Lesegesellschaften wichtige Elemente der kommenden „Ärztlichen Vereine“. Unter Beibehaltung der ursprünglichen Bezeichnungen entwickelten sich die Lesevereine und die älteren medizinischen Privatgesellschaften zu neuen Ärzte-Organisationen mit neuen, erweiterten Strukturen.

So schlossen sich z.B. die einzelnen medizinischen Vereine zu Kreis- und wenig später zu Provinzialvereinen zusammen. Die unzureichende Reform von 1825, die sich zunehmend verschlechternde Arbeitsmarktlage sowie der Einfluss der allgemeinen nationalen Strömungen der Zeit sollte zu einer zunehmenden Politisierung des medizinischen Vereinswesens führen.[1]

---

1 Eine tabellarische Übersicht zur Entwicklung der Ärztevereine in der Zeit von 1800-1840 bietet Schmalz, M., Von der Medizinalreformbewegung zur Stan-

Nationale Tendenzen lassen sich anhand der überregionalen und nationalen „Versammlung deutscher Naturforscher und Ärzte" nachweisen, die zum Muster für die Gründungen von ärztlichen Vereinen werden sollte: 1828 erwartete Alexander von Humboldt, dass sich in ihr die geistige Einheit der Nation darstellen werde.[1]

In den Ärztevereinen fand anders, als in anderen Vereinen, keine soziale Erweiterung nach unten statt. Vielmehr bemühte man sich um strengste Exklusivität, wie die Aufnahmeverfahren in den Statuten der meisten dieser Vereine zeigen. Gleichwohl konnte oder wollte man bis weit in die 1850er Jahre den handwerklich ausgebildeten Wundärzten den Beitritt zu den Ärztevereinen nicht untersagen. In Württemberg hingegen führte die Rivalität der beiden Gruppen zur Gründung eines eigenen Vereins der Wundärzte.[2]

Hauptintention dieser ärztlichen Vereine war es, das wissenschaftliche Niveau, „den Nimbus der in Praxis und Theorie gleichermaßen ausgewiesenen Wissenschaft zu pflegen"[3] und damit auch das Ansehen des eigenen Standes zu heben. Diese Strategie hatte sich bereit schon einmal im 17. und 18. Jahrhunderts, im Konkurrenzkampf gegen die jüdische Ärzte, bewährt.

Das wissenschaftliche Niveau zu heben und zu verteidigen, war auch deshalb dringend notwendig, weil der damalige medizinische Wissensstand niedrig war. Verschiedene medizinische Systeme konkurrierten miteinander . Das therapeutische Angebot beschränkte sich zumeist auf die sogenannte „heroische Medizin" in Form von Aderlass, Abführ- und Purgiermittel, was den Patienten ein erhebliches Mass an physischem und psychischem Durchhaltevermögen abverlangte. Erst Mitte des 19. Jahrhunderts konnten die akademischen Ärzte überzeugendere therapeutische Alternativen anbieten.[4]

Den wissenschaftlichen Vereinen der Ärzte gelang es aufgrund ihrer vielfältigen Tätigkeiten in Form von Denkschriften, Petitionen, Tagungen und Zeitschriftenpublikationen, das soziale Prestige der Ärzteschaft nach außen zu heben und die Kollegialität und Solidarität nach innen zu stärken. Die einsetzende rasche Verwissenschaftlichung des Medizin-

---

desorganisation der Ärzte, Frankfurt a. Main 1977, S. 89 (im Folgenden zitiert: Schmalz, Medizinalreformbewegung).

1 Hardtwig, Vereinswesen, S. 16.

2 Jütte, Vereinswesen, S. 20.

3 Ebenda.

4 So beispielsweise in der Chirurgie die Anästhesie und die keimfreien Wundverbände und in der Pharmazeutik die synthetisch hergestellten Schmerzmitteln.

studiums und die Entdeckungen in den medizinischen Grundlagenfächern, die sich großer Publizität erfreuten, vor allem auf dem Gebiet der Physiologie, trugen entscheidend dazu bei, den angestrebten Expertenstatus zu begründen.

Vor 1840 waren die vorrangige Ziele des ärztlichen Vereinswesens die Etablierung einer medizinischen Deutungsmacht und Normierung ärztlichen Verhaltens. Das Bemühen um berufliche Autonomie stand meist im Hintergrund. In den überwiegend wissenschaftlichen Vereinen und Lesezirkeln, trafen sich Ärzte auf lokaler und regionaler Ebene zum Meinungsaustausch, um vorrangig wissenschaftliche und therapeutisch-praktische Fragen zu erörtern.

In den 1840er Jahren trat die Entwicklung des ärztlichen Vereinswesens in ein neues Stadium. Die in dieser Zeit gegründeten Vereine verstehen sich nun sehr viel mehr als Wahrer der berufsständischen Interessen und beanspruchten daher ein weitergehendes Recht in Medizinalangelegenheiten. Diese Vereine arbeiteten zielstrebig auf eine umfassende Medizinalreform hin. Diese Medizinalreformbewegung verfolgte daher eine doppelte Zielsetzung, ihr ging es um gesundheits- als auch um standespolitische Reformen, sie sollte ihren Gipfelpunkt in der Revolution von 1848/49 erreichen.

3.2 Die Medizinalreformdebatte und das Medizinalreformwerk von 1825

Die so genannte Medizinalreformdebatte in Preußen wurde ausgelöst nach der Aufteilung des Ressorts Medizinalwesen zwischen dem Innenministerium und dem 1817 geschaffenen Ministerium für geistliche, Unterrichts- und Medizinalangelegenheiten, das unter seinem Minister Altenstein eine aktive Anteilnahme des Medizinalpersonals an Verbesserungen im Gesundheitswesen wünschte.

Diese Reformdebatte zeigte sich 1825 parallel zur Ressorteilung als offen geübte Kritik an Missständen im Gesundheitswesen. Sie war zunächst weder eine Begleiterscheinung der Pauperismusdebatte noch eine Diskussion des unmittelbaren Vormärzes bzw. des Revolutionsjahres 1848. Diese Debatte wies verschiedene Schwerpunkte auf, teils standespolitisch, teils sozialpolitisch geprägt. Sie gipfelte in dem Medizinalreform-Kongress vom Juni 1849 in Berlin.[1]

---

1 Münch, R., Gesundheitswesen im 18. und 19. Jahrhundert. Das Berliner Beispiel, 1995, S. 245f (im Folgenden zitiert: Münch, Gesundheitswesen).

Die preußische Medizinalreform von 1825, die auf dem Medizinaledikt von 1725 basierte[1], erließ detaillierte Prüfungsbestimmungen für alle Gruppen des Medizinalpersonals. Das Ministerium der geistlichen, Unterrichts- und Medizinalangelegenheiten ersetzte die alte Einteilung in Stadt- und Landwundärzte durch die neue Einteilung in Wundärzte I. und II. Klasse. Der extremen Unterversorgung der ländlichen Region sollte mit dem verstärkten Einsatz von Wundärzten I. Klasse entgegengewirkt werden. Damit sie für alle Behandlungstätigkeiten eingesetzt werden konnten, wurde die Ausbildung dieser Berufsgruppe neu geregelt. Ein dreijähriges halb-akademisches Studium auf einer medizinisch-chirurgischen Lehranstalt wurde festgesetzt. Als Voraussetzung wurden Schulkenntnisse gefordert, die in etwa der Sekundarreife des Gymnasiums entsprachen. Dadurch verschob sich die soziale Herkunft der neuen Wundärzte I. Klasse weg vom ehemals handwerklichen und bäuerlichen Milieu.

Die Wundärzte II. Klasse waren nur noch berechtigt zur Ausübung der so genannten „kleinen Chirurgie" (z.B. Aderlassen, Blutegel setzen, Verbände legen) und sollten größtenteils nur noch auf Anordnung der promovierten Ärzte oder Wundärzte I. Klasse in Aktion treten.

Entgegen den ministeriellen Absichten ließen sich die nun höher qualifizierten Wundärzte I. Klasse nicht auf dem Land nieder, sondern in den größeren Städten.

Nach dieser Entwicklung der Dinge entschloss sich das Ministerium, die Niederlassungsbeschränkung für diese Berufskategorie zu verschärfen. Bereits 1825 war den Wundärzten I. Klasse an Orten, an denen bereits ein promovierter Arzt praktizierte, verboten worden, „innere Kuren" durchzuführen.

12 Jahre später wurde diesen Wundärzten an solchen Orten die Niederlassung prinzipiell entzogen. Die Zahl der Wundärzte II. Klasse, die die Versorgung der ärmeren Landregionen zu leisten hatte, nahm kontinuierlich ab. Die unübersehbare Schar von nichtapprobierten Heilpersonen behielt weiter Überhand. Die Absicht der Medizinalreformer um Johann Nepomuk Rust, gerade der armen Bevölkerung Hilfe zukommen zu lassen, war fehlgeschlagen. Gemessen an den inhaltlichen Bestimmungen der Reformen muss das eigentliche Anliegen der Reformer gewesen sein, die Qualifikationsanforderungen und die Eignungsvoraussetzungen des Medizinalpersonals zu verschärfen. Beabsichtigt war also eine stärkere staatliche Durchdringung und Kontrolle des Medizinalwesens. Darüber

[1] Das Medizinaledikt von 1725 hatte die strikte Trennung zwischen innerer (medikamentöser) Behandlung und äußerer (Wund-)Behandlung festgelegt und so die verschiedenen Klassifikationen von Heilpersonal geschaffen.

hinaus war auch den personellen Interessen von Teilen der Ärzteschaft Rechnung getragen worden, die an einer Aufwertung der ärztlichen Ausbildung und an einer gesellschaftlichen Aufwertung des Arztberufs an sich interessiert waren.[1]

Zudem war ein weiterer Faktor für dieses Reformwerk wichtig gewesen. Innerhalb der medizinischen Wissenschaft war die ehemals handwerkliche Chirurgie im Begriff, sich zu einer wissenschaftlichen Disziplin zu etablieren. Gefördert wurde dies durch die wissenschaftlichen Grundlagenforschungen von Anatomie und Physiologie sowie das Aufkommen des klinischen Unterrichts. Die neue Prüfungsordnung von 1825 hob die Trennung von Chirurgie und Medizin auf. Die promovierten Ärzte konnten nun wählen, ob sie die Approbation als „reine Mediker" oder als „Medikochirurgen" erlangen wollten. Diese Bestimmung führte zu der Entwicklung, dass ab Mitte der 1830er Jahre die Approbation als Arzt und gleichzeitig als Wundarzt die Regel wurde. Eine veränderte Lage auf dem ärztlichen Arbeitsmarkt scheint diesen Prozess mit veranlasst zu haben. Die Zahl der promovierten Ärzte hatte sich nach 1825 stark erhöht. Ebenso konnten die Wundärzte I. Klasse einen Zuwachs verzeichnen. Die Zahl der Wundärzte II. Klasse nahm jedoch kontinuierlich ab.[2]

Der Hauptteil der Ärzte ließ sich nach wie vor in den Städten nieder. Die wachsende zahlungsfähige Mittelschicht lockte mit Erwerbschancen. Die sich zunehmend verschärfende Konkurrenz in den Städten ließ es vorteilhaft erscheinen, als Arzt und gleichzeitig als Wundarzt approbiert zu sein, um ein breiteres Feld an medizinischen Diensten anbieten zu können. Diese neue Klasse von qualifizierten Wundärzten, denen nicht mehr der Geruch des verachteten Handwerks anhaftete, verdrängte mehr und mehr den reinen Mediker.

Die Zunahme der promovierten Ärzte, die Ablösung des alten Typs des Medicus purus durch den umfassend akademisch gebildeten Medikochirurgen und die überwiegende Niederlassung der Ärzte in den Städten führte zu einer verschärften ärztlichen Arbeitsmarktlage.[3]

War durch die Aufhebung der Trennung zwischen Medizin und Chirurgie innerhalb der Heilkunde ein wichtiger Schritt in Richtung Vereinheitlichung getan worden, so festigte die neue Kategorie der Wundärzte

---

1 Vgl. Huerkamp, Ärzte, S. 47.

2 Vgl. Ebenda, Tab. 1, S. 50.

3 Trotz verschärfter Prüfungsbedingungen mit dadurch erhöhter Durchfallquote verdoppelte sich in den Jahren zwischen 1832 und 1837 der Andrang auf die medizinischen Staatsprüfungen um mehr als das Doppelte; s. Huerkamp, Ärzte, Tab. 2, S. 50.

I. Klasse mit ihren eigens neu geschaffenen Ausbildungsinstitutionen die Segmentierung des Ärztestandes. Die Reform von 1825 wurde daher von vielen ärztlichen Zeitgenossen als unzureichend empfunden und vielerorts wurde stärker werdende Kritik an den halbherzigen Schritten der Reform geübt.

Das Reformwerk von 1825 stellte den Ärztestand nicht zufrieden. Die Forderung nach Aufhebung der verschiedenen Medizinalkategorien, die Forderung nach dem Einheitsstand wurde immer lauter. Daneben wurde die staatliche Bevormundung in medizinisch-administrativen Angelegenheiten kritisiert. Die Abhängigkeit von staatlichen Qualifikationsreglements, die umfassende Abhängigkeit von staatlichen Regelungs- und Kontrollmechanismen wurde von einem nicht geringen Teil der Ärzte grundsätzlich abgelehnt. Bereits seit 1725 hatten die staatlichen Behörden und nicht mehr die Fakultäten das Recht zur Approbation.[1]

Der Ruf nach Demokratisierung auf der medizinischen Ebene verband sich bald mit den übrigen vormärzlichen Protestströmungen, die auf stärkere politische Mitsprache und Beteiligung zielten.[2]

Das Gesundheitswesen dieser Zeit spiegelte die von der nationalen Bewegung in Deutschland beklagte staatliche Zersplitterung wider. In den damaligen 39 Staaten, die sich 1815 zum Deutschen Bunde zusammengeschlossen hatten, galten zum Teil stark voneinander abweichende Prüfungs- und Zulassungsordnungen für Personen, die im medizinischen Bereich tätig waren. Darüber hinaus gab es auch fünf unterschiedliche Medizinalgewichte und mindestens zehn verschiedene offizielle Arzneibücher. Die in den meisten Staaten zwei unterschiedliche Klassen bildende Ärzte und Wundärzte befanden sich im harten Konkurrenzverhältnis.

In Preußen war seit 1835 eine Zunahme des ärztlichen Personals zu verzeichnen. Diese sich damit für die Ärzte zunehmend verschlechternde Arbeitsmarktlage wurde von vielen von ihnen als sehr bedrückender Ärzteüberschuss empfunden. Doch von einem Zuviel an Ärzten konnte faktisch nicht die Rede sein. Die höchst ungünstige Verteilung der Ärzte in den Städten sowie die real nur begrenzt existierende zahlkräftige Klientel führte zu dem Eindruck eines Ärzteüberschusses. Der tatsächliche Bedarf an Ärzten war nicht gedeckt, in manchen ländlichen Gegenden kam statistisch auf 12.000 Menschen nur ein Arzt.

---

1 Das Recht zur Approbationsprüfung war einer staatlichen Behörde in Berlin, dem „Ober-Collegium medicum" übertragen worden.

2 Die größte Zahl der Ärzte stellten nicht die praktizierenden Ärzte, sondern die ärztlichen Beamten oder Militärärzte dar, die sich in einem unmittelbaren Abhängigkeitsverhältnis zum Staat befanden.

Der scharfe Konkurrenzdruck um den eingeengten Patientenkreis ließ für die meisten Ärzte nur ein Leben am Rande des Existenzminimums zu. Die Ärzte teilten demnach das Schicksal breiter Bevölkerungsschichten[1]. Der größte Teil der damaligen Bevölkerung Deutschlands war akut und/oder chronisch von Verelendung bedroht. Die Ärzte befanden sich daher mit den übrigen wirtschaftlich Schwachen in einer recht ähnlichen sozialen Opposition gegenüber den wohlhabenderen Schichten.

Darüber hinaus wurden Ärzte durch ihre ärztliche Tätigkeit gezwungen, sich mit der sozialen Problematik auseinander zu setzen. Der Staat verpflichtete sie, den Armen unentgeltlich Hilfe zukommen zu lassen. So wurden die Mediziner ständig auch mit der sozialen Not anderer konfrontiert. In die anschwellende medizinische Reformliteratur fanden daher sozialpolitische Forderungen Eingang, die auf ein verbessertes medizinisches Versorgungsnetz auch für die ärmeren Schichten abzielten.[2]

Obwohl in der Seuchenbekämpfung Fortschritte erzielt wurden[3], nahm die Sterblichkeit in Preußen bis zur Mitte des Jahrhunderts zu. Sie lag eindeutig über der Sterblichkeitsrate anderer europäischer Staaten.[4]

Bereits Mitte der dreißiger Jahre wies der Berliner Gerichtsmediziner Casper auf den Zusammenhang zwischen den Lebensbedingungen des Menschen und seiner Lebensdauer hin.[5] Statistisch belegte er die eklatant kürzere Lebenserwartung von Armen gegenüber Wohlhabenden. Die Einsicht, dass Armut und hohe Anfälligkeit für Krankheit eng verknüpft waren, gewann in den 1830er und 1840er Jahren auch aufgrund der Cholera-Epidemien an besonderer Schärfe.

Der Umfang der in den 30er und 40er Jahren erwachsene Medizinalreformbewegungwar ungewöhnlich und kann als einzigartig beschrieben werden, quantitativ wie auch qualitativ.[6] Das Ministerium begegnete dem wachsenden standes- und sozialpolitischen Reformdruck von Seiten der Ärzte im Jahr 1846 mit zwei halboffiziellen Schriften hoher Me-

---

1 In einem Brief an seinen Vater aus dem Jahr 1845 berichtete Virchow, wie wenig er als Charitéassistent verdiente: „Ein Zimmergeselle verdient 16 sgl. u ich 5 sgl." Virchow an seinen Vater, 24.6.1845, in: Virchow, Briefwechsel, S. 265.

2 Finkenrath, Medizinalreform, S. 30; vgl. auch Ackerknecht, Beiträge S. 71; Schmalz, Medizinalreformbewegung, S. 34 f.

3 Vgl. Frevert, S. 69-74.

4 Schmalz, Medizinalreformbewegung, S. 8 f.

5 Casper, J. L., Die wahrscheinliche Lebensdauer des Menschen in den verschiedenen bürgerlichen und geselligen Verhältnissen, Berlin 1835; ders., Über die wahrscheinliche Lebensdauer des Menschen, Berlin 1843.

6 Ackerknecht, E., Beiträge zur Geschichte der Medizinalreformbewegung von 1848, in: Sudhoffs Archiv für Geschichte der Medizin, Bd. 25, 1932, S. 71f.

dizinalbeamter. In seiner Schrift „Historisch-kritische Beiträge zur Beleuchtung der Reform der Medicinalverfassung in Preußen"[1] bekräftigte Friedrich Trüstedt die Hauptforderung der Reformer nach Aufhebung der verschiedenen medizinischen Berufsklassifikationen. Der starke Zuwachs von Medikochirurgen hatte ihn zu dieser Ansicht geführt. Die andere Schrift von Josef Hermann Schmidt „Die Reform der Medicinalverfassung Preußens", die bald darauf erschien, unterstützte diese Forderung nach Aufhebung der verschiedenen medizinischen Klassen. Darüber hinaus plädierte sie für die Schaffung eines medizinischen Hilfspersonals, das den Ärzten klar untergeordnet sein sollte.[2]

Diese beiden Publikationen lösten eine Anzahl von medizinischen Schriften aus, die ihrerseits wieder Gegenschriften hervorriefen.[3] Gleichzeitig bildeten sich zahlreiche Versammlungen, Kongresse und Reformvereine.[4]

Mit ihren beiden Publikationen versuchte die oberste Medizinalbehörde die rege öffentlich-kritische Reformbewegung zu kanalisieren und zu entschärfen.[5]

Tatsächlich machten die weitergehenden Forderungen nach Selbstbestimmung auf ärztlicher Seite zunächst einer positiven Erwartungshaltung Platz. Auch Rudolf Virchow glaubte zunächst, in dem Konzept von Schmidt eine vorläufige tragfähige Basis sehen zu können.[6]

Unter den unzähligen Reformschriften, die auf Schmidt und Trüstedt antworteten, befand sich auch die herausragende Schrift von Salomon Neumann.[7] Neumann, ein in Berlin praktizierender Arzt, entschiedener Demokrat und Freund Virchows, entwickelte in dieser Schrift seine Prinzipien von einer künftigen ärztlichen und gesundheitspolitischen Gesetzesordnung. Sie soll im Folgenden näher beleuchtet werden.

---

1 Trüstedt, F., Historisch-kritische Beiträge zur Beleuchtung der Frage über die Reform der Medicinalverfassung in Preußen, Berlin 1846.

2 Schmidt, J. H., Die Reform der Medicinalverfassung Preußens, Berlin 1846.

3 Ackerknecht führt in seinem Literaturverzeichnis 410 Reformschriften auf, vgl. Ackerknecht, Beiträge S.164-174.

4 Besonders Finkenrath, Medizinalreform, S. 48-55; vgl. auch Graf, E., Das ärztliche Vereinswesen in Deutschland und der deutsche Ärztebund, Leipzig 1980, S. 9-11 (im Folgenden zitiert: Graf, Vereinswesen).

5 Finkenrath, Medizinalreform, S. 47; Ackerknecht, Beiträge, S. 114; Huerkamp, Ärzte, S. 58.

6 Virchow an seinen Vater, 13.8.1846, in: Virchow, Briefwechsel, S. 110.

7 Neumann, S., Die öffentliche Gesundheitspflege und das Eingenthum. Kritisches und Positives mit Bezug auf die preußische Medizinalverfassungsfrage, Berlin 1847 (im Folgenden zitiert: Neumann, Eigenthum).

4 Medizin und Gesellschaft im Denken Salomon Neumanns

Salomon Neumann wurde am 22.10.1819 in Pyritz (Pommern) als viertes Kind einer achtköpfigen jüdischen Kleinhändlerfamilie geboren. Einen Großteil der Gymnasialzeit verbrachte er in Frankfurt a. d. Oder bei seinem Onkel, Dr. Hermann Baswitz, der demokratisch gesinnt war und von dem jungen Salomon hochgeschätzt wurde. In Berlin absolvierte dieser 1838 das Abitur und begann im gleichen Jahr mit dem Studium der Medizin. Von Anfang an war Neumann für Wissensgebiete zu interessieren, die weit über die Medizin hinausreichten. So hatte er sich zum Beispiel bei Eduard Gans (1798-1839) als Hörer einer Vorlesung zur Geschichte der neueren Zeit (18. Jh.) eingeschrieben. Zur Universität Halle-Wittenberg wechselte Neumann zu Ostern 1841. Dort wurde er vermutlich mit den Gedanken des unerschrockenen demokratischen Politikers Johann Jacoby (1805-1877) bekannt, der ebenfalls von Beruf aus Mediziner war.[1] Im September des darauf folgenden Jahres promovierte Neumann. Die erste der sechs Thesen, die er seiner Dissertation voranstellte, lautete charakteristisch: „Niemand ist verantwortlicher als der Arzt."[2] Als frisch approbierter Arzt begab sich Neumann dann in die zu dem damaligen Zeitpunkt renommiertesten medizinischen Zentren Europas, nach Wien und Paris. Er kehrte 1845 in die preußische Residenzstadt zurück, vom französisch revolutionären Geist sicherlich nicht unbeeindruckt. In Berlin ließ er sich als praktischer Arzt, Wundarzt und Geburtshelfer nieder. Zu seiner Klientel gehörte vor allen Dingen der ärmere Teil der Bevölkerung, wie zum Beispiel Handwerksgesellen, Fabrikarbeiter und Tagelöhner. Neumanns erste wissenschaftliche Publikation aus dem Jahre 1847 „Die öffentliche Gesundheitspflege und das Eigenthum. Kritisches und Positives mit Bezug auf die preußische Medizinalverfassungsfrage"[3] ist zugleich auch seine bedeutungsvollste. Sie diskutierte Wesen und Inhalt der notwendigen Medizinalreform und verstand sich als Antwort auf die beiden Reformschriften der führenden preußischen Medizinalbeamten Hermann Joseph Schmidt (1804) und Friedrich

---

1 Karbe, K.-H., Salomon Neumann. Wegbereiter sozialmedizinischen Denkens und Handelns, Leipzig 1983, S. 68 Anm. 2: Karbe vermutet, dass Neumann Jacobys Schrift „Vier Fragen, beantwortet von einem Ostpreußen", Leipzig 1841, über den Berliner „Hilfsverein für jüdische Studierende" kennen gelernt haben könnte, dessen Mitbegründer und Historiograph Neumann war (im Folgenden zitiert: Karbe, Neumann).

2 Nach einer Übersetzung von J. Meiers, zit. nach Karbe, Neumann, S. 69 Anm. 4.

3 Sie erschien im Verlag von Adolph Rieß.

Leberecht Trüstedt (1791-1855) des Jahres 1846.[1] Diese Schrift Neumanns ragt weit über die medizinische Reformliteratur der damaligen Zeit heraus. Ein Zeitgenosse, G. Weber, der Neumanns Schrift rezensierte, charakterisiert die Reformliteratur vor Neumann prägnant: „Sie ist weniger eine Reform- als eine Restaurationsliteratur."[2] Neumanns Publikation durchbricht die Orientierung auf standespolitische Privilegienforderungen und kündigt jene Phase der Medizinalbewegung an, in der sich die sozialen und allgemeingesellschaftlichen Probleme und deren Lösungsversuche in den Vordergrund stellten. Auf dem Titeleinband der Schrift wählte der Verfasser ein Motto, welches den ethischen Tenor seiner Abhandlung umreißt: „Fiat justitia, vivat mundus. Das Unrecht ist der Leute Verderben, aber Gerechtigkeit erhöht ein Volk."[3]

Unter den Bedingungen der Zensur entfaltet Neumann in seinem knappen Vorwort die Beweggründe, die ihn zur Abfassung dieser Schrift veranlasst haben. Zum einen ist es seine Übereinstimmung mit „dem allgemeinen Streben, den Polizeistaat in den Rechtsstaat umzuformen"[4], zum anderen ist seine Forderung, die Armenkrankenpflege, das wichtigste Ressort der damaligen öffentlichen Gesundheitspflege, nicht mehr auf dem unwürdigen Prinzip der Barmherzigkeit, sondern auf „das Recht"[5] zu gründen. Daran anknüpfend rückt er das „Associationsprinzip statt des polizei-gewerblichen"[6] in den Mittelpunkt. Neumanns Ziel ist es, durch die Realisierung dieser Forderungen einen Rechtszustand zu bewirken, „der die Gnade entbehrlich mache, einen Rechtszustand, der den Besitzlosen ihr einziges Eigenthum, ihre Gesundheit, sichere."[7]

In dem „Kritisches" betitelten ersten Teil seiner Schrift untersucht der Verfasser die Basis der preußischen Medizinalverfassung. Er stellt fest, dass das auf „Polizeizweck"[8] und Zunftzwang beruhende Medizinaledikt von 1725 wie auch die gesetzliche Modifikation von 1825, die anstelle des Zunftzwanges die Gewerbeordnung setzt, gescheitert ist. Der neuapprobierte Arzt, der eintritt „in die Klasse der Gewerbetreiben-

---

1 Schmidt, J. H., Die Reform der Medizinalverfassung Preußens, Berlin 1846 und Trüstedt, F. L., Historisch-kritische Beiträge zur Beleuchtung der Frage über die Reform der Medizinalverfassung Preußens, Berlin 1846.

2 Weber, G., Rezension von: S. Neumann, Die öffentliche Gesundheitspflege und das Eigenthum, in: Allgemeine medizinische Zentralzeitung 17 (1848), Sp. 97-102 u. 106-107; zit. Sp. 17; zit. nach Karbe, Neumann, S. 70, Anm. 24.

3 Titelblatt der Neumann-Schrift.

4 Neumann, Eigenthum, S. VII.

5 Ebenda, S. VI.

6 Ebenda.

7 Ebenda, S. VIII.

8 Ebenda, S. 5.

den"[1], wird wie seine Tätigkeit „zu einer Ware gemacht"[2] und somit pervertiert. Die Folge sind schamloses Konkurrenzdenken, Unterbietung und unfaire persönliche Herabsetzung der Kollegen, um die notwendigen eigenen Einnahmequellen ängstlich zu wahren. Der Staat hat konsequent „'den Arzt an den Gewinn, den Kranken an den Besitz des Geldes gewiesen'".[3] Für weite Teile der Bevölkerung, die auf die staatlich angestellten Landdistriktsärzte angewiesen und häufig nicht in der Lage sind, einen akademischen Arzt zu bezahlen, verschlimmert sich die Situation zunehmend. Auch für junge Ärzte, die in der dünnen und zunehmend geiziger werdenden wohlhabenderen Mittelschicht keine Klientel finden, spitzt sich die Situation dramatisch zu. Neumann entlarvt die so oft gerügten traurigen kollegialen Verhältnisse als systemimmanent: „Die Armuth und die Noth entsittlicht, wie überall so auch die Aerzte."[4]

Bei der Beurteilung der in Misskredit geratenen medizinischen Studien fordert Neumann uneingeschränkt die akademische Freiheit, „denn ein vernünftiger Staatszweck wird nur durch die vernünftige Freiheit erreicht werden und diese Freiheit ist ‚die Freiheit der Lehre, nicht aber der Leere', weder auf der Seite der Lernenden noch auf der Seite der Lehrenden!"[5]

Ein Kernpunkt der Neumannschen Schrift ist die Analyse der Armenkrankenpflege, die sich in höchst argem Zustand befand. Den zahlenmäßigen Mangel an Armenärzten weist Neumann akribisch anhand der Stadt Berlin auf, die auf den ersten Blick ein „Ideal"[6] vortäuscht. Die Stadt bringt nahezu die Hälfte ihres gewöhnlichen Finanzetats für die unbemittelten Armen auf und sorgt für die auf Almosen angewiesenen Kranken durch knapp 30 Ärzte. Diese Ärzte können jedoch aufgrund der Sicherung ihrer eigenen Subsistenz nur ein Fünftel ihrer ärztlichen Leistungen den Armen zukommen lassen. So können faktisch nur sechs Ärzte den etwa 181.175 mittellosen Einwohnern ihre volle Arbeitskraft zur Verfügung stellen. Demgegenüber stehen 300 Ärzte, die für die wohlhabendere Bevölkerung zuständig sind. Selbst bei einer vollen Tätigkeit der 30 Armenärzte besteht immer noch ein „greller Unterschied in der Pflege der armen und reichen Kranken".[7] Gerade die Armen benötigen dringender Ärzte, denn sie sind es, die „vorzugsweise unter den

---

1 Ebenda, S. 18.

2 Ebenda, S. 24.

3 Ebenda, S. 25.

4 Ebenda.

5 Ebenda, S. 39.

6 Ebenda, S. 53.

7 Ebenda, S. 55.

Einflüssen krankmachender Ursachen leben und zu leben gezwungen sind, nur um zu leben."[1] Sie besitzen keine Mittel, um sich Krankheitsprävention und -bekämpfung leisten zu können. Hätten die medizinischen Behörden den Gesundheitszustand, das „wirkliche Bedürfnis der Gesellschaft im Auge", so wäre auch der tatsächliche Ärztebedarf exakter zu berechnen, denn dann „würde man doch vor allem einsehen, dass dieses Bedürfnis der Maßstab sein müsse für die Zahl und Lage der Arbeiter."[2] Steuer- und die Armenlisten können einen ersten Einstieg bieten für die Errechnung des ärztlichen Bedarfs.

Den größten Faktor für den medizinischen Missstand sieht Neumann in einer ausschließlich auf „christlicher Barmherzigkeit" basierenden Armenkrankenpflege. Er entlarvt eine auf dieser Grundlage praktizierten Unterstützung der Mittellosen als „Scheinhilfe".[3] Er stellt fest, dass „wir nicht im Staate der himmlischen Liebe, sondern im Staate des irdischen Rechts - gemeiniglich genannt das Recht des Eigenthums - leben."[4]

Neumann wirft den etablierten Medizinalreformern Schmidt und Trüstedt vor, dass sie das Medizinalpersonal in seiner sanitäts- und vor allen Dingen polizeilichen Funktion erneut ins Zentrum einer reformierten preußischen Medizinalverfassung stellen wollen. Die Gesundheit der Gesellschaft und des Einzelnen als „das unveräußerliche, höchste Gut" und damit „das leibliche (und folglich auch geistige) Wohl aller Gesellschaftsmitglieder"[5] muss nach Neumann „die höchste Aufgabe des Staates"[6] sein. Damit ergibt sich für die Medizinalverfassung folgende neue Ausgangslage: „Der Gesundheitszustand der Gesellschaft und die Leistungen der Kunst sind die beiden Faktoren des Princips, dessen Verwirklichung der Medizinalgesetzgebung des Staates obliegt."[7]

Um diese notwendigen Reformen durchzusetzen, ist nach Neumann „wenn es sein muß, eine vollständige Umwälzung nothwendig."[8]

In dem zweiten Teil seiner Schrift, betitelt „Positives", entwickelt Neumann ein Modell, das „die öffentliche Gesundheitspflege im Staate des

---

1 Ebenda, S. 53.

2 Ebenda. S.31

3 Ebenda. S. 51

4 Ebenda, S. 56.

5 Ebenda, S. 26 f.

6 Ebenda, S. 27.

7 Ebenda, S. 28.

8 Ebenda, S. 26.

Eigenthumrechts, ihre rechtliche Begründung und zweckmäßige Organisation"[1] erläutert.

Ausgehend von der Prämisse, dass die Gesundheit nicht nur für den einzelnen „Grundlage menschlichen Glücks", sondern auch „Zweck jeder gesellschaftlichen Verbindung" ist, entwickelt Neumann das Postulat, „daß es die Pflicht der Gesellschaft, d.h. des Staates ist, Leben und Gesundheit der Bürger ... zu schützen und, wenn sie gefährdet ist, zu retten."[2]

Wie sieht es nun um den tatsächlichen Gesundheitszustand der Bürger in Preußen aus? Neumann, der denselben nicht aus der Literatur, sondern aus eigener tagtäglicher Erfahrung als Armenarzt kennt, konstatiert, dass der Gesundheitszustand „unserer heutigen Gesellschaft in der That auf eine unnatürliche Weise alteriert ist, daß der größte Theil der Krankheiten, welche entweder den vollen Lebensgenuß stören, oder gar einen beträchtlichen Theil der Menschen vor dem natürlichen Ziel dahinraffen, nicht auf natürlichen, sondern auf künstlich erzeugten, gesellschaftlichen Verhältnissen beruhe."[3] Hier stellt Neumann explizit den bedeutungsvollen Zusammenhang von Krankheit und Gesellschaft heraus. Die Phänomene von Gesundheit und Krankheit werden in ihrer Interaktion zur Gesellschaft gesehen, analysiert und politisch interpretiert. Neumann bringt ausreichendes Zahlenmaterial in die Diskussion mit ein, um die soziale Bedingtheit der Morbidität und Mortalität aufzuzeigen. Er kommt zu dem Schluss: „Es ist und bleibt einmal unbestreitbar, daß Armuth, Noth und Elend, wenn nicht identisch mit Tod, Krankheit und Siechthum, doch eben so die unerschöpflichen Quellen derselben sind, wie ihre unzertrennlichen Genossen Vorurtheil, Unbildung und Dummheit."[4]

Wenn der größte Teil der Krankheiten „künstlich" ist, das heißt primär auf soziale Missstände der Gesellschaft zurückzuführen ist, dann muss die Medizin, die diese Krankheiten zu heilen versucht, „in ihrem innersten Kern und Wesen ‚eine soziale Wissenschaft'" sein. Und er fährt fort: „So lange ihr diese Bedeutung nicht vindicirt sein wird, wird man auch ihre Früchte nicht genießen, sondern sich mit der Schale und dem Schein begnügen müssen."[5] Neumann bleibt nicht bei einer theoretischen Reflexion über die soziale Dimension der Medizin stehen, sondern fordert ihre praktische Umsetzung.

---

1 Ebenda, S. 63-112.

2 Ebenda, S. 63-64.

3 Ebenda, S. 64.

4 Ebenda, S. 84.

5 Ebenda, S. 64-65.

In seinem Konzept von individueller und kollektiver Gesundheitssicherheit bezieht Neumann klare Stellung zum Staat und zu seinem Rechts- und Eigentumsbegriff: „Der preußische Staat (wie alle modernen Staatsverbände) ist in seinem Begriff nach ein Staat des Rechts; dieses oberste Rechtsprinzip heißt in seiner concreten Erscheinung das Recht des Eigenthums." Neumann akzeptiert und bejaht diese Rechtsgrundlage des Staates und meint weiter: „Es ist dasselbe das ‚natürliche' und daher ‚nothwendige' Band für alle Mitglieder dieses Staates."[1] Das einzige Eigentum aber, das ein Großteil der preußischen Bevölkerung aufbringen kann, sei der Körper, formuliert Neumann: „Der gewöhnliche Tagarbeiter besitzt in der physischen Kraft seines Körpers sein ganzes und einziges Eigenthum."[2] In der Anerkennung der Arbeitskraft als volles „Eigenthumrecht"[3] sieht Neumann die Verwirklichung des Rechtsstaates, der „wenigstens das Minimum der Menschenrechte, das bloße Recht der einfachen Existenz"[4] zu gewährleisten hat. So definiert Neumann die Gesundheit, die gesundheitsgemäße Existenz als ureigenstes, unantastbares menschliches Grundrecht und leitet es ab vom allgemein anerkannten Eigentumsrecht.

Ein echter Rechtsstaat ist nach Neumanns Auffassung nur dann lebensfähig, wenn „der Inhalt der furchtbaren Frage, welche unsere Welt bewegt: Armenwesen, Pauperismus, Proletariat ..."[5] gelöst ist. Für Neumann bildet die Sensitivität gegenüber den sozialen Fragen der Zeit den wichtigsten Gradmesser für die Emanzipation der bürgerlichen Gesellschaft von den überkommenen politischen Strukturen des feudalabsolutistischen Polizeistaates. „Die Kluft, welche zwischen den Besitzenden und den Besitzlosen im Staate des Eigenthumsrechts existiert, ist schon heute ungeheuer und erweitert sich tagtäglich immer mehr"[6] und gefährdet den Staat in seinen Grundfesten immens. Die unübersehbare rechtliche und soziale Ungleichheit innerhalb der Gesellschaft muss ausgeschaltet werden: „In dem Staate des Rechts darf es auch nicht einen Rechtlosen geben."[7] Neumann ist zweifellos von dem Gedankengut der Französischen Revolution und den verschiedenen sozial-utopischen Strömungen der 1830er und 1840er Jahre beeinflusst. Darüber hinaus setzt er auf die Kraft der Wissenschaft. Sein Fortschrittsglaube in die Kompetenz der medizinischen Wissenschaft ist enorm: „Die Wissen-

1 Ebenda, S. 68.

2 Ebenda, S. 70 f.

3 Ebenda, S. 70-72.

4 Ebenda, S. 71.

5 Ebenda, S. 68.

6 Ebenda, S. 69.

7 Ebenda, S. 70.

schaft kann erstlich Gesundheit schaffen, sie kann zweitens Krankheiten verhüten und endlich kann sie in dritter Reihe Krankheiten heilen."[1] Diese „unendliche Macht"[2] der Wissenschaft lässt den Vertretern dieser Wissenschaft eine außerordentliche Stellung zukommen, denn sie sind „lebendige Boten des Heils". Daher hält Neumann „es für keine Entweihung der Kanzeln ... wenn auch Aerzte ... von denselben das lebendige Wort des Rechts und die ewigen Gesetze der Natur dem Volke verkünden dürften."[3]

Den zersplitterten und von bürokratischer Bevormundung gebeutelten Ärztestand will Neumann frei von staatlichen Repressionen in der „Association der Ärzte" vereinigt sehen. Die Organisation dieser Association fällt in den Aufgabenbereich des Staates, „der großen Staatsassociation".[4] Nach Ansicht Neumanns kann an der „Idee der Association" nicht gezweifelt werden, „sie ist eine Errungenschaft des Geistes der Zeit, man kann ihre Lebensfähigkeit weder theoretisch, noch praktisch bestreiten."[5] Die freie Ärzteorganisation soll sich zunächst „im Mittelpunkt ihrer relativen Wirksamkeit"[6], auf Kreisebene, etablieren. An ihrer Spitze soll ein Collegium stehen, dessen Vorsitzender frei gewählt werden soll. Durch die gemeinschaftlichen Anstrengungen des Collegiums, glaubt Neumann, können die „so verschrieene Armenpraxis" bewältigt und „Humanität und Wissenschaft zur Wahrheit"[7] gebracht werden.

Collegien sollen darüber hinaus auch auf Bezirks- und Landesebene errichtet werden, parallel zu der Schaffung von Kreis- und Bezirksämtern. Hauptaufgabe des Kreisgesundheitsamtes, das gleichzeitig das „Todtenschauamt"[8] darstellt, soll die Erforschung der Ursachen und Wirkungen der Krankheiten sein sowie die Erkundung der gesellschaftlichen Ursachen der Sterbefälle, denn Wohlstand und Bildung sind zählbar in den Gesetzen der Sterblichkeit.[9]

---

1 Ebenda, S. 87.

2 Ebenda, S. 95.

3 Ebenda, S. 88

4 Ebenda, S.96

5 Ebenda, S. 98.

6 Ebenda, S. 103.

7 Ebenda., S. 105.

8 Ebenda, S. 106.

9 Ebenda; Neumann bezieht sich hier wörtlich auf Johann Gottfried Hoffmann, den er als excellenten Statistiker schätzte; vgl. auch S. 84, 112.

Auf Landesebene muss der Gesundheitsschutz „in einem Centralorgan" nicht weniger als „in einem Ministerium der öffentlichen Gesundheitspflege" vertreten sein.[1]

Neumann räumt ein, dass zur Durchführung seines Konzeptes zweifellos „Umwälzungen"[2] von Nöten sind. Er stellt jedoch - unter den Bedingungen der Zensur - nie die eigentliche Grundlage des Staates in Frage, sie ist für ihn unantastbar: „Indem wir das Recht zur Grundlage unserer neuen Institution gemacht haben, durch dieselbe das Recht zur Geltung bringen wollen, werden wir uns wohl hüten, wohl erworbene Rechte zu verletzen."[3]

Für Neumann steht die Beteiligung des Volkes an den Regierungsgeschäften außer Frage, sie „ist darum so schätzenswerth', weil durch dieselbe die Intelligenz und die Sittlichkeit des Volkes erhöht werden."[4] Der Verfasser schließt seine Schrift mit einem Appell an den „Ruhm und das Heil des Vaterlandes" und setzt sein Vertrauen „auf die Macht der Intelligenz und Sittlichkeit - sowohl der Regierenden, als der Regierten."[5]

Diese Schrift des Berliner Armenarztes stellt ein Bündel von wissenschaftlichen Erkenntnissen, praktischen Erfahrungen, sozialen und politischen Forderungen vermischt mit standesbezogenen Interessen dar. Die wichtigsten Postulate Neumanns beziehen sich, im Folgenden kurz zusammengefasst, auf:

- die Verantwortlichkeit des Staates für die Gesundheit seiner Bürger
- die Pflicht des Staates zur Organisierung der öffentlichen Gesundheitspflege
- die Anerkennung des aus dem Eigentumsrecht abgeleiteten Gesundheitsrechts des Einzelnen als unantastbares Menschenrecht
- die auf dem „Recht" neu organisierte, verbesserte Armenkrankenpflege
- die Legalisierung der freien Arztwahl
- die Anerkennung der freien Ärzteassociationen und deren Beteiligung auf Kreis-, Bezirks- und Landesebene
- die Errichtung von Kreis- und Bezirksämtern und eines allumfassenden Ministeriums für öffentliche Gesundheitspflege

---

1 Ebenda, S. 109.

2 Ebenda, S. 26.

3 Ebenda, S. 99.

4 Ebenda, S. 111.

5 Ebenda, S. 112.

- die Schaffung einer Medizinalstatistik der Krankheitsursachen und -wirkungen
- die Ersetzung der staatlichen Bevormundung durch fortschrittliche, wissenschaftliche und sittliche Traditionen, die eine Beteiligung des Volkes an der Verwaltung mit einschließt.

Neumanns Denken ließ die progressive Ärzteschaft nicht unbeeinflusst. Wichtige inhaltliche Kritiker des Vormärz neben Neumann, die von der sozialen Lage der Unterschichten oder von den allgemeinen gesellschaftlichen Bedingungen ausgingen, waren Robert Froriep und Friedrich Ludwig Trüstedt. Froriep befasste sich hauptsächlich mit einer möglichen Gesundheitserziehung an Schulen, die Eltern, Lehrer und Kinder gleichermaßen ansprechen und einbinden sollte.[1] Trüstedt suchte mit statistischen Erhebungen die Bedürfnisse des preußischen Gesundheitswesens zu untermauern.[2] Aber erst Salomon Neumann gelang es in seinen Schriften, die Beziehung von sozialer Frage mit dem öffentlichen Gesundheitswesen so zu verknüpfen, dass die Problematik nicht mehr zur Seite zu schieben war. Kam diese erste Schrift von Neumann noch als Pamphlet gegen Schmidt weitgehend ohne Empirie aus, so wusste Neumann später seine Ausführungen mit Statistiken so zu illustrieren, dass die Zusammenhänge nicht mehr ignoriert werden konnten.[3]

Insbesondere der junge Rudolf Virchow wurde von den Gedankengängen Neummans stark beeinflusst. Er machte sie sich zu eigen, teils wörtlich. So hob im Dezember 1847 Rudolf Virchow auf der Jahressitzung der Gesellschaft für wissenschaftliche Medizin in Berlin den Abschnitt der Neumannschen Schrift hervor, in der die Medizin erstmals als „soziale Wissenschaft" definiert wird. Virchow charakterisiert diese Publikation als ihrem „Umfang nach klein, aber ihrem Inhalte nach unendlich größer als alles, was vor ihm in dieser Richtung geleistet worden ist."[4]

---

1 Froriep, R., Bemerkungen über den Einfluß der Schulen auf die Gesundheit, Berlin 1836.

2 Trüstedt, F.L., Historisch-kritische Beiträge zur Beleuchtung der Frage über die Reform der Medizinalverfassung Preußens, Berlin 1846. Trüstedt war seit 1830 in der Medizinalabteilung des Kultusministerium tätig, seit 1836 Geheimer Ober-Medizinalrat, aber erst unter Eichhorn Erster Rat, trat nach dem Medizinalreform-Kongress im Juni 1849 freiwillig in den Ruhestand.

3 Neumann, S., Zur medicinischen Statistik des preußischen Staates, Berlin 1849; Derselbe, Zur Berliner Armen-Krankenpflege 2. Beitrag zur Frage vom Arzneiverbrauch, in: Monatsblatt für medicinische Statistik und öffentliche Gesundheitspflege, Nr.7, Beiblatt zur Deutschen Klinik 1857.

4 Virchow, R., Die Naturwissenschaftliche Methode und die Standpunkte in der Therapie, in Archiv 2 (1848), S. 3-37; zit. S. 36.

Neumanns Konzeption der Sozialen Medizin fand in der Medizinischen Reformbewegung, die sich um Rudolf Virchow in den Jahren 1848/49 scharte, einen fruchtbaren Nährboden. Sie wurde erfreut aufgenommen, ergänzt und variiert.

Rudolf Virchow, der sich Endes des Jahres 1847, verstärkt durch Neumanns Schrift, theoretisch mit der sozialen und politischen Dimension der Medizin auseinander setzte, sollte wenige Monate später auf erschütternde Weise aufgrund eigener praktischer Anschauung die Zusammenhänge zwischen Krankheit und sozialer Lage erkennen und sie zur Maxime seines politischen Handelns erheben. Sein Weg soll nun im Folgenden dargestellt werden.

5 Rudolf Virchows Weg zur sozialen Medizin

5.1 Jugend und Studienjahre

Rudolf Ludwig Carl Virchow, geboren am 13. Oktober 1821 in der hinterpommerschen Kleinstadt Schivelbein, wuchs in kleinbürgerlichen, bescheidenen Verhältnissen auf. Sein Vater, Carl Christian Siegfried Virchow (1785-1864) war Sohn eines angesehenen Metzgermeisters und Landwirtes. Nach Beendigung einer Metzgerlehre hatte er eine kaufmännische Lehre absolviert und bekleidete seit 1811 das Amt eines Stadtkämmerers. Ab 1828 wandte er sich nur noch der Bewirtschaftung seines kleinen landwirtschaftlichen Besitzes zu. Dabei hatte er wenig Glück und Ehrgeiz und befand sich häufig in finanziellen Schwierigkeiten. Neben seinen botanischen und künstlerischen Studien und neben seinem Abonnement in der Leihbücherei widmete er seine ganze Energie der Erziehung seines geliebten Sohnes. Auf die vielfältigste Weise suchte er diesen zu unterrichten.[1]

Die Mutter Rudolf Virchows, Johanna Maria Virchow, geborene Hesse (1775-1857) hing schwärmerisch an ihrem einzigen Sohn[2]. Ihre Neigung, sich außerordentlich zu sorgen und zu klagen, scheint ihr wesentlichster Charakterzug gewesen zu sein.

Der kleine Rudolf wird von seinen Biographen als frühreifes und wissbegieriges Kind geschildert. Er durchstöberte die Bibliothek des bildungsbewussten Vaters, interessierte sich für Abbildungen von Pflanzen und Tieren, erhielt Privatunterricht in Französisch und Latein vom Rektor der Volksschule und wurde auf eine Privatschule im Ort geschickt.

Als Dreizehnjähriger besuchte der junge Rudolf das Gymnasium in Köslin, fünfzig Kilometer von seinem Zuhause entfernt. Seine Schulleistungen waren durchweg brillant; sein Betragen außerordentlich unangepasst, was ihm den Respekt seiner Mitschüler beschied, die ihn als ihren „König"[3] bezeichneten. Er war ausgesprochen vielseitig interessiert. Seine bevorzugten Fächer waren die Naturwissenschaften, Geschichte und

---

1 Siehe die intensive und konstruktive briefliche Kommunikation Carl Christian Virchow an seinen Sohn Rudolf Virchow, Juli 1828, in: Virchow, Briefe: S. IX.

2 So schrieb sie ihrer künftigen Schwiegertochter anlässlich der Verlobung: „Ja, meinen Sohn habe ich über Alles geliebt. Mein Leben hängt von dem seinigen ab. Ich weiß nicht, was ich Alles Für ihn unternehmen könnte, das Schwerste würde mir leicht werden." Virchows Mutter an Rose Mayer, zwischen Mai 1849 und 24.08.1850, in: Virchow, Briefwechsel, S. 476.

3 S. Virchows Meldung zur Reifeprüfung, Ostern 1839 in: Virchow, Briefe, S. 2.

Geographie. Schon früh fesselte ihn neben der neueren deutschen auch die französische Literatur.

In seinem Abituraufsatz, der den zukunftsweisenden Titel trug „Ein Leben voll Arbeit ist keine Last, sondern eine Wohltat",[1] formulierte er, dass „das leibliche Wohlergehen des Menschen"[2], die Gesundheit, das Angenehmste und Wichtigste für den Menschen ist. Hier verknüpfte der junge Virchow schon die Gesundheit mit anhaltender sicherer Arbeit: Sie „stärkt die Gesundheit in jeder Art und schützt ihn vor jeder Krankheit."[3]

Nach dem Abitur entschloss sich Virchow 1839 für das Medizinstudium, die billigste Ausbildung, das mit einem Stipendium versehene Studium an der Militärärztlichen Akademie in Berlin. Die sogenannte Pépinière, zweifellos durchdrungen von reaktionärem Geist, wurde schon in den 1830er Jahren von dem Politikerarzt Johann Jacoby kritisiert und abgelehnt; 1848 erhob Virchow die Forderung nach ihrer Abschaffung ebenfalls.

Der junge Student Virchow befand sich trotz penibler Auflistung seiner Ausgaben in permanenten Geldnöten. Diese waren nicht zuletzt Grund für den regen Briefwechsel zwischen Vater und Sohn; in diesen Briefen traten ab Ende des Jahres 1840 in zunehmendem Maße politisch-kritische Färbungen von Seiten des Sohnes auf. So fügte er einem Brief vom Dezember 1840 ein Geburtstagsgeschenk für seinen Vater bei: Es war ein Bildnis des Herrscherpaares Friedrich Wilhelm IV. und seiner Gattin Elisabeth mit Parodien auf die beiden.[4] Knapp zwei Jahre später gestand er seinem Vater, „dass die kleinlichen Partikular-Interessen, welche zumal in Pommern jede größere Regung des Geistes *ertödtet* haben, mir in dem Grund zuwider sind." Sein Patriotismus sei „geläutert worden" und verleite nicht dazu, „auf andre Völker mit Anmaßung" herabzusehen.[5]

In einem Schreiben aus dem Jahr 1843 befindet sich ein Hinweis, der zeigt, dass Virchows Denken der revolutionären radikalen Intelligenz nahe stand. So kommentierte der junge Virchow das zunehmend gespannter werdende Verhältnis zu seinem Vater mit einem Satz Arnold Ruges, aus den verbotenen Deutschen Jahrbüchern: „Ist Dein Sohn brav, so reißt er sich selbst von Deiner Autorität los; i[st er] ein Schwächling, so wird er nur Deine Zucht verlassen, um eines Anderen Knecht zu wer-

1 S. Virchows Abituraufsatz „Ein Leben voll Arbeit und Mühe ist keine Last, sondern eine Wohltat", Ostern 1839, ebenda, S. 7.

2 Ebenda.

3 Ebenda. S. 7 f.

4 Virchow an seinen Vater, 21.12.1840, in: Virchow, Briefwechsel, S. 106.

5 Virchow an seinen Vater, 24.9.1842, ebenda, S. 183.

den."[1] Dies war eine klare Absage an die tradierten konservativen Leitbilder des Vaters. Mit Unbehagen musste sich der Vater den offenen Groll seines Sohnes gegen den Monarchen und seinen bigotten Hof sowie gegen die Einsetzung von Diakonissen in der Charité anhören.[2]

In demselben Jahr promovierte er in Medizin. Ein Aphorismus, der seiner Dissertation beigefügt war, lautet charakteristischerweise: „Nur der liberale Geist kann Einblick in die Natur der Medizin gewinnen." Ein Jahr später wurde er Assistent am pathologischen Institut an der Charité. Trotz arbeitsintensiver medizinischer Tätigkeit schaffte er es, an „den großartigen Studenten-Versammlungen" teilzunehmen.[3] Trotz Stellung blieben die finanziellen Sorgen und so haderte er sehr mit seinem Schicksal, dass er, obwohl er rund um die Uhr hart arbeitete, immer noch der elterlichen Unterstützung bedurfte:

> „An einer Eisenbahn verdienen junge Männ[er] meines Alters in einem Tag soviel als ich in einem Monat ... Ein Zimmergeselle verdient täglich 16 Sgr. und ich 5 Sgr. Dass ich unter solchen Verhältnissen meine socialen Ansichten nicht ändern kann, liegt sehr nahe, wenn ich nicht außerdem durch Vernunftgründe zu demselben Endpunkte gelangte."[4]

Als der junge Virchow mit seinem Medizinstudium begann, war die mittelalterliche und zum Teil antike Humoralpathologie (Säftelehre), noch wirksam. Nach dieser Konzeption basierte „Gesundheit" auf dem Gleichgewicht, der richtigen Mischung der vier Körpersäfte Blut, Schleim, gelbe und schwarze Galle. Krankheitssymptome zeigten, dass dieses Gleichgewicht gestört war. Virchow studierte bei dem Physiologen und Pathologen Johannes Müller, der durch die Anwendung exakter Methoden in der Pathologie und durch Kultivierung der Laborwissenschaft die Grundlagen für die medizinische Biologie schuf, die in der zweiten Hälfte des 19. Jahrhunderts die Überlegenheit der deutschen Medizin herbeiführen sollte.

Bereits 1845 hielt der junge Mediziner vor einer repräsentativen Zuhörerschaft zwei Reden[5], in der er sein „förmliches medicinisches Glau-

---

1 Virchow an seinen Vater, 26.1.1843, in: ebenda, S. 208.

2 Virchow an seinen Vater, 14.5./ 3.6.1843, in: ebenda, S. 218; . 26.6.1843, in: ebenda, S. 223; vgl. auch „(W)affenröcke", Virchow an seinen Vater, 3.10.1843, in ebenda, S. 231.

3 Virchow an seinen Vater, 8.3.1844, in: ebenda, S. 243.

4 Virchow an seinen Vater, 24.6.1845, in: ebenda, S. 265.

5 Die erste Rede vom 3.5.1845 zum Geburtstagsjubiläum des Friedrich-Wilhelm-Instituts „Das Bedürfniß und die Möglichkeit einer Medizin vom mechanischen Standpunkt, nachgewiesen an Beispielen. Die Therapie der Blutungen. Das entzündliche Blut. Die Säuferdyskrasie"; die zweite Rede: „Die Nothwen-

bensbekenntniß"[1] darlegte. Er entwickelte darin sein Konzept von einer medizinischen Forschung, die auf den naturwissenschaftlichen Grundlagen der methodischen klinischen Beobachtung, bestehend aus physikalischer und chemischer Untersuchung, Tierexperiment und Obduktion basierte. Mit unerschütterlichem Selbstvertrauen stellte er sich der überwiegend ablehnenden Zuhörerschaft. Der erst 24 Jahre junge Assistenzarzt präsentierte sich mit diesen beiden Reden als einer der entschiedensten Vertreter einer neuen Ärztegeneration. Die natur-philosophischen Spekulationen, die die Medizin dominierten, wurden grundsätzlich abgelehnt und stattdessen eine wissenschaftliche Durchdringung der Medizin verfochten. Auch wenn es einige Ärzte gab, die so ähnlich wie Virchow dachten[2], so hatte es doch vor ihm niemand gewagt, die medizinische Reaktion derart herauszufordern und deren methodische Grundlagen und Paradigmen für unzureichend und unwissenschaftlich zu erklären.

Seinem Vater erläuterte der blutjunge Mediziner, warum er sich dieser Situation aussetzte: „Ich nehme das gern auf, denn man hat leider selten Gelegenheit, Ministern, Generalen u geheimen Räthen ins Gewissen zu reden... denn alles bis oben hin ist hohl u wurmstichig."[3]

Erstaunlich ist, dass er mit seinen provokanten und nahezu größenwahnsinnigen anmutenden Thesen von Seiten hoher Beamter und Heeresoffizieren keine Maßregelung oder vorzeitige Beendigung seiner Karriere erfuhr. Stattdessen erhielt er nach seiner ersten Rede zur Jubiläumsfeier des Militär-Internats Pepiniere den Auftrag noch einmal einen Festvortrag zu halten, in welchem er seine Abrechnung mit der bisherigen Medizin fortsetze.

Zur Lage der Medizin gesteht Virchow seinem Vater: „Es ist aber eine wahre Danaiden-Arbeit, diese Medicin; nichts ist ordentlich untersucht, Alles muß man selbst von vorn her selbst wieder durcharbeiten, und das ist soviel, daß man manchmal wirklich den Muth verliert."[4] Er wird nun

---

digkeit einer Bearbeitung vom mechanischen Standpunkt, erläutert durch das Beispiel der Venenentzündung." Beide sind vollständig abgedruckt in: Virchow, R., Medizin und Naturwissenschaft. Zwei Reden 1845, Berlin 1986, S. 59-75.

1 Virchow an seinen Vater, 9.5.1845, in: Virchow, Briefwechsel, S. 263.

2 Virchow freute sich sehr, „von einem sehr ehrenwerthen u vorurtheilsfreien Gelehrten, dem Geh.Rath u *RegtsArzt* Betschler ... gegen die Anhänger des historischen Schmutzes mit der größten Energie u einer oft beißenden Beredsamkeit vertheidigt zu werden." Virchow an seinen Vater, 27.8.1845, in: ebenda, S. 269.

3 Virchow an seinen Vater, 24.7.1845, in: ebenda,S.266f.

4 Ebenda, S. 267.

von jedermann in der Charité als Autorität betrachtet, er, der erst so kurze Zeit in seinem Fach gearbeitet hat. Dazu meint er: „Es ist wirklich lächerlich. Wie wenig müssen die erst wissen, die mich wenig Wissenden fragen!"[1]

In diesem Jahr erschienen Virchows erste medizinische Veröffentlichungen, entscheidende Bausteine zu den großen Entdeckungen dieser Periode, der Embolie, der Entdeckung, dass die häufig tödlichen Blutgerinnsel anderswo im Körper entstanden sind und mit dem Blut zum Herzen getragen worden waren, und der Leukämie.

Virchow ist u.a. die Einführung rein naturwissenschaftlicher Kriterien und Methoden in die Medizin seiner Zeit zu verdanken. Seit 1846 war Virchow Prosektor (Leiter des Seziersaales) in der Charité und nach seiner Habilitation im Jahre 1847 auch Privatdozent an der Universität. Darüber hinaus war er nicht nur bekanntester Redner in den medizinischen Gesellschaften Berlins, sondern etablierte sich, zusammen mit Benno Reinhard, als Herausgeber einer bedeutend werdenden wissenschaftlichen Publikation. Das „Archiv für pathologische Anatomie und Physiologie und für klinische Medizin" erschien im Verlag von Georg Reimer. Reimer als Verleger stand den beiden politisch nahe. Virchow bekannte sich auch in dieser Zeitschrift, die eine rein medizinische Fachzeitschrift sein sollte, offen zu seinen freiheitlichen und demokratischen Zielsetzungen. Die heute noch existierende Zeitschrift wurde zu „einem der bedeutendsten Faktoren in der Gestaltung der modernen Medizin."[2]

Die Geschichte der Jahre 1847 und des Frühjahrs 1848 sollten seine medizinischen und politischen Zielsetzungen reifen lassen und führten ihn seiner historischen Bedeutung entgegen, sich als einer der engagiertesten politischen Ärzte Deutschlands zu profilieren. Er sollte in dieser Zeit die neuartige Rolle des „engagierten" Wissenschaftlers einnehmen.[3]

---

1 Virchow an seine Vater, 27.08.1845, in: ebenda, S. 268.

2 Ackerknecht, Rudolf Virchow, S. 9.

3 Mendelsohn, E., Revolution und Reduktion: Die Soziologie methodologischer und philosophischer Interessen in der Biologie des 19. Jahrhunderts, in: Peter Weingart (Hrsg.), Wissenschaftssoziologie II. Determinanten wissenschaftlicher Entwicklung, Frankfurt a. M., S. 241-261, hier: S. 258; vgl. auch Junker, T., Darwinismus, Materialismus und die Revolution von 1848 in Deutschland. Zur Interaktion von Politik und Wissenschaft, in: History and Philosophy of the Life Sciences 17 (1998), S. 271-302.

5.2 Virchows Bericht über die Typhus-Epidemie in Oberschlesien 1848

Während des Winters 1847/48 wütete in Schlesien eine Seuche, an der etwa 80.000 Menschen erkrankten und 16.000 Menschen starben. Mit großer menschlicher Anteilnahme verfolgte Rudolf Virchow die Ereignisse in Oberschlesien. Aufgrund seiner medizinischen Neugierde trieb ihn „das lebhafteste Verlangen"[1], die Epidemie aus nächster Nähe zu beobachten. Dieser Wunsch sollte alsbald erfüllt werden.

Im Februar 1848 ließen sich Ausmaß und Schärfe der oberschlesischen Zustände nicht mehr kaschieren und es gelang nicht mehr, die Katastrophe als unbedeutendes Ereignis herunterzuspielen. Diese Epidemie drohte zum unheilvollen Zeichen des Versagens der preußischen Bürokratie zu werden. Durch das Ausbleiben der versprochenen Verfassung war die Legitimität des preußischen Staates ohnehin bereits angeschlagen. Die preußische Bürokratie musste schmerzhaft lernen, dass die sich im Vormärz entwickelnde öffentliche Meinung sowie die an Autoritätszuwachs gewonnene Wissenschaft eine nicht unbedeutende Rolle einzunehmen begann und in diesem Zusammenhang Definitionsmacht über die Bedeutung eines derartigen Vorgangs in einer scheinbar weit ab von der allgemeinen Aufmerksamkeit gelegenen Provinz errungen hatte.

Der preußische Kultusminister Eichhorn entschloss sich, eine wissenschaftliche Delegation in das Katastrophengebiet zu entsenden. Dem Geheimen Obermedizinalrat Dr. Barez wurde als wissenschaftlicher Assistent Rudolf Virchow zugeteilt. Aufgrund seines hervorragenden wissenschaftlichen Rufs war er vom preußischen Ministerium der geistlichen Unterrichts- und Medicinal-Angelegenheiten beauftragt worden, die Seuche „in wissenschaftlicher Beziehung in einer möglichst gründlichen und Erfolg versprechenden Weise"[2] zu erforschen. Die Regierung hoffte, aufgrund genauerer wissenschaftlicher Informationen angemessenere Maßstäbe für ihr weiteres Vorgehen zu gewinnen und Hinweise auf mögliche gesundheitspolitische Maßnahmen zu bekommen.

Die Lage war medizinisch insofern unklar, als damals zwischen dem klassischen Unterleibstyphus, der in zahlreichen Großstädten verbreitet war, also endemisch war, und dem Flecktyphus, vielmehr dem Fleckfieber, der in Oberschlesien damals auftrat, noch nicht klar unterschieden wurde. Daher sah man beide Krankheiten als Varianten ein und derselben Grundkrankheit an. Letztlich war diese Unklarheit Bestandteil einer allgemeinen Kontroverse über die Ausbreitungswege epidemischer Krankheiten. Es war die Cholera, die seit Anfang der 1830er Jahre Euro-

1 Virchow an seinen Vater, 13.2.1848, in: Virchow, Briefwechsel, S. 312.

2 Virchow, Typhus, S. 358.

pa in mehreren Wellen heimsuchte und mit ihrem hohen Todesrisiko sowie der unklaren Ausbreitung diese Kontroverse angestoßen hatte.[1]

Die Kommission brach am 20. Februar 1848 zu ihrer Reise auf, zu einem Zeitpunkt, als die politischen Spannungen bereits ein erhebliches Ausmaß erreicht hatten, und schon wenige Tage später in Paris zu einem ersten revolutionären Ausbruch führten.

Die eng miteinander verwobenen politischen, sozialen und ökonomischen Krisen hatten in Preußen schon ein Jahr zuvor einen ersten Höhepunkt gefunden in der wegen der Finanzierungsnöte der preußischen Ostbahn notwendigen Einberufung des Vereinigten Landtags und der sogenannten „Kartoffelrevolution" in Berlin.

In einem Brief an seinen Vater äußerte sich Virchow in der zeitgenössischen Erwartungshaltung, dass diese Vorgänge Anzeichen einer über kurz oder lang anstehenden tiefgreifenden Veränderung des politischen Systems bedeuten.[2]

In dem Bewusstsein einer europaweiten politischen Krisensituation, in der die umwälzenden Ereignisse in der Luft lagen, brach Virchow am 20. Februar auf und hielt sich bis zum 10. März in Schlesien auf. Es sollte eine prägende Zeit für die Entwicklung seiner späteren Überzeugungen, ja für sein Leben überhaupt werden. Seine scharfsinnigen und ungewöhnlichen Ideen in den Bereichen Politik und Wissenschaft erhielten hier unverwechselbare Konturen.

Virchows „Mitteilungen über die in Oberschlesien herrschende Typhus-Epidemie"[3] zählen zu den Klassikern der Sozialmedizin. Diese mitreißend formulierte und leidenschaftlich engagierte Schrift umfasst ca. 125 Druckseiten und gilt als bedeutende - vielleicht sogar als bedeutendste - sozial-hygienische Darstellung des Zusammenhangs von Krankheit und sozialer Lage in einem der ärmsten Notstandsgebiete im Deutschland des 19. Jahrhunderts.[4]

---

1 Die Schwere dieser Seuche, die in gewisser Weise an die Stelle der Pest trat, und die Angst vor ihr, motivierte wie keine andere Krankheit im 19. Jahrhundert zur Inangriffnahme aufwendiger Infrastrukturmaßnahmen, beispielsweise dem Bau von Kanalisation und Wasserversorgungssystemen.

2 Virchow an seinen Vater, 1.5.1847 u. 13.2.1848, in: Virchow, Briefwechsel, S. 297f; ebenda, S. 311f.

3 Virchow, Typhus, S. 357- 482.

4 Sigerist, J., Medizinische Soziologie, München - Wien - Baltimore ^{4}1988, S. 7; Deppe, H. U. und Regus, M. (Hrsg.); Seminar: Medizin, Gesellschaft, Geschichte. Beiträge zur Entwicklungsgeschichte der Medizinsoziologie, Frankfurt a.M. 1975, S. 280; Mann, G.; Führende deutsche Hygieniker des 19. Jahr-

Virchow versucht in dieser Schrift, die zu dem damaligen Zeitpunkt noch wissenschaftlich-medizinisch ungeklärte Frage nach dem unmittelbaren Auslöser der Seuche aufzugreifen. Er hinterfragt dabei die Bedeutung der sozialen Umwelt, der klimatischen, geographischen und historischen Faktoren sowie die Wohnungs-, Nahrungs- und Arbeitsbedingungen, die für die Entstehung und den Verlauf der Seuche verantwortlich sein könnten. Mit leidenschaftlicher Akribie erfahren all diese Faktoren eine systematische Untersuchung und Beschreibung. Darüber hinaus dringt der junge Mediziner vor bis zu den allgemeinen gesellschaftlichen Strukturen des damaligen Deutschlands, zu den sozialen und politischen Verhältnissen und ihrer grundsätzlichen Bedeutung für die Entstehung und den Verlauf der Krankheit. Aus seinen Erkenntnissen zieht er eindeutige politische Schlussfolgerungen.

Inmitten des drastischen Elendes, wo sich das Versagen der lokalen Behörden schließlich auf einen überstürzt einsetzenden Wettlauf der Hilfsorganisationen unter den Augen einer durch empörte Zeitungsberichte mittlerweile aufgeschreckten Öffentlichkeit verlagerte, beschrieb Virchow mit wachem Blick die Situation „Wir sind wie in feindlichem [L]ande; die Aerzte insbesondere disponieren nach Belieben über alle Mittel u legen niemand Rechnung ab."[1]

Angesichts des furchtbaren Hungers und Elends der Bevölkerung war für die kleine Delegation vorzüglich gesorgt: Neben gutem Bier und ungarischem Wein, passabel guten Speisen, Brot und Kaffee war für alles gesorgt.[2] Diese Aussagen dienten zweifellos der Beruhigung der Eltern, doch zeigen sie auch den Zusammenhang von Geldmangel und Lebensmittelknappheit an, der sich in dem zeitgenössischen pauperistischen Erklärungsmodell widerspiegelt, den Virchow vertrat. Zudem verraten sie Virchows Stolz auf seine Stellung als Experten im Regierungsauftrag, der sich besonders beim Besuch des Grafen Hochberg äußert, wo er sich in feinster Tischgesellschaft aufs Beste umsorgt fühlte.[3]

Seine behagliche Stellung und die damit verbundene gesellschaftliche Anerkennung, hinderten ihn jedoch überhaupt nicht daran, mit Kritik zu sparen an jenen Stellen, die er für die Entstehung und für das Ausmaß der Katastrophe dingfest machte.

---

hunderts - Eine Übersicht, in: Artelt u.a. (Hrsg.), Städte-, Wohnungs- und Kleidungshygiene des 19. Jahrhunderts in Deutschland, Stuttgart 1969, S. 5.

1 Virchow an seinen Vater, 24.2.1848, in: Virchow, Briefwechsel, S. 320.

2 Ebenda, S. 320.

3 Virchow an seine Vater, 29.2.1848, ebenda, S. 320-322.

Zu Beginn seiner Schrift gibt Virchow eine eingehende Schilderung des Landes „Oberschlesien (Regierungsbezirk Oppeln)“[1] und seiner Bewohner. Seine geographischen, geologischen und klimatischen Erörterungen führen ihn zu folgendem Schluss über den Aufbau des Landes und die Beschaffenheit des Bodens: „Fast nirgends ist indeß die Bildung der Oberfläche eine für den Ackerbau vollkommen günstige, weil die thonige oder lettige Unterlage meist undurchlässig für das atmosphärische Wasser ist.“[2]

Die Beschreibung über die Bewohner des Landes beginnt Virchow mit der Charakterisierung: „Ganz Oberschlesien ist polnisch“. Der sich anschließende geschichtliche Abriss zeigt, wie sehr er vom Schicksal des oberschlesischen Volkes berührt war. Fast 700 Jahre andauernde deutsche Kolonisation habe nicht bewirkt, „seinen Bewohnern das nationalpolnische Gepräge zu nehmen“.[3] Doch, so schreibt der Berichterstatter weiter: „Freilich haben sie genügt, das Bewußtsein ihrer Nationalität zu zerstören, ihre Sprache zu corrumpiren und ihren Geist zu brechen.“[4] Die Folgen dieses Identitätsverlustes kleiden sich in verschiedene Formen: verschmutzte Wohnungen, frühzeitig alternde, unreinliche und apathische Menschen, die hartnäckig jegliche Form von Arbeit ablehnen und in ihrem Verhalten eine abstoßende Unterwürfigkeit zeigen. Dieser Arbeitsscheu, oft als Wesenszug des polnischen Nationalcharakters gedeutet, sucht Virchow auf den Grund zu gehen. Es würde „ein schmähliches Unrecht sein, welches man der polnischen Nation, dieser so hochherzigen und jeder Aufopferung fähigen Nation zufügen würde, wenn man in ihr den wahren Grund suchen wollte.“[5] Die eigentlichen Ursachen für das Fehlen des Fleißes sieht der ärztliche Reisekorrespondent in der langandauernden katastrophalen materiellen und kulturellen Befindlichkeit des schlesischen Volkes.

Der gezielt manipulierten Bildungs- und Kulturunterdrückung misst Virchow eine zentrale Bedeutung bei. „Man schickte deutsche Schulmeister von möglichst beschränktem Wissen in das polnische Land und überließ es nun dem Lehrer und seinen Schülern, sich gegenseitig ihre Muttersprache beizubringen. Das Resultat davon war gewöhnlich, dass der Lehrer endlich polnisch lernte, nicht aber die Schüler deutsch.“[6] Bildungsmittel in Form von Büchern wurden außer dem Gebetbuch dem

1 Virchow, Typhus, S. 259.

2 Ebenda, S. 360.

3 Ebenda, S. 362.

4 Ebenda, S. 362-363.

5 Ebenda, S. 363.

6 Ebenda, S. 364.

Volk nicht zugänglich gemacht: „so ist es denn möglich geworden, dass mehr als eine halbe Million von Menschen hier existiren, denen jedes Bewußtsein der inneren Entwicklung des Volkes, jede Spur einer Culturgeschichte abgeht, weil sie schrecklicherweise keine Entwicklung, keine Cultur besitzen."[1]

Eine Schlüsselstellung hinsichtlich der Verdummung des Volkes nimmt die katholische Kirche ein: „Nirgends außer in Irland und seinerzeit in Spanien, hat der katholische Clerus eine absolutere Knechtung des Volkes zu Stande gebracht als hier; der Geistliche ist der unumschränkte Herr dieses Volkes, das ihm wie eine Schaar Leibeigener zu Gebote steht."[2] Bei Krankheit war es üblich, anstatt des Arztes den Priester mit seinen Sakramenten aufzusuchen. Die so dominierende katholische Institution hätte Entwicklung gewährleisten können: „Allein es liegt in dem Interesse der Mutter Kirche, die Völker bigott, dumm und unfrei zu erhalten"[3].

Die abgestumpft-engstirnige Bürokratie hat ihren Teil dazu beigetragen, die jammervolle Lage des Volkes zu zementieren. Erst nachdem die Seuche und das Leiden extreme Ausmaße angenommen und die Menschen überhaupt nichts mehr zu essen hatten, bewilligten die Behörden Tagesrationen von einem Pfund Mehl. Ihre größte Sorge dabei war, dass die Menschen dadurch zu sehr verwöhnt würden. Erschüttert fragt Virchow: „Kann man sich etwas Schrecklicheres denken, als dass sich jemand an Mehl, an bloßem, reinem Mehl verwöhnen wird und dass jemand dieß befürchten kann?"[4] Schuldhaftes Versagen der Regierungsorgane, staatliches Missmanagement, sieht der Berichterstatter auch hinsichtlich der unzureichenden Infrastruktur bestätigt.

Neben dem daniederliegenden Bildungssektor verhinderten die Instabilität von Ackerbau, Handwerk und Produktion die Entwicklung des an Ressourcen reichen Landes. Das Verkehrssystem Schlesiens zeigte gerade in der spätwinterlichen Jahreszeit seine katastrophalen Auswirkungen: weniger Wege als vielmehr zusammenhängende Moräste.

Ein weiterer Faktor, der die Evolution Schlesiens unterband, wird von Virchow attackiert: der feudale Großgrundbesitzer. Er trug ganz wesentlich zur Knechtung und Ausbeutung sowie zur Flucht des Volkes in den Alkoholismus bei. Die ehemaligen Leibeigenen, die wöchentlich fünf, sechs Tage Handdienste ableisten mussten, hatten keine Gelegenheit, ihre eigenen Anliegen zu erledigen und Eigenverantwortlichkeit zu

---

1 Ebenda.

2 Ebenda.

3 Ebenda, S. 366.

4 Ebenda.

praktizieren. Als diese Leistungen wegfielen, waren sie unfähig, eigene Initiativen zu entwickeln. Die adeligen Grundbesitzer verprassten darüber hinaus ihr Geld in den Städten und entzogen dadurch dem Land wesentliche Kraftreserven. Menschen, die ohne Unterstützung und Hilfe unter solchen Bedingungen leben, haben keine Chance: „Wohlstand, Bildung und Freiheit bedingen sich gegenseitig und umgekehrt Hunger, Unwissenheit und Knechtschaft." Virchow folgert:

> „Man zeige diesem Volk durch Beispiel und eigene Erfahrung, wie der Wohlstand aus der Arbeit hervorgeht; man lehre es die Bedürfnisse kennen, indem man ihm den Genuß leiblicher und geistiger Güter gewährt; man lasse es theilnehmen an der Kultur, an der großen Bewegung der Völker, und es wird nicht zögern, aus diesem Zustande der Unfreiheit der Knechtschaft, der Indolenz hervorzutreten und ein neues Beispiel von der Kraft und Erhebung des Menschengeistes zu liefern."[1]

Daran schließt Virchow seine Auffassung von Medizin „als eine sociale Wissenschaft, als die Wissenschaft vom Menschen" an; ihr obliegt es, „solche Aufgaben zu stellen und ihre theoretische Lösung zu versuchen; der Staatsmann, der praktische Anthropolog, hat die Mittel zu ihrer Lösung zu finden."[2]

Virchows medizinische Orientierung zur Politik hin ist eine Folge des Denkens in Zusammenhängen. Seine medizinischen Grundideen sind eingebettet in eine vom Menschen und seinen Bedingungen ausgehende Analyse.

Abschließend schildert Virchow die Wohn- und Nahrungsverhältnisse. Die Wohnungen sind „dem niedrigen Kulturstand des Volkes entsprechend."[3] Ausnahmslos sind es Blockhäuser mit kleinen Fenstern, Lehmfußböden und Strohdächern. Meist dienen die überfüllten Wohnräume gleichzeitig als Stell- und Vorratsräume. Die Nahrungspalette der Oberschlesier konzentriert sich auf Kartoffeln, Milch und Sauerkraut.

Neben den Typhen sind Wechselfieber und Ruhren die endemischen Krankheiten[4], die die Menschen in Oberschlesien alljährlich heimsuchen. Die klimatisch-geographischen Verhältnisse begünstigen die endemischen Krankheiten: der undurchlässige, daher meist sehr feuchte Boden und die aus Wiesen und Mooren bestehenden Täler, die häufig von Überschwemmungen heimgesucht werden. Virchow führt die Wechsel-

---

1 Ebenda, S. 370.

2 Ebenda.

3 Ebenda.

4 Endemische Krankheiten sind Krankheiten, die dauernd innerhalb eines bestimmten Gebietes auftreten, im Gegensatz zu epidemischen Krankheiten.

fieber auf die große Feuchtigkeit des Bodens, die Typhen auf die schlechten Nahrungs- und Wohnverhältnisse zurück.

Die Nahrungslage verschlechterte sich schon im Jahr 1846, so dass die Armen öffentliche Hilfe in Anspruch nehmen mussten. Im Frühsommer des darauffolgenden Jahres suchten viele Hungernde in Surrogaten (Klee, Quecken, Gras, faule Kartoffeln, Pilze, Wurzeln etc.) ihre Nahrung zu sichern. Eine heftige Ruhrepidemie, die anschließend ausbrach, schwächte die Bevölkerung zusätzlich.

Gleichzeitig dazu herrschte unter dem Vieh epidemisch Milzbrand. Im weiteren Verlauf des Sommers begann sich die Typhus-Epidemie allmählich zu verbreiten.

Die Bezeichnung Typhus wurde damals in zweierlei Hinsicht verwendet. Zunächst in einer sehr allgemeinen Bedeutung, Typhus als Synonym zur Seuche. So sprach man von Hungertyphus, wie andere von Hungerpest. Daneben gab es den engeren wissenschaftlichen Begriff Typhus, der heute noch gebräuchlich ist.

Virchow fasste die Seuche in Oberschlesien als Typhus auf. Er durchschaute, dass der Typhus, mit dem er sich dort konfrontiert sah, nicht der gewöhnliche Typhus, der „Abdominaltyphus" war. Er diagnostizierte die Krankheit, der er dort begegnete, als den „britischen" (Kriegs-, Hunger- etc.) Typhus und nannte ihn „einfacher" Typhus.[1] Heute wissen wir, dass es sich um Fleckfieber gehandelt hat. Bedeutsam ist, dass Virchow annahm, die Typhusform, die aufträte, hinge von der lokalen sozialen Gegebenheit ab, da die „einfache" Form häufiger bei mangelhaften Nahrungs- und Wohnverhältnissen angetroffen wurde. So formulierte er:„Aller Wahrscheinlichkeit nach sind es die localen Verhältnisse der Gesellschaft, welche die Form der Krankheit bestimmen, und wir können bis jetzt als ein ziemlich allgemeines Resultat hinstellen, dass die einfache Form um so häufiger ist, je armseliger und einseitiger die Nahrungsmittel und je schlechter die Wohnungen sind."[2] Doch er räumt ein: „Eine genaue Entscheidung dieser Fragen hängt aber von der weiteren Entwicklung der medicinischen Statistik, welche eines der dringendsten Erfordernisse der Zeit ist, ab."[3] Die zeitgenössische medizinische Statistik war weder genau noch einheitlich. Virchow insistierte daher Zeit seines Lebens wiederholt auf die Notwendigkeit einer solchen Statistik, um Krankheiten systematisch nach ihrer Ausbreitung, der sozialen Schichtung der Erkrankten und Gestorbenen sowie der Spätfolgen zu untersuchen.

---

1 Ebenda, S. 432.

2 Ebenda, S. 431.

3 Ebenda, S. 431f.

Verunsichert muss er feststellen, dass der Krankheitsprozess ohne einige wesentliche Krankheitsmerkmale verlief, die sonst mit Typhus einhergingen. Daher wird der Berichterstatter nicht müde, auch die internationalen Publikationen in seine Darlegungen mit einzubeziehen und verweist auf die große Unsicherheit des Ausdrucks Typhus, der in den verschiedenen Schulen häufig variiert. Er war sich bewusst darüber, wie wenig die Medizin zu dem damaligen Zeitpunkt über Ursprung und Wesen dieser Krankheit wusste: „Was ist Typhus? und wie entsteht und verbreitet sich Typhus? Das sind Fragen, welche noch niemand ausreichend beantwortet hat und welche bei dem jetzigen Standpunkte der Wissenschaft vollkommen scharf nicht beantwortet werden können."[1] Erst zwanzig Jahre später sollte Virchow bei einer „Hungertyphus"-Epidemie in Ostpreußen den Unterschied zwischen Abdominal-Typhus, dem echten Typhus, und dem Fleckfieber erkennen.

In der Diskussion über die Ursachen für die Ausbreitung von Epidemien standen sich damals zwei Schulen gegenüber, die Kontagionisten und die Antikontagionisten. Anknüpfend an die älteren Erfahrungen mit der Pest, gingen die Kontagionisten von einer Ansteckung durch einen bei der Berührung übertragenen „Ansteckungsstoff", ein „Contagium" aus. Ihre Gegner hingegen behaupteten, dass sich epidemische Krankheiten durch „Miasmen", durch Gifte in der Luft erklären ließen, die durch Fäulnisprozesse im Boden entstünden. Diese Kontroverse war nicht irgendeine wissenschaftliche Diskussion, sondern hatte außerordentliche weitreichende gesundheitspolitische wie auch wirtschaftliche Konsequenzen. Die Kontagionisten sahen als wirksame Seuchenabwehr einzig die radikale Quarantäne, die Abriegelung von infizierten Personen und Landstrichen vor und verpflichteten sich damit der klassischen „Sanitätspolicey", wie sie sich in Pestzeiten herausgebildet hatte. Die Antikontagionisten und Miasmenvertreter sahen demgegenüber die Quarantäne als wirkungslos an, sie suchten nach Abhilfe in der Beseitigung von Bedingungen, die zur Produktion der gefährlichen Luftgifte führten. Wirtschaftliche Konsequenzen ergaben sich aus der jeweiligen Theorie abgeleiteten seuchenpolizeilichen Maßnahmen. Der grenzüberschreitende Handel und die regionale wie internationale Arbeitsteilung hatten in der ersten Hälfte des 19. Jahrhunderts rasant zugenommen, die Ausbreitung der Eisenbahn, die Nutzung des Dampfschiffs und die befreienden Wirkungen des Zollvereins ließen eine weitere Beschleunigung dieser Entwicklung erwarten. Durch eine Quarantäne wurden diese wirtschaftlichen Verflechtungen unterbrochen, die Blockierungen des Handelsverkehrs hatten verheerende wirtschaftliche und soziale Konse-

1 Ebenda, S. 421.

quenzen zur Folge.[1] Dies motivierte das liberale Bürgertum, sich weitgehend auf die Seite der Anti-Konatgionisten zu stellen, da diese Theorie einen Handlungsspielraum jenseits der wirtschaftspolitischen desaströsen Quarantäne zuließ.

Eingebettet in diesem wissenschaftlichen und gesundheitspolitischen Spannungsfeld entwickelt nun Virchow seine vorsichtigen Mutmaßungen hinsichtlich der Ansteckung der in Oberschlesien grassierenden Seuche. Dabei lässt er sich von den Diskussionen der Pariser Akademie über die Ansteckung, die Kontagiosität des Gelbfiebers und der Pest beeinflussen. Zwar räumt er ein, dass Typhus unter bestimmten Umständen zweifellos ansteckend sei[2], doch vertritt er im Großen und Ganzen eine zurückhaltende antikontagionistische Position. In diesem Zusammenhang ist Ackerknechts Aussage höchst interessant, der Wechselwirkungen zwischen antikontagionistischer Position und Meinung sieht:

> „The political background of the anticontagionist discussion was not less abvious. The leading anticontagionists - Maclean, Chervin, Magendie, Aubert-Roche, Virchow, etc. - were known radicals or liberals. The leading contagionist... were high ranking royal military or navy officers... or bureaucrats like Pariset, with the corresponding convictions. The anticontagionists skillfully interspersed political arguments in their discussion."[3]

Virchow bringt die Seuche nachdrücklich in Verbindung mit der Hungersnot. Auch wenn Hunger allein kein unmittelbarer Auslöser für Typhus sei, so kann doch die durch Hunger bedingte Verminderung der Widerstandsfähigkeit ein erheblich prädisponierendes Moment darstellen. Hunger und auch Typhus können hervorgegangen sein aus bestimmten klimatischen Bedingungen, der überdurchschnittliche Feuchtigkeit zugrunde liegen. Kommen zu dieser Witterung noch schlechte Wohnverhältnisse hinzu, steigern sie die Wirkung des klimatischen Faktors und entwickeln aus dem Boden steigende Dünste, ein „Miasma", das in den menschlichen Körper gelangt und die Krankheit erzeugt.[4]

---

1 So legte 1892 die in Hamburg wütende Cholera das wirtschaftliche Leben der Stadt über mehrere Wochen weitgehend still, weil kein Schiff mehr Hamburg anlief und vorübergehend abgehende Schiffe von Hamburg nirgends aufgenommen wurde; vgl. Evans, R. J., Tod in Hamburg. Stadt, Gesellschaft und Politik in den Cholera-Jahren 1830-1910, Hamburg 1996.

2 Ebenda, S. 435.

3 Ackerknecht, E. H., „Anticontagionism between 1821 and 1867", in: Bulletin of the History of Medicine XXII (1948), S. 591.

4 Virchow, Typhus, S. 449.

Bis hierin befand sich Virchow nach Ackerknecht[1] noch im Großen und Ganzen im traditionellen Rahmen der „physiko-chemischen" oder „geographischen" Schule der Epidemiologie. Nach einer kurzen Diskussion der Therapie der Einzelfälle folgt die Therapie der Epidemie und vor allen Dingen die Verhütung weiterer Epidemien. In dem charakteristischen Abschlusskapitel „Die Sorge für die Zukunft" entfaltet er sein eigenes Konzept der „soziologischen Epidemiologie". In diesem Konzept werden Natur und Gesellschaft von Virchow im Zusammenhang gesehen. Hungersnot, Epidemie und repressiver Unterdrückungsstaat werden verknüpft und in sich wechselseitig bedingten Zusammenhängen beurteilt.

Als Kennzeichen des Unterdrückungsstaates, der solche Lebensverhältnisse schafft und aufrecht erhält, in der die Seuche mühelos ihre unzähligen Opfer findet, nennt Virchow Bürokratie, feudale Aristokratie, aufkommendes Kapital und die Kirche. Die Bürokratie war unfähig zu helfen, einerseits aufgrund ihrer „Entfremdung von den Bedürfnissen des Volks und durch die Starrheit ihres Geschäftsformalismus". Virchow formuliert das Grundübel, dass diesen beiden Verhaltensstrukturen zugrunde liegt: „Waren doch die Beamten nicht von dem Volk für das Volksinteresse, sondern von dem Polizeistaat für das Staatsinteresse eingesetzt." Der nächste wichtige Stützfaktor des Systems wird von dem Ankläger in der Feudalaristokratie erkannt. Der Adel, der ehemals durch seine paternalistische Funktion die Schärfe der Not einzugrenzen gewohnt war, gefiel sich in seiner permanenten Abwesenheit und exklusiven Lebensführung. Die „Geldaristokratie", das sich immer mehr etablierende Kapital, war nur auf seinen eigenen Vorteil bedacht und nicht willens und fähig, die wirtschaftliche Entwicklung auf eine annehmbare und humane Weise zu regeln. Die Kirche, nach Virchow eine traditionelle Unterdrückerin des Volkes allerersten Ranges, wird von Virchow als letzte Machtstütze gesehen: „Die Hierarchie endlich girirte das Elend des Volkes wie eine Anweisung auf den Himmel."[2]

All diese Machtpfeiler, Bürokratie, Aristokratie, Kapital und Kirche pflegten ihren Vorteil an den verschiedenen Formen und Ausmaßen sozialer Ungleichheit und Ungerechtigkeit des Volkes. Sie tragen daher maßgebliche Schuld an Entstehung und Verlauf der Seuche. Virchow leugnet nicht die komplexen Wechselwirkungen der Epidemie, doch sieht er den sozialen Faktor als den bedeutsamsten Auslöser für schwere Epidemien an:

---

1 Ackerknecht, E. H. , Rudolf Virchow. Arzt, Politiker, Anthropologe, Stuttgart 1957, S. 106 (im Folgenden zitiert: Ackerknecht, Virchow).

2 Virchow, Mitteilungen, S. 470-471.

> „Dieses Volk ahnte nicht, dass die geistige und materielle Verarmung, in welche man es hatte versinken lassen, zum großen Theil die Ursachen des Hungers und der Krankheit waren, und daß die ungünstigen Witterungsverhältnisse, welche das Mißrathen seiner Erndten und die Erkrankung seiner Körper mitbedingt hatten, eine so schreckliche Noth nicht erzeugt haben würden, wenn es frei, gebildet und wohlhabend gewesen wäre. Denn daran läßt sich jetzt nicht mehr zweifeln, dass eine solche epidemische Verbreitung des Typhus nur unter solchen Lebensverhältnissen, wie sie Armuth und Mangel an Cultur in Oberschlesien gesetzt hatten, möglich war. Man nehme diese Verhältnisse hinweg und ich bin überzeugt, dass der epidemische Typhus nicht wiederkehren würde."[1]

Der zugrundeliegende zentrale Gedanke der Virchowschen Argumentation ist, dass die klimatisch ungünstigen Gegebenheiten niemals diese verheerende Notlage erzeugt hätten, wenn die ansässige Bevölkerung auf einem materiellen und kulturellen Niveau gewesen wäre, das heißt frei, gebildet und wohlhabend gewesen wäre. Einzig wirksame Prophylaxe vor künftigen Epidemien sieht Virchow nur in der Aufhebung der sozialen Ungleichheit. Die soziale Wirklichkeit für jedes Mitglied der Gesellschaft lebensgerecht zu gestalten, darin sah er die größte Herausforderung seiner Zeit. Darin erkannte er auch für die Medizin, die er vertrat, die zentrale Verantwortung: Denn wenn Krankheit ein soziales Phänomen war, dann war folgerichtig die Medizin die Wissenschaft, deren Aufgabe es war, Krankheiten zu kurieren, eine „sociale Wissenschaft"[2]. So betont er:

> „Die Medicin hat uns unmerklich in das sociale Gebiet geführt und uns in die Lage gebracht, jetzt selbst an die großen Fragen unserer Zeit zu stoßen. Bedenke man es wohl, es handelt sich für uns nicht mehr um die Behandlung dieses oder jenes Typhuskranken durch Arzneimittel und Regulierung der Nahrung, Wohnung und Kleidung; nein, die Cultur von 1 1/2 Millionen unserer Mitbürger, die sich auf der untersten Stufe moralischer und physischer Gesundheit befinden, ist unsere Aufgabe geworden."[3]

Als Abhilfemaßnahme, um einer solche Seuchen vorzubeugen, wie er sie in Oberschlesien vorfand , fordert er letztlich eine demokratische Revolution. Die „prophylaktische" Forderung nach Aufhebung sozialer Ungleichheit bedeutete, übertragen auf die politische Ebene, „volle und

1 Ebenda S. 472.

2 Ebenda, S. 370.

3 Ebenda. S. 473f .

unumschränkte Demokratie"[1] sowie „Bildung mit ihren Töchtern Freiheit und Wohlstand"[2]. Virchow wird nicht müde, diese Forderungen mehrmals zu bekräftigen. Virchow knüpft mit dieser Formulierung wiederholt an die drei Pfeiler des politischen Programms des badischen Revolutionärs Gustav Struve an, den er sehr bewunderte. Zudem bezieht er sich auf französische Vorbilder, an den Bericht der Académie de Médecine zur Pest in Ägypten. Was bedeuten diese allgemein demokratischen Forderungen konkret umgesetzt auf Oberschlesien? Virchow formuliert die Forderung nach „nationaler Reorganisation"[3] Oberschlesiens. Er versteht darunter weniger die Auflösung Oberschlesiens in einen eigenen polnischen Staat, sondern bevorzugt eine politische und kulturelle Autonomie der fast ausschließlich polnischen Bevölkerung. Denn: „Bildung, Freiheit und Wohlstand wird ein Volk nie von außen her, gewissermaaßen geschenkweise in vollem Maaße erlangen; selbst muß es erarbeiten, was ihm noth thut."[4] Aufgrund der im Osten stärker werdenden panslawistischen Bewegung hält er es für durchaus möglich, dass sich Oberschlesien in ein zukünftiges slawisches Staatensystem eingliedern könnte. Hält Preußen oder Deutschland am Besitzanspruch Oberschlesiens fest, so kann deutsche Kultur nur in polnischer Sprache heimisch gemacht werden. Erforderlich ist „Volksunterricht auf der breitesten Grundlage"[5] sowie „absolute Trennung der Schule von der Kirche"[6]. Die Grundlage des Unterrichts in den weltlichen Schulen muss die „positive Naturanschauung" sein. Nach Ansicht Virchows ist sie

> „allein geeignet, die Gesellschaft in ihren privaten, bürgerlichen und staatlichen Beziehungen zu den festen und vernünftigen Principien zu leiten, welche das Wohl aller durch die Begründung des Wohls jedes einzelnen möglich machen. Jedermann wird dann einsehen lernen, dass jeder gleiches Recht, aber deßhalb auch gleiche Pflicht hat, und die naturwissenschaftliche Einsicht wird vollkommen genügen, das dogmatische Flitterwerk zu ersetzen, durch welches man die allgemeinen Grundsätze der Moral, der Humanität, der eigentlichen Philosophie bei dem ungebildeten Theil der Menschen zu unterstützen gesucht hat."[7]

---

1 Ebenda. S. 470.

2 Ebenda. S. 473.

3 Ebenda, S. 474.

4 Ebenda.

5 Ebenda, S. 476.

6 Ebenda, S. 477.

7 Ebenda.

Als alleinige weltanschauliche Einbindung kommt für ihn die naturwissenschaftliche Denkweise in Frage. Nach ihr hat sich zukünftiges Denken und Handeln zu richten. Solange die naturwissenschaftliche Methode noch nicht integraler Bestandteil des gesellschaftlichen Denkens und Bewusstseins ist, rechtfertigt Virchow die Anwendung von Gewalt:

> „Was Arznei nicht heilt, sagt Hippocrates, heilt das Eisen, und was Eisen nicht heilt, das heilt das Feuer. Ich beklage es tief, wenn über die Völker Feuer und Schwert wüthen muß, um sie zu einer großen sittlichen und menschlichen Erhebung zu bringen, allein die Menschheit ist noch nicht auf dem Punkt der Culturgeschichte angelangt, wo das naturwissenschaftliche Gesetz allein ihre Handlungen bestimmt“.[1]

Der Forderung und Begründung der Rechtsgleichheit folgt bei Virchow die Forderung nach freier, demokratischer Autonomie des Staates und der Gemeinden. Ein gerechtes Steuersystem, in dem vor allen Dingen die Belange der einkommensschwachen Klassen berücksichtigt werden, ist ein weiterer Punkt seiner politischen Vorstellungen. Erstmals fordert Virchow hier das Recht auf Arbeit und verknüpft es mit dem „Recht des Einzelnen auf eine gesundheitsgemäße Existenz.“ Virchow konkretisiert die Umsetzung des „gesundheitsgemäßen“ Existenzrechts: „der Executivgewalt bleibt es überlassen, durch Vereinbarung mit der Association der einzelnen Klassen von Staatsangehörigen, von Existenzberechtigten die Mittel und Wege, dieses Recht auch wirksam zum machen, aufzufinden.“[2] Die so notwendige Gesundheitspolitik soll nicht von oben her aufgedrückt, sondern durch demokratische Absprachen zur Förderung des Einzelnen durchgeführt werden.

Mit Blick auf die wirtschaftlichen Bedingungen fordert Virchow die Verbesserung des Straßenbaus und der Landwirtschaft, die Umwandlung der Waisenhäuser in Bildungsstätten für elternlose Kinder, Vermehrung der Geldzirkulation, Errichtung von Fabrikanlagen zur Ausnutzung der Bodenschätze und Schaffung ausreichender Arbeitsplätze sowie die Gründung von Corporationen zum Schutz der Arbeiter. Besonders den Corporationen misst er große Bedeutung bei. Die Menschen, die kein Kapital aufweisen können, sollen sich in der „Association der Besitzlosen“ organisieren, „damit sie durch diese Associationen in die Reihe der Genießenden eintreten können“.[3] Ideologisch sieht der Verteidiger der Schwachen dies schon in der französischen Revolutionsformel

---

1 Ebenda, S. 476.

2 Ebenda, S.479.

3 Ebenda, S. 480.

„der Brüderlichkeit anerkannt“ und glaubt, ihr „durch die Association auch Verwirklichung zu verschaffen“.[1] Seine Idee der Errichtung von Produktiv- und Konsumgenossenschaften soll, mit Staatshilfe unterstützt, den gewerblichen Wettbewerb einschränken. „In jedem Fall muss dann der Arbeiter bethätigt sein am Ertrage des Ganzen.“[2] Virchows Zielbild ist es, „einen Zustand anzubahnen, wo die Menschen nicht bloß arbeiten, um sich Nahrung, Kleidung und Wohnung zu verschaffen, sondern wo die Arbeit ihnen zugleich als eine nützliche Muskelanstrengung dient, von der sie sich nur abwenden, um die andere Hälfte des Tages auf die Bildung des Geistes zu verwenden.“[3]

Für Virchow wurde diese Reise nach Oberschlesien zum Schlüsselerlebnis. Er, der als Arzt in dieses Notstandsgebiet gegangen war, kehrte zurück als Revolutionär. Seine Schrift, die mit einem flammenden Aufruf zur Hilfe der Oberschlesier endet, trug vom Anfang bis Ende den Ton eines revolutionären Pamphlets. Er zitiert als politische Autoritäten die radikalen Demokraten Gustav Struve[4], den badischen Revolutionär, und Johannes Ronge,[5] den Begründer des Deutschkatholizismus.

Als wissenschaftlicher Berater einer königlich-preußischen Regierungskommission kommt er zu ungewöhnlichen Feststellungen. Er entwickelte kein gesundheitspolitisches Programm im engeren Sinne, sondern forderte Freiheit und Selbstbestimmung für das oberschlesische Volk, welches nur durch langjährige Knechtung und Entmündigung Opfer einer Epidemie solchen Ausmaßes werden konnte. Mit seinen sozial und politischen relevanten Schlussfolgerungen aus dieser Epidemie setzte er seinen Ruf als Wissenschaftler aufs Spiel.

Die Epidemie war für Virchow ein Beispiel, ein Brennspiegel für die desolaten politischen und sozialen Verhältnisse. Seine für diesen Fall anzuwendenden Gegenmittel waren darüber hinaus in ganz Preußen anzuwenden. So ist Virchows Oberschlesienbericht nicht nur ein wichtiges Dokument der Sozialmedizin, sondern auch als ein politisches Programm aufzufassen, in dem demokratische Weltanschauung und ärztlicher Autoritätsanspruch eine enge Verbindung eingingen.

Aufgrund der politischen Unruhen reiste er vorzeitig am 10. März nach Berlin zurück. Er konnte ein befriedigendes Resümee seiner Reise ziehen: „Mit meiner Reise nach Oberschlesien bin ich in jeder Hinsicht vollkom[m]en zufrieden, u ich habe sowohl in wissenschaftlicher, als in so-

---

1 Ebenda, S. 481.

2 Ebenda.

3 Ebenda, S. 482.

4 Typhus, S. 370.

5 Ebenda, S. 369.

cialistischer Hinsicht sehr viel Nutzen davon gehabt."[1] Er war der festen Überzeugung, dass die bestehende gesellschaftliche Ordnung an ihren inneren Widersprüchen zerbrechen und einer neuen Ordnung Platz machen müsse, in der seine politischen Forderungen und Zielsetzungen Zukunft haben würden. Er formulierte: „Ich selbst war mit meinen Consequenzen fertig, als ich von Oberschlesien nach Hause zurückeilte, um Angesichts der neuen französischen Republik bei dem Sturz unseres alten Staatsgebäudes zu helfen, und ich habe später kein Bedenken getragen, jene Consequenzen in der Versammlung der Wahlmänner des 6ten Berliner Wahlbezirks für die deutsche National-Versammlung darzulegen. Dieselben fassen sich in drei Worten zusammen: volle und unumschränkte Demokratie."[2]

---

1 Virchow an seinen Vater, 24.5.1848, in: Virchow, Briefwechsel, S. 334. Der Begriff „sozialistisch" ist hier im Sinne von „sozialpolitisch engagiert" zu verstehen. Wie Virchow diesen Begriff benutzt, wird im Laufe der Arbeit klarer.

2 Typhus, S. 469f.

6 Virchow und die Revolution von 1848

Bereits vor den Ereignissen im März 1848 hatten sich eine Reihe von Ärzten an führender Stelle unter hohem persönlichem Risiko für durchgreifende soziale und politische Reformen eingesetzt. So auch Dr. Gottfried Eisenmann, der wegen seiner burschenschaftlichen Aktivitäten mehrfach verhaften worden war. Erst 1847 aus der Kerkerhaft entlassen, zog er 1848 als fränkischer Abgeordneter in das Paulskirchen-Parlament ein. Er sollte mit Rudolf Virchow ab 1851 eine angesehene medizinische Fachzeitschrift „Jahrberichte über die Leistungen und Fortschritte der Medizin" herausgeben.[1]

Der junge Virchow, der der revolutionären Ereignisse wegen vorzeitig aus Oberschlesien nach Berlin zurückgekehrt war, verfolgte mit Erregung das Geschehen.[2] Er legte seinen Bericht über Oberschlesien schon wenige Tage später der Gesellschaft für wissenschaftliche Medizin vor. Der preußischen Regierung teilte er seine Erfahrungen und Erkenntnisse erst später mit, denn er wollte zunächst die politische Entwicklung abwarten.[3]

Die in Frankreich ausgebrochenen Revolutionsunruhen und Barrikadenkämpfe vom 22. - 24. Februar, die zur Abdankung des Königs und zur Ausrufung der Republik führten, bedeuteten für die deutschen Verhältnisse den noch fehlenden Impetus. Im März erfasste auch Deutschland die Revolution. Alle Spannungen und Hoffnungen des politischen und sozialen Lebens bündelten sich in dem Aus- und Aufbruch der großen deutschen Revolution der Jahre 1848/49.

Eine Kette von Revolutionen durchlief im März die Einzelstaaten, besonders in den Hauptstädten. Mittelbar und unmittelbar waren sie miteinander verbunden über die nicht nur geographisch sehr unterschiedlichen Schauplätze und Handlungszentren hinweg. Überall verlief es ähnlich: es kam es zu Volksversammlungen, Demonstrationen, Adressen, Petitionen, Unruhe und Druck. Forderungen nach Presse- und Vereinsfreiheit, nach Ende der Zensur, nach Volksbewaffnung, also Bürgerwehr, Miliz und nach Einberufung eines bundesweiten Parlaments wurden erhoben. Dies waren die klassischen „Märzforderungen".

Als sich die Spannungen zwischen Zivilbevölkerung und Militär in Berlin zuzuspitzen begannen, mischte sich neben große Hoffnung auch Furcht. Zu unerwartet und unausweichlich zeigten die revolutionären

---

1 Jütte, Vereinswesens, S. 28.

2 Virchow an seinen Vater, 11.3.1848, in: Virchow, Briefwechsel, S. 323.

3 Virchow an seinen Vater, 19.3.1848, ebenda, S. 334.

Wellen ihre Eigendynamik. So gesteht Virchow: „so sehr ich darauf vorbereitet war, daß sie in einigen Jahren kom[m]en *müßten*, so hatte ich doch *auch* nicht gehofft, sie so früh auftreten zu sehen..., doch weiß ich nicht, ob es bis zum *Aeußersten* kom[m]en wird. Ich wünsche nicht, daß es geschähe, den[n] ich traue unserer Bevölkerung nicht die Ruhe u Ordnung zu, welche die französische Umwälzung charakterisirt hat." [1] Am Abend des 13. März kam es zu den ersten Zusammenstößen zwischen Militär und Demonstranten, zu den ersten Straßenkämpfen und den ersten Todesopfern.

Der preußische König verunsichert durch den Sturz von Metternich, kündigte eine Verfassung an. Als bei einer Großkundgebung vor dem Schloss am 18. März plötzlich Schüsse fielen, entwickelten sich aus der entstanden Panikstimmung heraus die blutigen Barrikadenkämpfe mit dem Militär. So befand sich in der Nacht zum 19. März ganz Berlin im Aufruhr; auch Rudolf Virchow beteiligte sich an den erbitterten Straßen- und Häuserkämpfen.

Das Hochgefühl der Revolution teilte er sofort seinem Vater mit: „Seit gestern Mittag began[n] bei uns der *ernste* Kampf; 12 Stunden lang hallte die Stadt wieder von dem Don[n]er der Kanonen u des Kleingewehrfeuers - heute ist das Volk siegreich hervorgegangen, u kaum hat das Königthum einige armselige Trümmer gerettet. In diesem Augenblick feiert Berlin diese Revolution, die die blutigste u hartnäckigste von allen, die in diesem Jahr vorgegangen sind, viel hartnäckiger war als die Pariser, durch eine glänzende Illumination u die Stadt tönt wieder von Freudenschüssen an allen Ecken."[2]

Rudolf Virchow schätzte seinen eigenen Beitrag an den Kämpfen eher bescheiden ein. Nur mit einer alten Pistole, ausgeliehen von seinem Kollegen Schleich[3], wirkte er mit an der Verteidigung der Barrikade Ecke Friedrichstraße/Taubenstraße. Es war eine Barrikade, die mit so großer Energie verteidigt wurde, dass die Infanterie über Stunden am weiteren

---

1 Virchow an seinen Vater, 11.3.1848, ebenda., S. 323.

2 Virchow an seinen Vater, 19.3.1848, in: Virchow, ebenda, S. 328.

3 Carl Ludwig Schleich, Berliner Chirurg und Schriftsteller, beschreibt in seinen Memoiren, wie Virchow in das Zimmer seines Vaters, Carl Schleich, ein damalig mit Virchow befreundeter ärztlicher Kollege, in fliegender Eile hineinstürmt mit den Worten: „Schleich, hast du Waffen?" - „Nichts als diese alte Flinte und einen verrosteten Säbel!" - „Her damit! Auf die Barrikaden!" in: Schleich, C. L., Besonnte Vergangenheit. Lebenserinnerungen (1859-1919), Berlin 1920, S. 77.

Vordringen gehindert wurde.[1] So berichtete der junge Virchow seinem Vater:

> „Meine Betheiligung in dem Aufstande war eine relativ unbedeutende. Ich habe einige Barrikaden bauen helfen, dan[n] aber, da ich nur ein Pistole bekommen kon[n]te, nicht wesentlich mehr nützen kön[n]en, da die Soldaten meist in zu großer Entfernung schossen u ein Handgemenge bei der geringen Zahl der Bürger, wenigstens an meiner Barrikade, nicht möglich war."[2]

Virchow war auch von Berufs wegen, als Arzt, von den Kämpfen sehr betroffen.[3] Der Sieg der Revolution ließ ihn jedoch Freude und Begeisterung empfinden. „Das ist etwas ganz Neues u fast das Wichtigste bei der *ganzen* Sache, daß wir jetzt Selbstgefühl, Selbstachtung, Selbstvertrauen gewon[n]en haben. Diese Eigenschaften sind das erste Bedürfniß für Selbstregierung, welche die einzige der Völker würdige Form des Staates ausmacht."[4]

Die Ernennung des Grafen Schwerin zum Kultusminister am 19. März 1848 ins neue Kabinett des Staatsministers von Arnim-Boitzenburg berichtet Virchow seinem Vater noch am selben Tag. Und dies mit dem Hinweis, dass er und seine ihm nahestehenden Kollegen um den Kreis, der sich um den Geheimen Rat Mayer gebildet hat, sich beeilt „ für die wissenschaftliche u praktische Medicin den möglichsten Vortheil davon zu ziehen. Uebrigens kann[n]st Du Dich darauf verlassen, daß ich mich nicht nutzlos u ohne Grund weder körperlich noch in meiner Stellung aufopfern werde." [5]

Der hochverängstigten Mutter schreibt er beruhigende und erklärende Briefe:

> „Was nun Deine Angst um mich betrifft, so sollte ich meinen, daß Du, wie Du Deinen Sohn ken[n]st, von ihm nicht erwarten wirst, daß er sich in schimpflicher Ruhe befindet, wen[n] die heiligsten u ehrenvollsten Rechte der Staatsbürger zu vertreten sind. Wäre ich Militärarzt geblieben, so würde ich jetzt vielleicht in Schleswig u ganz anderen Gefahren ausgesetzt. Du fürchtest gerade so, wie man sich früher vor der Eisenbahn fürchtete." [6]

---

1 Vgl. Virchow an seinen Vater, 19.3.1848, in: Virchow, Briefwechsel, S. 331; vgl. auch Vasold, Virchow, S. 83.

2 Virchow an seinen Vater, 19.3.1848, ebenda, S. 334.

3 Ebenda.

4 Virchow an seinen Vater, 24.3.1848, ebenda, S. 337.

5 Virchow an seinen Vater, 19.03.1848, ebenda S. 334.

6 Virchow an seine Mutteer, 18.5.1848, ebenda, S. 354; vgl. auch 21.3.1848, ebenda, S. 391

Ihren konservativen Leitideen stellt er die Gründe für den Sturz der alten Verfassung entgegen: „Der König soll keinen Willen mehr haben, als den Willen des *Volks;* es soll keine bevorrechteten Stände, ja überhaupt keine Stände mehr geben, sondern jederman[n] soll dasselbe Recht im Staate haben, wie es natürlich, naturgemäß ist; wir wollen hinfort nur ein einiges Volk von lauter gleichberechtigten Menschen bilden."[1]

Sehr früh erkannte Virchow die Spaltung der Opposition in unterschiedliche Lager. Schon am 24. März erklärte er:

> „Vorläufig giebt es keine Macht bei uns: weder die Regierung, noch das Volk, oder wie man für das letztere sagen muß, weder Bürger, noch Arbeiter haben sich bis jetzt der Gewalt bemächtigt. Glücklich für uns, wenn diese Theilung der Gewalt eine bleibende wird. Allein das steht nicht zu erwarten. Schon beginnt unter der Bürgerschaft (bourgeoisie) die Reaction gegen die Arbeiter (das Volk). Schon spricht man wieder von Pöbel; schon denkt man daran, die politischen Rechte ungleichmäßig unter die einzelnen Glieder der Nation zu vertheilen."[2]

Virchow setzte sein ganzes Vertrauen auf eine starke „Volkspartei", die in der Lage sei, energisch ihre Interessen zu vertreten, damit „nicht eine bourgeoisie die Früchte eines Kampfes genießt, den sie nicht geschlagen hat."[3] Den entscheidenden Anteil der Arbeiter an dem Sieg der Revolution wusste Virchow in seiner Bedeutung zu schätzen; ebenso würdigte er die politische Integrität der Arbeiter.

Wiederholt versuchte der Sohn dem Vater zu erklären, dass auch die sogenannten Proletarier ihre Daseinsberechtigung haben: „der Geist unserer Zeit hat auch diese zu Menschen gemacht".[4]

Ausdrücklich hob er hervor, „daß diese Revolution nicht eine einfach politische, sondern wesentlich eine sociale ist." Und er fuhr fort:

> „Alles, was wir jetzt *politisches* machen, die ganze Verfassung, ist ja nur die Form, in welcher die sociale Reform zu Stande kom[m]en soll, das Mittel durch welches der Zustand der Gesellschaft bis in ihre Grundlagen umgestaltet werden soll. Wenn wir das Politische fertig haben, dann wird das große Werk erst anfangen."[5]

---

1 Virchow an seine Mutter, 2.5.1848, ebenda, S. 349.

2 Ebenda, S. 335f.

3 Ebenda, S. 336.

4 Virchow an seinen Vater, 29.9.1848, ebenda, S. 365.

5 Virchow an seinen Vater, 1.5.1848, ebenda, S. 346.

Wie mag der Vater Carl Christian Virchow, der sämtliche Ängste des alten Grundbesitzers und Bürgers aus der Provinz in sich vereinigte, sich bei diesen Worten seines revolutionären Sohnes gefühlt haben?

Sehr verehrt wurde von Virchow der Führer der preußischen Demokratie in der preußischen Nationalversammlung, Franz Leo Benedikt Waldeck.[1] Dieser hatte mit seinem radikalen Verfassungsentwurf (Charte Waldeck) den Gegenschlag der Regierung vom Herbst 1848 ausgelöst. Noch Jahrzehnte später beschrieb Virchow die Begegnung mit ihm in einem Berliner Kaffeehaus als Schlüsselerlebnis. Beim Zeitungslesen in der Konditorei Kranzler war er mit Waldeck in eine Diskussion geraten, die ihn seiner politischen Zuordnung näher brachte.[2]

Zudem beeindruckte ihn Arnold Ruge, den er über seinen späteren Schwiegervater Carl Mayer kennengelernt hatte.[3] Auch von Gustav von Struwe, einem weiteren Führer der radikalen Linken, war Virchow sehr stark beeinflusst.[4]

Virchow kritisierte schon früh die Frankfurter Nationalversammlung[5] und zog eine Weitertreibung der Revolution in Betracht.[6] Er vertrat die republikanische Staatsreform[7], doch war er kein kompromissloser Republikaner, sondern ist eher den gemäßigteren Demokraten zuzuordnen. Sein „Glaubensbeken[n]tniß" war eine Republik mit einem „wählbaren Präsidenten."[8] Er suchte offenbar nach einer Kompromissformel zwischen Republik und konstitutioneller Monarchie. Letztere fand er „theoretisch höchst anerkennenswert", in der Praxis aber unbrauchbar.[9] Virchows demokratischer König durfte nur ein „König ohne Eigenschaften"[10] sein, ein Monarch ohne Machtbefugnisse.[11] Seinem Freund

---

1 Virchow an seinen Vater, 29.9.1848, ebenda, S. 366; vgl. auch Virchow an seinen Vater, 19.12.1848, ebenda, S. 371.

2 Goschler, C., Rudolf Virchow. Mediziner, Anthropologe, Politiker, Köln-Weimar-Wien, 2002, S. 66 (im Folgenden zitiert: Goschler, Virchow).

3 Louis Ruge, Bruder von Arnold Ruge, hatte die älteste Tochter Mayers geheiratet; vgl. auch Virchow an seinen Vater, 30.11.1849, ebenda, S. 433.

4 Virchow an seinen Vater, 29.9.1848, ebenda, S. 158; vgl. auch sein Oberschlesienbericht: Virchow, Mitteilungen, S. 75.

5 Virchow an seinen Vater, 1.5.1848, ebenda, S. 345.

6 Ebenda.

7 Ebenda, S. 347.

8 Ebenda.

9 Virchow an seinen Vater, 1.7.1848, ebenda, S. 358.

10 Virchow an seinen Vater, 1.5.1848, ebenda, S. 347.

11 Vgl. auch: Langewiesche, D., Republik, Konstitutionelle Monarchie und „soziale Frage". Grundprobleme der deutschen Revolution von 1848/49, in: Historische Zeitschrift, Bd. 230, Heft 3, 1980, S. 529-548; vgl. hier S. 544.

Wilhelm von Wittich gegenüber wurde er noch etwas deutlicher: „noch brauchen wir eine Puppe an der Spitze.“[1]

Die geläufige Unterscheidung von gemäßigten und kompromisslosen Demokraten anhand des Kriteriums der Einstellung zur Frage eines erblichen Königs sollte nur mit größter Vorsicht angewandt werden, denn taktische Überlegungen spielen hier eine nicht unbedeutende Rolle.[2] Virchow schätzte die Repräsentanten der Monarchie, das Haus Hohenzollern, so ein, dass sich diese niemals auf das Modell der Liberalen, auf eine konstitutionelle Monarchie einlassen würden. Daher sah er wie viele radikale Demokraten am Ende der Revolution entweder nur die Republik oder die Militärdespotie siegen.[3]

In jedem Fall war für ihn ganz deutlich, „ daß der große Kampf der Principien bevorsteht, u da durch die Pariser Ereignisse die sociale Frage in ihrer ganzen Nacktheit auf dem Kampfplatz getreten ist, so ist es wahrscheinlich, daß der Kampf hart sein wird.“[4] Der Streit um Republik oder konstitutionelle Monarchie erhielt seinen Konfliktstoff aus der Verknüpfung der Verfassungsfrage mit der „sozialen Frage“. [5]

Virchow hob nach Ausbruch der Revolution immer mehr den Autoritätsanspruch der naturwissenschaftlichen Medizin hervor und dehnte ihn nicht nur auf die ganze Gesellschaft aus, sondern verband ihn zugleich mit demokratischen Gesellschaftskonzeptionen. So teilt er seinem Vater bereits im Mai 1848 mit:

> „In den Menschen habe ich mich oft getäuscht, in der Zeit noch nicht. Davon habe ich den Vortheil gehabt, daß ich jetzt kein halber Mensch bin, sondern ein ganzer, u. daß mein medicinisches Glaubensbeken[n]tniß in mein politisches u sociales aufgeht. Als

1 Zitiert nach dem Brief Wilhelm von Wittichs an Virchow, 24.10.1848, Archiv der Berlin-Brandenburgischen Akademie der Wissenschaft, Berlin, Nr. 2363, entnommen aus: Goschler, Virchow, S. 66.

2 D. Langewiesche stützt sich hingegen zur Unterscheidung von kompromisslosen und gemäßigten Demokraten auf das Kriterium der Zustimmung zu einem in dieser Form machtlosen König und stützt sich dabei geradewegs auf Virchow: Langewiesche, D., Republik, konstitutionelle Monarchie und „soziale“ Frage: Grundprobleme der deutschen Revolution von 1848/49, in: Historische Zeitschrift 230 (1980), S. 529-548, hier: S. 544 (im Folgenden zitiert: Republik).

3 Virchow an seinen Vater, 25.09.1848, ebenda, S. 360.

4 Ebenda.

5 Langewiesche, Republik, S. 538; vgl. auch Paschen, Demokratische Vereine und preußischer Staat. Entwicklung und Unterdrückung der demokratischen Bewegung während der Revolution von 1848/49, München 1977, S. 38 (im Folgenden zitiert: Paschen, Demokratische Vereine).

Naturforscher kann[n] ich nur Republikaner sein, den[n] die Verwirklichung der Forderungen, welche die Naturgesetze bedingen, welche aus der Natur des Menschen hervorgehen, ist nur in der republikanischen Staatsform wirklich ausführbar."[1]

In privaten, wie auch in öffentlichen Äußerungen distanzierte sich Virchow entschieden vom liberalen Konstitutionalismus, der nur auf die „sozial eingeschränkte Staatsbürgerschaft"[2] hinausliefe. Sein Zielbild war demokratisch, war das einer egalitären Staatsbürgerschaft. Die Forderungen nach Legitimation und Partizipation, nach Freiheit und Gleichheit sollten noch ergänzt werden durch „Brüderlichkeit", nach Umverteilung. Virchow benutzte die prägnante Formulierung von Gustav Struve: „Wohlstand, Bildung und Freiheit für Alle!". Selbige griffige Formel hatte Virchow auch bereits als Lösung für Oberschlesien und seine schwerwiegenden Probleme gefunden.

Nach Ansicht von Ackerknecht dominieren die „materialistischen, demokratischen, sozialen Züge des Arztberufes" in dieser Revolutionsepoche und lassen den Arzt und den radikal kleinbürgerlich-demokratischen Politiker in einer Person zusammenfallen. So auch in der Person von Virchow.[3] Die Ausrichtung auf die soziale Problematik war auch von eigener Betroffenheit gekennzeichnet, denn die materielle Lage der meisten Ärzte war schlecht. So berichtet Virchow seinem Vater, dass ein Eisenbahnarbeiter und Zimmergeselle sehr viel mehr verdient als er und stellt fest: "Dass ich unter solchen Verhältnissen meine socialen Ansichten nicht ändern kann, liegt sehr nahe, wenn ich nicht außerdem durch Vernunftgründe zu demselben Endpunkte gelangte."[4]

Die Suche nach „Ganzheit" führte ihn während der Revolution dazu, Politik und Wissenschaft zu entdifferenzieren, den Gegensatz von Theorie und Praxis aufzuheben ebenso die von privater Sphäre und Öffentlichkeit. Nach Ansicht eines seiner Biographen näherte sich Virchow, ähnlich wie die Junghegelianer, damit in dieser Zeit dem Bild des in Gedanken und Tat in sich vereinigten „totalen Intellektuellen", wie er im 20. Jahrhundert auftrat. So wurde vor diesem Hintergrund eines solchen Selbstverständnis als „ganzer Mensch" die Verwirklichung der politischen Forderungen der Demokraten gleichzeitig zu einem Gebot einer als in sich vernünftig gedachten Natur. Hier war die wichtige Verknüpfung zur Medizinalreform. Ließ sich doch durch Berufung auf die allgemeingültigen Naturgesetze als Grundlage des ärztlichen Handelns be-

---

1 Virchow an seinen Vater, 1.5.1848, in: Virchow, Briefwechsel, S. 347.

2 Langewiesche, D., Republik, konstitutionelle Monarchie und „soziale Frage", S. 544.

3 Ackerknecht, E., Beiträge zur Medizinalreform, S. 88.

4 Virchow an seinen Vater, 24.06.1845, in: Briefwechsel, S. 265.

haupten, dass hier eben nicht nur Partikularinteressen der Ärzte vertreten wurden, indem ein ärztliches Standesproblem zum Rationalitätsproblem der bürgerlichen Gesellschaft überhaupt erklärt wurden.[1]

Mit großer Genugtuung registrierte Virchow den hohen Anteil der Ärzte in den Nationalversammlungen.[2]

Alleine in der Frankfurter Nationalversammlung saßen 15 Ärzte, von denen sich acht der Linken zurechnen lassen.[3] Zur äußersten Linken gehörten Johann Jacoby[4], Wilhelm Hoffbauer, Georg Günther und Franz Wigard.[5] In der preußischen Nationalversammlung befanden sich unter den 402 Abgeordneten 13 Ärzte: Jacobi, d'Ester, Nees von Esenbach, Wencelius, Funk, Kosch, Steinbeck, Beeck, Knauth, Schmidt, Stockmann, Boest und Schruff. D'Ester und Jacobi gehörten zur äußersten Linken und unterhielten regelmäßige Kontakte zu Marx und Engels.[6]

Sah Virchow sich im Vormärz noch eher einer diffusen „Partei des Fortschritts" zugehörig, so engagierte er sich nunmehr bei den radikalen Demokraten und stellte die rhetorische Frage: „Denn wer kann sich darüber wundern, dass die Demokratie und der Socialismus nirgend mehr

---

1 Goschler, Virchow, S. 77f.

2 Der Anteil der Ärzte an der französischen Assemblée nationale constituante war mit 4,9% mehr als doppelt so hoch als in der Frankfurter Nationalversammlung, wo er nur bei 2,2% lag. Siehe Best, H., Die Männer von Bildung und Besitz. Struktur und Handeln parlamentarischer Führungsgruppen in Deutschland und Frankreich 1848/49, Düsseldorf 1990, S. 59.

3 Best, H./Weege, W., Biographisches Handbuch der Abgeordneten der Frankfurter Nationalversammlung 1848/49, Düsseldorf 1996, S. 449. Hierbei sind nur diejenigen Abgeordneten erfasst, deren Hauptberuf bei Eintritt in die Frankfurter Nationalversammlung Arzt war. Daher existieren zum Teil höhere Zahlen, vgl. Huerkamp, Aufstieg der Ärzte, S. 244, spricht von 31 Ärzten in der Frankfurter Nationalversammlung, von denen etwa 11 zur Linken gehörten. Botzenhart spricht dagegen nur von 23 Ärzten in der Frankfurter Nationalversammlung, von denen 11 zur Linken gehörten, siehe Botzenhart, M., Deutscher Parlamentarismus in der Revolutionszeit, 1848-1850, Düsseldorf 1977, S. 161 (im Folgenden zitiert: Botzenhart, Parlamentarismus). Zum übrigen Parteienspektrum gehörten: Muttray, Kähler, Goeden, Steindorf, Schröder, Pagenstecher, Heldmann, Herzog, Gangkofner, Eisenmann, Herzig, Polatzeck, Rans, Jeitteles, Huber, Reisinger, Spurzheim, Drinkwelder, Schädler, Hazegger und Esterle.

4 Johann Jacoby trat erst im April 1849 als Vertreter eines Berliner Kreises - anstelle Raumers - in die Nationalversammlung in Frankfurt ein.

5 Franz Wigard war zuerst Jurist und studierte später Medizin. Zur Fraktion Donnersberg zählten auch Ernst Schilling und Karl Zimmer. Zu den gemäßigteren Linken gehörten Wilhelm Löwe, Friedrich Wilhelm Enders, Christian Heldmann und Gustav Blumroeder.

6 Dressler, H. (Hrsg.), Ärzte um Karl Marx, Berlin (Ost) 1970, S. 11.

Anhänger fand, als unter den Ärzten, dass überall auf der äussersten Linken, zum Theil an der Spitze der Bewegung, Aerzte stehen?"[1]

Auch wenn eine achtsame Zurückhaltung gegenüber der Gleichsetzung von „Arzt" und „links" angemessen erscheint, so lassen sich doch von den 15 Ärzten der Frankfurter Nationalversammlung acht der Linken zurechnen. Von den 395 Abgeordneten der Berliner Nationalversammlung waren 12 Ärzte, darunter fünf, die der demokratischen Fraktion des Arztes Johann Jacoby aus Königsberg angehörten. Am Beispiel Jacobys wird jedoch deutlich, dass Ärzte an besonders exponierter Stellung unter den Demokraten anzutreffen waren.

Bei einer Wahlmännerwahl in der Charité während der Revolution sind sogar wohl von den 55 gewählten Ärzten 47 Demokraten gewesen.[2]

Der Medizinhistoriker Erwin Ackerknecht konstatierte, ähnlich wie Virchow, eine „innere Gesetzmäßigkeit", die in dieser zeithistorischen Situation den Arzt und den radikal kleinbürgerlichen-demokratischen Politiker in einer Person zusammenkommen lassen, die in „jenen materialistischen, demokratischen Zügen des Arztberufes" liegen, „die ihm mit den dem politischen Radikalismus von 1848 gemein" seien.[3] Ackerknecht ordnet hier das historische Material einer geschichtsphilosophischen Betrachtungsweise unter, der mit Vorsicht zu begegnen ist.

Auch wenn von den Ärzten, die sich 1848/49 aktiv an der politischen Bewegung beteiligten, sich zahlreiche auf dem linken Flügel befanden, so interessierte sich jedoch nach Huerkamp die Mehrzahl der akademischen Ärzte in dieser historischen Situation nicht für genuin demokratische Ziele.[4]

Virchow engagierte sich bereits kurz nach den Märzereignissen in den Berliner medizinischen Reformversammlungen, zu denen er als Komitee-Mitglied von der Gesellschaft für Geburtshilfe delegiert war.[5] Seinem Vater schrieb er am 1.5.1848, dass er sich an der Medizinalreform beteilige. Er hoffte, „daß diese eine radicale sein wird. Der Zopf muß auch hier abgeschnitten werden u das demokratische Element zur Geltung kom[m]en."[6]

---

1 R. Virchow, Der Armenarzt, in: MR, Nr.18 vom 3.11.1848, S. 125-127, hier: S. 125.

2 Finkenrath, Medizinalreform, S. 56.

3 Ackerknecht, Beiträge, S. 88.

4 Huerkamp, Aufstieg der Ärzte, S. 244.

5 Virchow an seinen Vater, 18.5.1848, in: Virchow, Briefwechsel, S. 350.

6 Virchow an seinen Vater, 1.5.1848, ebenda, S. 347f.

Erst im Juli 1848 legte er auf mehrfaches Mahnen der Medicinalabteilung des Kultusministeriums zunächst eine kurze Fassung seines Berichtes aus Oberschlesien vor.[1] Eine ausführliche Bearbeitung veröffentlichte er in dem von ihm herausgegeben „Archiv für pathologische Anatomie und Physiologie und für klinische Medizin". Diese legte er bald darauf, im August, dem neuen Kultusminister Adalbert von Ladenberg vor. In seinem Bericht, der eine harte Anklageschrift gegen preußische Bürokratie und katholische Hierarchie war, wollte er zeigen, „wie die Regierung durch die ungeheuerste Vernachlässigung dieses Landes, durch eine gleich saumselige innere und äußere Politik sowohl die geistige als auch die materielle Hebung des Volkes unmöglich gemacht hatte."[2]

Er hatte mit dem Blick des Pathologen Oberschlesien quasi als Körper analysiert und sprach dabei von der Warte des sich im Besitz der universalen Wahrheit befindenden Naturwissenschaftlers. Daher hob er in dem an das Ministerium gerichteten Anschreiben hervor, dass seine naturwissenschaftliche Erkenntnis mit dem allgemeinen Interesse der Menschheit identisch sei.[3]

Der Oberschlesienbericht von Virchow wurde deshalb als Musterbeispiel für den Versuch von Ärzten interpretiert, sich dem Staat als Büttel einer präventiven Sozialpolitik anzubieten, die versprach, durch Medikalisierung und Sozialdisziplinierung der verarmten Unterschichten den sozialen Desintegrationsprozess aufzufangen und zu kontrollieren.[4] In letzter Konsequenz würde dies letztendlich hinauslaufen auf eine gemeinsame Verschwörung von Sozialmedizinern und Staat gegen die Unterschichten zum Zwecke ihrer Verbesserung in bürgerlicher Hinsicht. Doch dies suggeriert eine zu große Harmonie zwischen Staat und Ärzten. Einerseits appellierten Virchow, wie andere sozialmedizinisch gesinnte Ärzte auch, an den Staat, der als Ausführer des geplanten Aufklärungswerks dienen sollte. Andererseits jedoch entsprach der Staat nach Ansicht Virchows nicht mehr der aktuellen Kulturstufe, deshalb musste es die Aufgabe der Wissenschaft sein, den Staat, der „nichts weiter" sei, „als der lebendige Ausdruck des wissenschaftlichen Zeitbewusstseins", zu verändern.[5]

---

1 Virchow an das Kultusministerium, 14.7.1848, Quellennachweis in Goschler, Virchow, S. 62, Anmerkung 226, S. 419.

2 Virchow, Typhus, S. 368.

3 Virchow an das Kultusministerium, 15.8.1848: Geheimes Staatsarchiv, Preußischer Kulturbesitz, Dahlem, I. HA Rep. 76 VIII A Kultusministerium, Nr.3006 (M9, Bl.169, zitiert nach: Goschler, S. 62.)

4 Frevert, U., Krankheit, S. 141-144.

5 Virchow, R., Die öffentliche Gesundheitspflege, in: MR, Nr. 8 vom 25.8.1848, S. 45-47; Virchow, Typhus, S. 477; vgl. Goschler, Virchow, S. 63; vgl. dazu

Virchow gehörte federführend zu den Vertretern der neuen naturwissenschaftlich orientierten Medizin der vierziger Jahre. Diese vertraten als wissenschaftslogischen Ansatz die Einheit der Natur, welche sie als Einheit des Stofflichen auffassten. Alle dualistischen Denkrichtungen wurden zurückgewiesen, es wurden nur rein mechanistisch-materialistische Erklärungen zugelassen.

Bereits in der Jahressitzung der „Gesellschaft für wissenschaftliche Medicin" in Berlin zum Jahresende 1846 hatte Virchow festgestellt:

> „Erst eine genaue Kenntniß der Bedingungen des Lebens der Einzelnen und des Lebens der Völker wird es möglich machen, die Gesetzte der Medicin und Philosophie als allgemeine Gesetzte des Menschengeschlechtes geltend zu machen, und erst dann wird der Spruch ganz erfüllt sein: scientia est potentia!"[1]

Die Medizin hatte nunmehr den Anspruch „alle Kenntnis von den Gesetzen, welche den Körper und den Geist zu bestimmen vermögen, in sich zu vereinigen"[2] . Daraus ließen sich nun weitreichende gesamtgesellschaftliche Forderungen entwickeln. Virchow erläuterte in seinem Vortrag in der vorrevolutionären Situation des Dezembers 1847 in der „Berliner Gesellschaft für wissenschaftliche Medicin", die Rolle der naturwissenschaftlichen Medizin, die „als Wissenschaft vom Menschen, als Anthropologie im weitesten Sinne, als ideal (prophetisch), als höchste Naturwissenschaft gefasst werden müsse" und dies auch angesichts der Tatsache, dass jedes Jahr „den Tagen der socialen Entscheidungen näher" führe. War das Programm der „naturwissenschaftlichen Medizin" zunächst nur darauf aus gewesen, den Autoritätsanspruch einer neuen Richtung innerwissenschaftlich durchzusetzen, so wurde dies nun auch auf Staat und Gesellschaft insgesamt ausgedehnt.

So erklärt Rudolf Virchow:

> „ In Wirklichkeit, wenn die Medicin die Wissenschaft von dem gesunden und kranken Menschen ist, was sie doch sein soll, welche andere Wissenschaft könnte mehr berufen sein, in die Gesetzgebung einzutreten, um jene Gesetze, welche in der Natur des

---

auch: Bussmann, W., Rudolf Virchow und der Staat, in: H. Berding/K.Düwell/ L.Gall (Hrsg.), Vom Staat des Ancien Regime zum modernen Parteienstaat. Festschrift für Theodor Schieder zu seinem 70. Geburtstag, München-Wien 1978, S. 267-285, hier: S. 276 (im Folgenden zitiert: Bussmann, Virchow und der Staat).

1 Virchow, R., Ueber die Standpunkte in der wissenschaftlichen Medicin, in: Virchow, R., Sämtliche Werke, hrsg. v. Ch. Andree, Bd. 4, Abteilung I, Medizin, Bern u. a. 1992, S. 13-24, hier S. 15.

2 Virchow, Die naturwissenschaftliche Methode und die Standpunkte in der Therapie, S. 36f.

> Menschen schon gegeben sind, als die Grundlagen der gesellschaftlichen Ordnung geltend zu machen. Der Physiolog und der praktische Arzt werden, wenn die Medicin als Anthropologie einst festgestellt sein wird, zu den Weisen gezählt werden, auf denen sich das öffentliche Gebäude errichtet, wenn nicht mehr das Interesse einzelner Persönlichkeiten die öffentlichen Angelegenheiten mehr bestimmen wird."[1]

So forderte Virchow bereits Ende 1847, dass die Medizin Anteil an der Gesetzgebung haben und daher institutionell eingebunden werden sollte. Dies tat er, ohne dass er bereits konkrete Modelle formuliert hätte, wie dies in der Praxis umgesetzt werden könnte. Legitimiert wurde dieser Anspruch durch die Berufung auf die Kompetenz des Naturwissenschaftlers zur Feststellung der Naturgesetze, die auch das Leben der Menschen und der menschlichen Gesellschaft leiteten. Damit knüpfte Virchow nahtlos an den Berliner Arzt und Sozialhygieniker Salomon Neumann an, der gleichfalls 1847 mit seinem erschienenen Werk „Die öffentliche Gesundheitspflege und das Eigenthum" eine ebensolche Argumentation verfolgte. Auch für Neumann besaß die Medizin die Kompetenz zu entscheiden, welches „die eigentlich naturgemäße Organisation der menschlichen Gesellschaft sei..., denn die medicinische Wissenschaft ist in ihrem innersten Kern und Wesen eine sociale Wissenschaft".[2] Virchow hob gerade diesen Abschnitt sehr hervor und würdigte in hohem Maße Neumanns Schrift.

Rudolf Virchow, der seine wissenschaftliche Karriere nie aus den Augen ließ, stürzte sich 1848/49 intensiv in die Politik. Er wurde zu einer wichtigen Figur des politischen Berlins. Rüdiger Hachtmann sieht in ihm eine der herausragenden Persönlichkeiten der Berliner Demokraten des Jahres 1848.[3] Seine politische Position damals war entschieden demokratisch, republikanisch mit starkem sozialpolitischen Engagements. Seine vielfältigen politischen und wissenschaftlichen Aktivitäten gingen dabei oftmals ineinander über, um den gesellschaftlichen Autoritätsanspruch der naturwissenschaftlichen Medizin vollends mit den demokratischen Gesellschaftskonzeptionen zu verbinden. Er engagierte sich in den Reihen des Berliner demokratischen Vereinswesens sowie in der Hochschul- und Medizinalreformbewegung, gleichzeitig setzte er seine wissenschaftlichen Forschungen, seinen Unterricht und die ärztliche Tätigkeit an der Charité fort.

---

1 Ebenda, S. 36.

2 Neumann, Eigenthum, S. 64f und s. Kapitel über Neummans Schrift in dieser Publikation.

3 Hachtmann, R., Berlin 1848. Eine Politik- und Gesellschaftsgeschichte der Revolution, Bonn 1997, S. 877, (im Folgenden zitiert: Hachtmann, Berlin 1848).

Die spätere Historiographie, die ihn politisch zu verorten suchte, bemühte sich, ihn für bestimmte Traditionslinien zu vereinnahmen. Die bundesdeutsche und angelsächsische Forschung unterlag der Tendenz, Virchow auch bereits schon während der Revolution in die Kontinuität des Liberalismus zu stellen.[1] Die marxistische bzw. die Forschung der DDR betonte hingegen den Bruch zwischen dem „kleinbürgerlichen Revolutionär" der Revolutionszeit und dem späteren Reaktionär.[2] In der Tat konkretisierte und radikalisierte Rudolf Virchow gerade während der Revolutionszeit seine bis dahin noch diffusen politischen Vorstellungen. Betrachtete er sich im Vormärz noch als Mitglied einer diffusen „Partei des Fortschritts", so engagierte er sich nun bei den radikalen Demokraten.[3] Virchows Selbsteinschätzung seit Mitte der vierziger Jahre als „akademischer Proletarier" [4] haben wesentlich zu seiner Politisierung und Radikalisierung seiner politischen Ansichten beigetragen. Auch wenn er sich zum Zeitpunkt des Ausbruchs der Revolution im März 1848 ausrechnen konnte, schnelle Karriere zu machen, so erhoffte er sich von der Revolution positive Effekte für seine soziale und professionelle Situation und Ambitionen.

Die Bedeutung Virchows für die demokratische Bewegung während der Revolutionszeit liegt weniger in etwaigen originellen Beiträgen zur politischen Theorie. Vielmehr spielte er auf lokaler Ebene eine wichtige Rolle

---

1 So E. H. Ackerknecht nach seiner Wende vom Trotzkismus zum amerikanischen Liberalismus verfassten Virchow Biographie: Rudolf Virchow. Arzt, Politiker, Anthropologe, Stuttgart (engl.: Rudolf Virchow. Doctor, Statesman, Anthropologist, Madison, Univ. of Wisconsin Press, 1953; vgl. auch B. A. Boyd, Rudolf Virchow. The Scientist as Citizen, New York, London 1991; sowie auch I. Farrel McNeely, Medicine on a grande scale: Rudolf Virchow, health politics, and liberal social reform in nineteenth-century Germany, BA Thesis Havard Univerity 1992; ebenso noch bei D. Blackbourn, Fontana History of Germany 1780-1918: The long Nineteenth Century, London 1997, S. 140; auch Bussmann, Virchow und der Staat, S. 267-285; bereits D. Langewiesche konstatierte jedoch schon 1981: „für die Revolutionsjahre...die Trennung von Demokraten und Liberalen ... von kaum zu überschätzender Bedeutung." D. Langewiesche, Die deutsche Revolution von 1848/49 und die vorrevolutionäre Gesellschaft: Forschungsstand und Forschungsperspektiven, in: Archiv für Sozialgeschichte 21 (1981), S. 458-498, hier: S. 479f; vgl. auch C. Jansen, Einheit, Macht und Freiheit. Die Paulskirchenlinke und die deutsche Politik in der nachrevolutionären Epoche 1849-1867, Düsseldorf 2000, S. 14 f.

2 so K. Winter, Rudolf Virchow, Leipzig, Jena 1956; F. Bornheim, Virchow. Werk und Wirkung, Berlin 1957.

3 Goschler, Virchow, S. 64.

4 z. B. Virchow an seinen Vater vom 24.07.1845, in Briefwechsel, S. 265, wo er ihm berichtet, dass ein Zimmergeselle 16 sgl. verdient und er nur 5 sgl. und er auch aus diesem Grund seine sozialen Ansichten nicht ändern kann.

für den politischen Parteibildungsprozess, der von den Demokraten vorangetrieben wurde.[1]

Virchow gelang es, meisterhaft in der neuen Öffentlichkeit zu agieren mit den dazu erforderlichen Instrumenten: Organisation und Finanzierung politischer Vereinigungen, Herstellung von Publizität durch Flugschriften und Zeitungen sowie den Kampf um politische Mehrheiten bei öffentlichen Veranstaltungen und Abstimmungen. Als nach der Revolution das Vereinsverbot fiel, engagierte sich Virchow in dem „Politischen Klub", der schnell nach den Straßenkämpfen vom 21. März entstand. In diesem Breitbandspektrum von Sozialisten und Demokaraten bis hin zu Liberalen fanden sich diejenigen ein, die die Rückkehr der alten Verhältnisse zu verhindern suchten. Dieser Klub, anfänglich ein unverbindlicher Diskussionszirkel mit chaotischen Sitzungen, entwickelte sich nach seiner Reorganisation Mitte Mai zu einem Forum mit klaren Konturen. Er hatte Ende Mai bereits etwa 500 eingeschriebene Mitglieder, bis zu 4.000 Zuhörer kamen zu dessen Veranstaltungen.[2] Mit seinem neuen Namen „Demokratischer Klub" grenzte er sich von dem mitgliederschwächeren „Konstitutionellen Klub" ab und entwickelte sich zu dem bedeutendsten politischen Sprachrohr Berlins. Er wurde das Schreckgespenst der revolutionsgeängstigten Teile des Bürgertums. In diesem Klub machten zwar Arbeiter und andere Angehörige der unteren Schichten einen Großteil des Publikums aus, jedoch behielt das Lager der Akademiker und Studenten die steuernde Oberhand.

Virchow, der in diesem Klub mehrere Ansprachen hielt, zog sich bald aus diesem zurück, wofür nicht politische Beweggründe ausschlaggebend waren, sondern die Überlastung mit anderen Aufgaben.[3] Seinem Vater berichtet er: „Meine Stellung zur demokratischen Partei kannst Du am besten daraus ersehen, daß ich kürzlich auf die Empfehlung der Abgeordneten Waldeck und Schram[m] ...in Thüringen zur *constituierenden*

---

1 Langeswiesche, D., Vereins- und Parteienbildung in der Revolution von 1848/49, in: Dann, O. (Hg.), Vereinswesen und bürgerliche Gesellschaft, München 1984, S. 51-53; ders., Die Anfänge der deutschen Parteien. Partei, Fraktion und Verein in der Revolution von 1848/49, in: Geschichte und Gesellschaft 4 (1978), S. 324-361; Botzenhart, M., 1848/49: Europa im Umbruch, Paderborn u.a. 1998, S. 152-163 (im Folgenden zitiert: Europa im Umbruch); Wettengel, M., Parteibildung in Deutschland. Das politische Vereinswesen in der Revolution von 1848, in: D. Dowe/H.-G. Haupt/D. Langewiesche (Hg.), Europa 1848. Revolution und Reform, Bonn 1998, S. 701-738.

2 Wolff, A., Berliner Revolutions-Chronik, Vaduz/Lichtenstein 1979 (unveränderter Neudruck der Ausgabe Berlin 1851-1854), Bd. 1, S. 562-565; Hachtmann, Berlin 1848, S. 272-275; Paschen, Demokratische Vereine, S. 33-37; Botzenhart, Europa im Umbruch, S. 145.

3 Virchow an seinen Vater, 29.9.1848, in: Briefwechsel, S. 366.

Versam[m]lung gewählt worden bin." Da Virchow noch keine 30 Jahre alt war, wie es das damalige Wahlgesetz verlangte, hatte er ablehnen müssen. Seinem konservativen Vater teilt er stolz mit: " wäre ich alt genug, so säße ich in diesem Augenblick in der Versam[m]lung u würde jedenfalls zur äussersten Linken gehören, wen[n] ich auch nicht im[m]er die Mittel, welche sie zur Erreichung ihrer Ideen einschlägt, billige."[1]

Die Empfehlungen der beiden prominenten Demokraten Benedikt Waldeck und Rudolf Schramm kamen nicht von ungefähr. Bei den Urwahlen vom 1. Mai 1848 für die Preußische und Deutsche Nationalversammlung wurde Virchow als Wahlmann für den 87. Berliner Wahlbezirk gewählt.[2] Sein ärztlicher Kollege Robert Remak hatte ihn bereits im April für den „liberalen Klub", dem sogenannten März-Klub werben wollen, doch erfolglos. [3] Dieser Klub pendelte zwischen Demokratie und Liberalismus, ihm gehörten vermehrt Professoren und hohe Beamten an. Virchow, der vor seiner Wahl als Wahlmann, noch mit einem Programm, durchmischt mit demokratischen und liberalen Elementen, angetreten war, trat nun in den Wahlversammlungen klar gegen die Gemäßigten an. In dieser Weise trug er wesentlich zum Erfolg Benedikt Waldecks bei, der als Abgeordneter in die Berliner Nationalversammlung gewählt wurde. Waldeck erlangte als Vorsitzender des Verfassungsausschusses große Bedeutung bei der Ausarbeitung der preußischen Verfassung.[4]

Über den Sommer hinweg hatten sich in Berlin 57 Bezirksvereine gebildet, Virchow gehörte dem besonders aktiven „Friedrich-Wilhelmstädtischen Bezirksverein" an und der wie er seinem Vater schreibt

> „entschieden demokratisch ist u sich deßhalb nicht der Gunst der Reactionär´s zu erfreuen hat. Der ist es, den Dein Bruder meint. Wen[n] er die Mitglieder als erbärmliches Gesindel bezeichnet, so mag das von seinem Standpunkt richtig sein. Gewiß sind viele davon Proletarier, aber der Geist unserer Zeit hat auch diese zu Menschen gemacht. Du brauchst Dich deßhalb nicht zu beunruhigen".[5]

Das starke proletarische Element, das bei dem konservativen bürgerlichen Lager auf starken Widerstand stieß, versuchten zahlreiche andere Bezirksvereine durch das Ausbalancieren von demokratischen und liberalen Tendenzen zu mildern.

---

1 Ebenda.

2 Virchow an seinen Vater, 01.05.1848, ebenda, S. 345.

3 Goschler, Virchow, S. 68.

4 Goschler, Virchow, S. 69.

5 Virchow an seinen Vater, 29.09.1848, in: Briefwechsel, S. 365f.

Aus dem „Friedrich-Wilhelmstädtischen Bezirksverein“ ging im Juni 1848 als Dachverband der “Bezirks-Centralverein“ hervor. Virchow wurde dessen Vizepräsident und dies, obwohl er sich auf dessen Gründungsversammlung gegen die Zentralisierung der Bezirksvereine ausgesprochen hatte. Er glaubte, dass die lokalen Vereine die geeigneten Orte wären, um sozialen Anliegen nachzugehen. Er stand damit in Opposition zu Rudolf Löwenstein, der Initiator dieses Zusammenschlusses war. Löwenstein glaubte, darin die Annäherung und Verbrüderung der Stände einleiten zu können, um die politische und soziale Spaltung überwinden zu können. Virchow hielt diesen Weg für unrealistisch, willigte dann zwar in den Versuch der Zentralisation ein, auch wenn er stark bezweifelte, dass hier die Majorität der Bevölkerung zum Ausdruck kommen könne.[1] Er stellte damit auch in indirekter Weise die Erwartung in Frage, dass von hier aus die Legitimität der Stadtverordnetenversammlung geklärt werden könne. Auch wenn sich das hier angelegte Element der „bürgerlichen Doppelherrschaft“ durch den weiteren Verlauf der Revolution in Berlin nicht durchsetzten konnte[2], so erlangten die Bezirksvereine langfristig doch große Bedeutung. Denn im Gegensatz zu den meisten anderen politischen Organisationen überlebten sie die Schließung aller politischen Klubs und Vereine durch die Gegenrevolution und überlebten letztendlich auch die Ära der Restauration. Sie wurden zur Essenz der fortschrittsliberalen politischen Kultur Berlins, die sich ab den 1860er Jahren entwickeln sollte.

Wichtig war, dass der politische Erfahrungsraum Virchows in dieser Zeit der eines Wahlmannes eines Berliner Bezirks war und nicht der eines Abgeordneten. Je näher er sich mit den Bedürfnissen der Bevölkerung auseinander setzten musste, umso mehr war ihm das Gewicht der sozialen Frage bewusst. Draußen in der konkreten Begegnung kam er damit sehr viel näher in Kontakt als in dem stärker von theoretischen Auseinandersetzungen geprägten Raum der Parlamente.

Virchow beteiligte sich auch an Versammlungen von Handwerkern und Maschinenbauarbeitern[3]. Dies hinderte ihn nicht daran, sich gleichzeitig auch an der Gründung des elitären und exklusiven „Republikanischen Klubs“ am 23.06.1848 zu beteiligen. Die allesamt der demokratischen Prominenz Berlins entstammenden Vertreter entschieden sich für strenge Exklusivität ihrer Mitglieder. Über Mitgliedschaft sollte in geheimer Wahl abgestimmt werden, neue Mitglieder durften nur auf Vorschlag von mindestens drei Mitgliedern sowie durch Zweidrittelmehrheit auf-

1 Wolff, Berliner Revolutions-Chronik, Bd. 3, S. 219.

2 Hachtmann, Berlin 1848, S. 640f.

3 Virchow an seinen Vater, 01.07.1848, in: Briefwechsel, S. 357.

genommen werden. Die Bedeutung dieses Klubs hielt sich in engen Grenzen.[1]

Ende Oktober beteiligte sich Virchow, als Vertreter seines Bezirksvereins, an dem zweiten Demokraten-Kongress in Berlin, auf dem über die Verbesserung der Parteistruktur sowie über politische Ziele und Vorgehen gerungen wurde.[2] Virchow wurde mit in die fünfköpfige Prioritäts-Kommission gewählt. Zu den Aufgaben dieser Kommission sollte gehören, inhaltliche Anträge für die allgemeine Versammlung vorzubereiten, die Tagesordnung festzusetzen und bei Bedarf als Schlichtungsinstanz aufzutreten. Man geriet über die Aufgaben dieser Kommission in einen Streit, diese wurde der zahlreichen Anträge immer weniger Herr. Daher erklärte sich ein Teil der Delegierten mit den durch die Kommission festgelegten Prioritäten nicht einverstanden und formulierte Direktanträge an dieser vorbei.[3] Diese Krise der Veranstaltung führte dazu, dass zahlreiche Delegierte den Kongress vorzeitig verließen, wahrscheinlich auch Virchow.

Hauptgrund für den Dissens auf dieser Veranstaltung war das Verhältnis der demokratischen Bewegung zur „sozialen Frage" und zur Wiener Oktoberrevolution. Wie aus den Äußerungen eines Freundes von Virchow, Wilhelm von Wittich, wenige Tage vor dem Kongress zu entnehmen war, war Virchow mittlerweile ein „richtiger Socialist" geworden.[4]

Auch Virchow selbst ordnete sich der extremen Linken zu, wenn er auch nicht immer die Mittel billigte, die diese zur Erreichung ihrer Ziele einschlug.[5]

Er bezeichnete sich selbst als Sozialist und grenzte sich von kommunistischen Positionen stark ab. So erklärte er seinem Vater:

> „Den Communismus als solchen halte ich, wie ich Dir schon früher sagte, für Wahnsin[n], wen[n] man nämlich ihn direkt herstellen wollte. Den Socialismus dagegen erkenne ich als das einzige Ziel unserer Bestrebungen, freilich nicht dieses oder jenes System, wie es jetzt in Frankreich aufgestellt ist, sondern das Bemühen, die Gesellschaft zu vernünftigen Grundlagen zu führen,

---

1 Hachtmann, Berlin 1848, S. 626f.

2 Ebenda, S. 726-730; Paschen, Demokratische Vereine, S. 96-112.

3 Hachtmann, Berlin 1848, S. 726-730; Lüders, Die demokratische Bewegung in Berlin, S. 84-109, 152-191; Paschen, Demokratische Vereine, S. 92-112; Botzenhart, Europa im Umbruch, S. 156f.

4 Goschler, Virchow, S. 72.

5 Virchow an seinen Vater, 29.9.1848, ebenda, S. 366.

> oder mit *andren* Worten Einrichtungen zu treffen, welche uns dafür Gewähr leisten, dass der Pöbel aufhöre, zu sein."

Die Republik müsse jetzt das vollenden, was das Christentum vorgearbeitet habe: „Das Christenthum hat auch nur denselben Zweck gehabt."[1]

Mit welchen Mitteln ganz genau sollte die Republik das Werk nun vollenden? Welche Rolle sollten dabei gerade die (Natur-)Wissenschaft und insbesondere sein Berufsstand einnehmen?

Die Lösung hierzu sollten, neben seinen bisher geschilderten Aktivitäten, ganz wesentlich sein Engagement für die Hochschulreform und insbesondere, die Medizinalreform, die im Revolutionsjahr ebenfalls zu einer breiten Bewegung anwuchs, aufzeigen. Sein Programm war die vollständige Umwandlung des bisherigen Medizinalsystems.

---

1 Virchow an seinen Vater, 23.5.1849, ebenda, S. 406; vgl. auch Virchow an seinen Vater, 19.3.1848, ebenda, S. 329.

7 Entstehen und Organisation der Berliner Medizinalreformbewegung um Virchow im Jahr 1848

7.1 Die Generalversammlung der Berliner Ärzte

Schon bald nach dem revolutionären 18. März, am 2. April, traten auf Anregung der „Berliner Gesellschaft für Geburtshilfe“ Deputierte der verschiedenen medizinischen Gesellschaften, die es in Berlin gab, zusammen. Es sollten Vorbereitungen für eine allgemeine Versammlung der Berliner Ärzte und daran anschließend eine Versammlung sämtlicher preußischer Ärzte in Angriff genommen werden.

Die aus einem Beschluss der Gesellschaft für Geburtshilfe vom 2. April 1848 hervorgegangene General-Versammlung der Berliner Ärzte sollte alle schon bestehenden ärztlichen Organisationen zusammenfassen. Virchow war von der Geburtshilflichen Gesellschaft delegiert worden und amtierte dort als Vizepräsident.

Unabhängig von diesem Geschehen hatten Medizinstudenten sich organisiert und in einer Petition von dem Ministerium der geistlichen, Unterrichts- und Medicinal-Angelegenheiten die Wiederbesetzung einiger klinischer Lehrstellen gefordert. Heiße Debatten schlossen sich an, die sich kritisch mit der Frage staatlichen Eingreifens in den Unterricht auseinander setzten. Da sich auch eine Reihe von Ärzten daran beteiligte, bildete sich daraus ein „medizinischer Klub“, der unter Beteiligung von Ärzten, Wundärzten und Studierenden eine Reform des gesamten Medizinalwesens verfechten wollte. Diese Vereinsbildung war jedoch nur kurzlebig, da sich die meisten Ärzte bald wieder aus ihr zurückzogen.

Dagegen bildete sich am 27. Juni um die renommierten Ärzte Berend und Grävell ein Verein aus praktischen Ärzten und Wundärzten, der sich „Verein zur Förderung der Gesamtinteressen des ärztlichen Personals“ nannte. Daneben waren bereits am 9. Juni im Hotel de Russie die promovierten Ärzte Berlins zusammengetreten. Diese Vereinsgemeinschaft verstand sich als „Generalversammlung“ der Berliner Ärzte. In dieser medizinischen Reformgesellschaft organisierten sich zu Beginn der Revolution fast ¾ der Berliner Ärzte. Zu ihren führenden Köpfen zählten u.a. Virchow, Neumann, Leubuscher, Mayer, Traube und Remak. Der Versuch, die medizinischen Vereine Berlins in der Generalversammlung organisatorisch zusammenzufassen, scheiterte von Anfang an. Die Konkurrenzvereinigung um Berend und Grävell erkannte die

Generalversammlung nicht als medizinische Dachorganisation an.[1] Beide Vereine strebten eine Reform der staatlichen Medizinalordnung an; der Verein um Berend und Grävell verfolgte jedoch deutlich gemäßigtere Ziele. Hier zeigt sich bereits, wie die tiefe Spaltung der politischen Opposition sich auch in der Medizin fortsetzte.

Da in Berlin immerhin etwa 1/5 der gesamten preussischen Ärzte lebten, waren die Berliner Debatten von zentraler Bedeutung für den gesamten Berufsstand.

Auf der zweiten Sitzung der Generalversammlung kamen von den promovierten Ärzten selbst Zweifel auf, ob sie „überhaupt die Berechtigung hätten", sich „als Generalversammlung zu geriren."[2] Auf energische Intervention Virchows hin wurde trotz solcher Zweifel eine Kommission gewählt, deren Aufgabe es sein sollte, der Versammlung die anstehenden Interessen der Ärzte vorzutragen und diese den Behörden weiterzuvermitteln.

Unter den fünf Kommissionsmitgliedern befanden sich neben den Ärzten Schütz, Löffler und Eck auch Rudolf Virchow und dessen politischer und persönlicher Freund Carl Mayer. Eck trat zurück und gab seinen Platz Quincke ab. Mayer wurde als Sprecher der Generalversammlung, Virchow als Vizesprecher gewählt; Wegschneider (Sekretär), Kuttge (Stellvertreter) und Hesse (Kassenführer) nahmen ebenfalls ihre Plätze ein.

Der erste pragmatische Schritt der Generalversammlung war eine Eingabe an das Ministerium, die neue medizinische Verfassung nicht eher abzuschließen, bis auf einem Kongress aller preußischen Ärzte sich Ärzte selbst dazu geäußert haben könnten. Der Minister Rodbertus versprach tatsächlich seine Unterstützung in dieser Angelegenheit.

Denselben Schritt, einen allgemeinen Ärztekongress einzuberufen, hatte der Berend-Grävell-Verein einen Tag nach der Generalversammlung vollzogen. Leubuscher[3] berichtete darüber und bewertete dies als „Misstrauensvotum gegen die Generalversammlung der Berliner Aerzte". Er stellte weiter grundsätzlich fest: „Von dem Augenblick an, wo die

---

1 S. Ackerknecht, Beiträge, S. 97.

2 Leubuscher, R., Bericht über die bisherigen Reformbestrebungen in Berlin, in: MR, Nr. 1 vom 10.7.1848, S. 3.

3 Leubuscher, geboren am 12.12.1821 in Breslau, studierte in Breslau und Berlin Medizin. Nach Promotion (1844) und Staatsexamen (1845) ging er nach Halle, wo er als psychiatrischer Provinzialassistent tätig war. 1846 Rückkehr nach Berlin wegen abzuleistender Militärpflicht; seit 1848 nach erfolgreicher Habilitation Angestellter der medizinischen Fakultät sowie Armenarzt der Stadt Berlin.

Generalversammlung der Berliner Aerzte zusammentrat, hatte jedoch die mögliche Bevormundung der Vereine aufgehört und dieser neue Verein hat der allgemeinen Versammlung gegenüber nur das Recht eines ‚einzelnen' und ‚vereinzelten' Vereins; es ist eine Beeinträchtigung der Gesamtheit, wenn er ihren Beschlüssen bestimmend vorgreift."[1]

Leubuscher mahnte die Ärzte, sich geschlossen hinter die Beschlüsse der Generalversammlung zu stellen und sie als erste Reforminstanz anzuerkennen, um so eine Zersplitterung der Reformsache zu vermeiden.

Nach der zehnten Mitgliedersitzung wurden auch Wundärzte zugelassen. So integrierte die Generalversammlung zu Beginn ihrer Reformbestrebungen nahezu drei Viertel der Ärzteschaft Berlins.[2]

Die Sozialstruktur ihrer Mitglieder war bürgerlicher Prägung, besonders vertreten war das Kleinbürgertum.[3] Die Aufnahme der Wundärzte stellte eine soziale Erweiterung nach unten dar. Studierende der medizinischen Fakultäten wurden nicht in den Verein aufgenommen, man unterstellte ihnen zu wenig reifes Interesse hinsichtlich der rein administrativ-medizinalpolitischen Angelegenheiten.[4]

Das Organ der anfangs regelmäßig wöchentlich tagenden Berliner Generalversammlung wurde die von Virchow und Leubuscher herausgegebene Reformzeitschrift „Die medicinische Reform". Virchow verfügte damit über ein eigenes publizistisches Sprachrohr.

Bis zum Erscheinen der ersten Ausgabe dieser Wochenzeitschrift war die Generalversammlung bereits viermal zusammengetreten. Die ersten Sitzungen zeichneten sich nicht durch außerordentliche Konstruktivität aus. Sie waren spärlich besucht, die Diskussionen charakterisiert durch Missverständnisse, Zersplitterung in Unwesentlichkeiten und ermüdende Wiederholungen.[5] In der ersten Sitzung führte man bereits die dritte Präsidentenwahl durch.[6]

---

1 Leubuscher, R., Bericht über die bisherigen Reformbestrebungen in Berlin, in: MR, Nr. 1 vom 10.7.1848, S. 4.

2 Vgl. Ackerknecht, Virchow, S. 119.

3 Der überwiegende Teil der Ärzte stammte aus kleinbürgerlichen Verhältnissen, so wie Virchow.

4 Leubuscher, R., Bericht über die bisherigen Reformbestrebungen in Berlin, in: MR, Nr. 1 vom 10.7.1848, S. 3.

5 Ebenda, S. 3; anonym, vermutlich Leubuscher, R., Berichte über die Reform-Vorgänge, in: MR, Nr. 6 vom 11.8.1848, S. 35; anonym, vermutlich Leubuscher, R., Berichte über die Reformvorgänge, in: MR, Nr. 10 vom 8.9.1848, S. 66.

6 Leubuscher, R., General-Versammlung der Berliner Aerzte, in: MR, Nr. 3 vom 21.7.1848, S. 12.

Die General-Versammlung war somit alles andere als ein repräsentatives Organ. Anfangs vereinigte sie 300 promovierte Ärzte von den damals insgesamt 430 „Medicinalpersonen“ in Berlin. Sie schrumpfte rasch auf etwa 50 bis 60 Teilnehmer und vertrat daher nur noch eine Minderheit. Sie stand darüber hinaus in Konkurrenz zu anderen Gruppierungen. So zu dem zwar nur kurzlebigen „Medicinischen Club“, an dem jüngere Ärzte und auch Studenten teilnahmen sowie vor allem zu dem bereits erwähnten „Verein praktischer Aerzte und Wundaerzte zur Förderung der Gesamtinteressen des Heilpersonals“ um Berend und Grävell.

Die General-Versammlung der Ärzte wurde auf der Gegenseite sehr ernst genommen und mit schnellem Handeln beantwortet. So teilte Virchow seinem Vater Ende September 1848 mit: „Wir befinden uns in der äußersten Opposition mit der Regierung.“ Das Medicinal-Ministerium in Person des Geheimrats Schmidt war bereits dazu übergangen, mit Hilfe einer eigenen Broschüre Virchow aufs Heftigste anzugreifen. Doch dazu meinte Virchow: "Unsere Sache ist aber so gut, daß auch solche Angriffe ihr nichts schaden; der Kampf kann[n] freilich noch hart werden u er ist nicht ungefährlich, doch hoffe ich, daß wir ihn überstehen werden.“[1]

Trotz Ermüdungserscheinungen gab ihm die gemeinsame Sache immer wieder neuen Mut und die Kraft, durchzuhalten. Mit wesentlich dafür war für Virchow folgende Tatsache: „Meine Beziehungen zu meinen Freunden sind ungleich herzlicher geworden als sie es je waren, u ich habe manche Bekanntschaft dabei gewon[n]en, welche mir ohne *dieß* wahrscheinlich nie zugefallen wäre.“[2]

Das wichtigste konkrete Ergebnis der ersten Debatten der General-Versammlung war der Aufruf „zu einem preußischen Ärztekongreß“.[3] Die Generalversammlung beschäftigte sich darüber hinaus mit den standespolitisch wichtigen Angelegenheiten der Ämterkumulation (Zivil- und Militärämter), der Verbesserung der Kompagnie-Chirurgenstellung, der Befreiung der Ärzte vom Bürgerwehrdienst und der Anstellung von Zivilärzten an der Charité. Weitere Themen waren das umstrittene Selbstdispensierungsrecht für Homöopathen, die Aufhebung des Gewerbezwanges für Apotheker, die Öffentlichkeit der Spitäler für die

---

1 Virchow an seine Vater, 29.09.1848, in: Briefwechsel, S. 367.

2 Ebenda.

3 Leubuscher, R., General-Versammlung der Berliner Aerzte, in: MR, Nr. 4 vom 28.7.1848, S. 19.

praktischen Ärzte sowie die notwendig zu treffenden Maßregeln gegen die stärker auftretende Cholera.[1]

Angestrebtes Ziel der Generalversammlung war es, Prinzipien für einen neuen ärztlichen und gesundheitspolitischen Gesetzesentwurf aufzustellen. In diesem Entwurf sollte die Grundlage für eine organisierte öffentliche Gesundheitspflege gelegt werden. Die legislative Kommission des Vereins, deren maßgeblicher Kopf Salomon Neumann war, stellte in ihrem „ ‚Commissionsbericht' betreffend die Dispositionen für die legislativen Berathungen in der Generalversammlung der Aerzte" fest, dass es ein Grundanliegen einer neuen Medizinalordnung sei, „der socialen Frage Rechnung zu tragen"[2] und die demokratischen Rechte und Pflichten der Staatsbürger zu schützen. Zur Vorbereitung des demokratischen Medizinalentwurfs schlug Neumann eine aus 16 Mitgliedern bestehende Kommission vor. Diese sollte sich wiederum in vier verschiedene Fachabteilungen mit jeweils verschiedener Sach- und Fachorientierung untergliedern.[3] In seiner Grundstruktur wurde dieser Kommissionsbericht von der Generalversammlung anerkannt. Nach eingehenden Diskussionen wurde schließlich eine „Fünfzehner-Kommission" aufgestellt, die untergliedert war in drei Abteilungen. Der ersten Abteilung für „öffentliche Gesundheitspflege" gehörten die Ärztepolitiker Neumann, Leubuscher, Mayer, Riedel und Horn an. Der zweiten Sachabteilung „für das Verhältnis der Aerzte zum Staate und unter sich" gehörten Schütz, Quincke, Körte, Krieger und Waldeck jun. an. Die dritte Kommissionsgruppe „für Unterrichtswesen" bestand aus Virchow, Löffler, Remak, Dann und Schöller.[4]

In der 14. Sitzung am 8. September 1848 beschloss man auf Antrag Virchows, sich so lange zu vertagen, bis die legislative Kommission den Entwurf der neuen Medizinalverfassung ausgearbeitet habe. Die einzelnen Forderungen, die Eingang in den Entwurf finden sollten, hatte Rudolf Virchow schon seit Juli den Ärzten in seiner Wochenzeitschrift „Die medicinische Reform" zur Diskussion gestellt.

---

1 Die MR listet in einem „Rückblick" die wesentlichsten Forderungen, die sie in den Sitzungen erarbeitet hat, auf : Virchow, R., Rückblick, in: MR, Nr. 11 vom 15.9.1848, S. 69. Die einzelnen Forderungen werden in Kapitel 8 der vorliegenden Arbeit behandelt.

2 Neumann, S., Commissionsbericht betreffend die Dispositionen für die legislativen Berathungen in der Generalversammlung der Aerzte, in: MR, Extrablatt zur Nr. 2 vom 19.7.1848, S. 1.

3 Ebenda, S. 1 f.

4 Leubuscher, R., Berichte über die Reformvorgänge, in: MR, Nr. 7 vom 18.8.1848, S. 41.

7.2 Virchows Zeitschrift „Die medicinische Reform"

Am 10. Juli 1848 erschien die erste Ausgabe der „medicinischen Reform".[1] Neben Rudolf Virchow betätigte sich als Mitherausgeber Rudolf Leubuscher.

Der Titel ihrer Zeitschrift lehnte sich an das demokratische Parteiblatt „Die Reform" an, welche seit April von Heinrich Oppenheim und Arnold Ruge herausgegeben wurde.

Leubuscher gehörte seit 1844 neben Reinhardt und Traube zu Virchows engstem Freundeskreis. Geboren am 12.12.1821 in Breslau, hatte Leubuscher in Breslau und Berlin Medizin studiert. Er war seit 1848 nach erfolgreicher Habilitation Angestellter der medizinischen Fakultät sowie Armenarzt der Stadt Berlin.

Wie Virchow und Reinhardt verfolgte er die umwälzenden Neuerungen der pathologischen Anatomie, an denen seine Freunde maßgeblichen Anteil hatte, mit regem Interesse. Doch fühlte er sich eher zu einer anderen medizinischen Disziplin hingezogen, die auch der grundlegenden Neuerungen bedurfte, der Psychiatrie.

Neben den allgemein reformerischen Bedürfnissen hatte ihn sicherlich noch ein anderer Grund dazu bewogen, aktiv in das Medizinalreformunternehmen einzusteigen. Leubuscher war Jude und hatte unter dem Antisemitismus zu leiden. Zugang zur akademischen Laufbahn eröffnete sich für die meisten Juden erst nach der Revolution von 1848. So konnte Leubuschers jüdischer Freund Ludwig Traube, Begründer der Experimentalpathologie in Deutschland, die Bedingungen für seine Habilitation nur durchsetzten aufgrund einer von 75 Medizinern eingereichten Petition.[2]

Innerhalb der medizinischen Publizistik nimmt die „medicinische Reform" eine exponierte Stellung ein. Neben ihrer auffallenden radikalpolitischen Schärfe, die sie weit aus der medizinischen Reformschriftenflut herausragen lässt, ist ihr äußerer Aufbau ebenfalls außerordentlich bemerkenswert. Aufbau und Strukturierung der Zeitschrift muten höchst modern an und hatten Vorbildcharakter. Die „medicinische Reform" zählt zu den ersten gelungenen Versuchen des enzyklopädischen Journaltyps der „Wochenschrift". Paul Börner, der Begründer der bis heute

1 Virchow, R., Leubuscher, R. (Hrsg.), Die medicinische Reform. Eine Wochenschrift, Berlin 1848/49; Neudruck hg. von Chr. Kirsten und K. Zeisler, Berlin (Ost) 1983.

2 Erlanger, A., Der Psychiater Rudolf Leubuscher 1821-1861, S. 5 f. (im Folgenden zitiert: Erlanger, Leubuscher).

noch erscheinenden „Deutschen medizinischen Wochenschrift" bezog sich 1875 ausdrücklich auf sie als Vorbild.[1]

Die Zeitschrift umfasste jeweils vier Druckseiten, großformatig und zweispaltig eng bedruckt, und war gegliedert in verschiedene einzelne Rubriken, die während der ganzen Erscheinungszeit kontinuierlich beibehalten wurden. Die Abfolge der Berichte unterlag einer strengen Ordnung. Auf der ersten Seite oben begannen die oft mehrspaltigen Leitartikel, die überwiegend von Virchow stammten. Sie führten in die aktuellen Probleme der medizinischen Reformbewegung ein. Daran schlossen sich die „Berichte über die Reform-Vorgänge" an. Sie stammten aus der Feder Leubuschers; er berichtete über die medizinischen Reformvorgänge mit Schwerpunkt Berlin. Die wichtigste „Nachrichtenagentur" hierbei waren die Generalversammlungen der Berliner Ärzte, über die er sachlich und detailliert informierte. Neben Meldungen aus der übrigen preußischen Provinz waren hier auch Kurznachrichten aus anderen deutschen Staaten wie Sachsen, Baden und Bayern zu finden. Darüber hinaus wurden auch die Geschehnisse im Ausland, besonders im revolutionären Frankreich, berücksichtigt. Der Blick über den nationalen Zaun und der internationale Informations- und Solidaritätsanspruch belegt ebenfalls die Qualität dieser Wochenschrift.

Die Rubrik „Kleinere Mittheilungen" brachte neben Meldungen, die sich auf das reformmedizinische Tagesgeschehen bezogen, bald auch vermehrt medizinisch-klinische Themen. Einen beherrschenden Platz nahm dabei die Cholera ein, die in den Jahren 1848 und 1849 mehrfach in Berlin wütete. Raum sollte von Anfang an gegeben werden für Erfahrungen aus der medizinischen Literatur und für kritische Besprechungen der wichtigsten Werke.

In der Abteilung „Personalnachrichten" wurden Informationen des ärztlichen Tagesgeschehens übermittelt. Darunter fielen auch Beteiligungen von Ärzten an politischen Aktionen und Personalveränderungen an der Charité. Die Wichtigkeit der in einer Nachricht dargestellten Ereignisse spielte für den ihr zukommenden Platz eine entscheidende Rolle.[2] Selten enthielt die Zeitschrift auch noch eine Anzeigenrubrik.

---

1 Börner, P., Unsere Ziele, Deutsche medizinische Wochenschrift, 1 (1875), S. 1-3, zit. nach Schneck, P., Nachwort zum fotomechanischen Nachdruck der Wochenschrift „Die medicinische Reform" hrsg. von Rudolf Virchow und Rudolf Leubuscher, S. 4 (im Folgenden zitiert: Schneck, Nachwort).

2 So nahmen Meldungen über die in den Volksvertretungen gewählten Ärzte die erste Stellung ein; ebenso standen Informationen über das politische Schicksal von Ärzten – wie zum Beispiel die Verhaftung Gottschalks, des Kölner Arbeitervereinspräsidenten – vor weniger relevanten Meldungen.

Die Wochenschrift erschien immer freitags.[1]

Verleger war der nicht unbedeutende Georg Ernst Reimer, der auch Virchows „Archiv für pathologische Anatomie und Physiologie und für klinische Medicin" herausgab. Der Preis der Publikation betrug zwei Silbergroschen, im vierteljährlichen Abonnement 20 Silbergroschen. Bestellt werden konnte sie über Buchhandlungen und Postämter. Vielleicht erfolgte ein Teil der Verteilung der Schrift auch über die Vereinsorganisation. Da die Generalversammlung ebenfalls freitags tagte, könnte sie auch dort verteilt worden sein.

Die Wochenschrift zielte auf ein ausschließlich ärztliches Publikum. Über die ungefähre Auflagenhöhe gibt ein erhaltener Briefwechsel zwischen Virchow und Reimer Auskunft. Im zweiten Viertel ihres Bestehens hatte sich der Absatz etwas erhöht und betrug nahezu 230 Exemplare. Damit konnten die Kosten jedoch nicht gedeckt werden, sollte der Umfang der Wochenschrift beibehalten werden. Reimer schrieb: „Um die Kosten für Satz, Druck und Papier und das Debet zu decken, würden etwa 350 Exemplare erforderlich sein."[2]

Zudem geriet das Blatt häufig in Konflikt mit den Zensurbehörden. Obwohl Reimer sich der ungünstigen Geschäftslage bewusst war, die sich auch nicht mehr ändern sollte, ließ er die Zeitschrift weiterhin erscheinen. Die Finanzierung der Schrift erfolgte, wie es der Briefwechsel andeutet, über den Verleger in Form einer Absatzgarantie.[3]

Der sich in ständigen finanziellen Schwierigkeiten befindende Virchow wird wohl kaum in der Lage gewesen sein, sich an dem Unternehmen durch direkte Geldzuweisungen zu beteiligen, genauso wenig wie der wohlhabendere Leubuscher. Von Anfang an verzichtete Virchow auf sein Honorar, welches pro Zeitschriftennummer auf einen Friedrichsdor festgelegt worden war.

Die zeitgenössische Wirkung dieser Zeitschrift darf nicht überschätzt werden. Begleiteten doch dieses publizistische Sprachrohr von Anfang an finanzielle Nöte aufgrund der Ermangelung einer ausreichenden Käuferschaft.

---

1 Lediglich das „Extrablatt" der zweiten Ausgabe der MR erschien an einem Mittwoch (19. Juli 1848).

2 Zentrales Archiv der Deutschen Akademie der Wissenschaften, Nachlass Virchow, Nr. 1676, Briefe Georg Reimers an Rudolf Virchow, 21.12.1848; zit. nach Schneck, Nachwort, S. 8.

3 Inwieweit die Generalversammlung oder der Verein der Berliner Ärzte durch Spenden oder organisierte Sammlungen dieses Blatt unterstützt haben, ist nicht herauszufinden.

Ab Januar des Jahres 1849 bis zur Einstellung des Blattes am 29. Juni 1849 erscheint Virchow „aus rein äusserlichen Gründen" als Alleinherausgeber[1]. Sehr wahrscheinlich führten finanzielle Gründe zu dieser Personalveränderung. Ein Freundschaftskonflikt zwischen Virchow und Leubuscher dürfte ziemlich ausgeschlossen sein, zumal Leubuscher weiterhin regelmäßig in dem Heft publizierte.[2]

In dem kurzen Zeitraum ihres Bestehen befasste sich „Die medicinische Reform" immer wieder mit drei zentralen gesundheits- und gesellschaftspolitischen Problemen: Eine durch die Verfassung garantierte öffentliche Gesundheitspflege, eine Verbesserung der medizinischen Versorgung für arme Kranke und ein größeres Mitspracherecht der Ärztevereine in Medizinalangelegenheiten und Gewährung einer weitgehend beruflichen Autonomie.

Virchows Publikationsorgan war unter den zahlreichen medizinischen Zeitschriften einer der bekanntesten, in denen damals gesundheits- und standespolitische Fragen kontrovers diskutiert wurden.[3] Virchow trat hier als Wortführer einer breiten Bewegung unter den Medizinern auf. Der Zielsetzung, der raschen und umfassenden Information der Ärzteschaft in einer durch die gesellschaftspolitische Entwicklung plötzlich schnelllebig gewordenen Zeit zu dienen, ist „Die medicinische Reform" wohl in hohem Maße gerecht geworden.[4]

7.3 Virchows programmatischer Eröffnungsartikel

Die medizinische Reformbewegung verstanden Virchow und seine Freunde nicht nur als reine standesbezogene Interessenartikulation. In seinem Eröffnungsartikel „Was die ‚medicinische Reform' will" wies Virchow auf die allgemeinen revolutionären Proteströmungen seiner Zeit hin. Er brachte die medizinische Reformbewegung auf einen einheitlichen ideologischen Nenner mit denselben und erklärte: „Die „medicinische Reform" tritt zu einer Zeit ins Leben, wo die Umwälzung unserer alten Staatsverhältnisse noch nicht vollendet ist, wo aber von allen Seiten schon Pläne und Steine zu dem neuen Staatsbau herzugebracht werden. Welche andere Aufgabe könnte ihr daher näher liegen, als die, gleichfalls bei dem Abräumen des Schutts und dem Aufbau der neuen Institutionen thätig zu sein?"[5] Und weiter stellte er fest: „Politische

---

1 Virchow, R., in : MR, Nr. 27 vom 5.1.1849, S. 173.

2 Erlanger, Leubuscher, S. 54.

3 Jütte, Vereinswesen, S. 29.

4 Schneck, Nachwort, S. 5.

5 Virchow, R., Was die "medicinische Reform" will, in: MR, Nr. 1 vom 10.7.1848, S. 1.

Stürme von so schwerer und gewaltiger Natur, wie sie jetzt über den denkenden Theil Europa's dahinbrausen, alle Theile des Staats bis in den Grund erschütternd, bezeichnen radicale Veränderungen in der allgemeinen Lebensanschauung. Die Medicin kann dabei allein nicht unberührt bleiben; eine radicale Reform ist auch bei ihr nicht mehr aufzuschieben."[1]

Für die Ärzte bedeutete dies ganz konkret, „ihre Interessen aus der Hand von „Vorgesetzten" zu nehmen"[2], sich frei zu sammeln und über ihre Interessen und Bedürfnisse nachzudenken und zu beraten.

Virchow bot mit seiner wöchentlich erscheinenden „medicinischen Reform" eine Unterstützung an; in seiner Zeitschrift konnten der Meinungsaustausch der verschiedenen Reformvertreter und die Beschlüsse der legislativen und exekutiven Gewalt nachvollzogen werden. Seine Leitartikel und die Berichte Leubuschers über die verschiedenen medizinischen Reform-Versammlungen und -Schriften wollten den Leser auf den aktuellsten Stand bringen und halten, „in der Art, wie es die englischen und französischen Wochenschriften thun."[3]

Virchows standespolitisches Interesse war auf das Engste verknüpft mit sozialpolitischen und sozialhygienischen Fragen: „Die Medicinal-Reform soll doch nicht sowohl der Aerzte, als der Kranken willen geschehen."[4] Daran anschließend formulierte Virchow den sozialpolitischen Auftrag des Arztes, mit seinem vielzitierten Satz: „Die Aerzte sind die natürlichen Anwälte der Armen und die sociale Frage fällt zu einem erheblichen Theil in ihre Jurisdiction."[5]

Virchows „Anwalt der Armen" erinnert an „The poors man advocat", eine Hauptschrift des während der englischen Revolution vielgelesenen Politikschriftstellers und Arztes Chamberleins.[6] Der Protest der unteren Schichten, der meist ein stummer war, sollte fortan laut artikuliert werden von einer Intelligenz, die von Berufwegen die soziale Not der Unterschichten kannte und ihr Abhilfe verschaffen wollte: von den akademischen Ärzten. Ein Blick auf das revolutionäre Frankreich bestätigte den jungen Virchow in seiner Ansicht. Hatte doch dort die medizinische Publizistik „diese Aufgabe unmittelbar nach den Tagen des Februar begrif-

1 Ebenda.

2 Ebenda.

3 Ebenda, S. 2.

4 Ebenda.

5 Ebenda.

6 Ackerknecht, Beiträge, S. 74.

fen und die soziale (nicht socialistische) Medicin an die Spitze ihrer Artikel gestellt."[1]

Virchow bezog sich hier auf Jules-René Guérin. Guérin gehörte nach der französischen Februarrevolution zu den profiliertesten Führern der starken demokratischen Ärztebewegung Frankreichs. Er publizierte in der „Gazette médicale de Paris" vom 11. und 18. März zwei programmatische Artikel.[2] In diesen legte er als Stellvertreter der progressiven Ärzteschaft seine Hoffnungen, die er in die neue Republik setzte, dar. Von ihrer Verwirklichung machte er prinzipielle neue Perspektiven innerhalb der Medizin abhängig, so vor allem die neue gesellschaftliche Position der Medizin, nämlich die einer gesellschaftlichen Führungsrolle.

Virchow vertrat den gesellschaftlichen Führungsanspruch der Medizin ebenfalls, hier auf den Aspekt „des Anwalts des Armen" dominierend bezogen. Am Schluss seines Artikels deutete er die weiteren gesellschaftlichen Auswirkungen seines Programms an, in dem er den politischen Verwaltern der Macht zurief: „Möge die „grosse" Medicin nicht vergessen, dass ein Princip der Perfektibilität in der Welt ist, dem sie sich nicht für immer entziehen können".[3] Mit „Prinzip der Perfektibilität" meinte Virchow die mechanische, naturwissenschaftliche Weltanschauung, auf deren politische Sprengkraft er setzte. Von ihr erhoffte er sich letztendlich die grundlegende Erneuerung der gesellschaftlichen Verhältnisse.

---

1 Virchow, R., Was die "medicinische Reform" will, in: MR, Nr. 1 vom 10.7.1848, S. 2.

2 Beide Artikel sind vollständig abgedruckt und übersetzt bei: Deppe/Regus, Seminar, S. 215-225.

3 Virchow, R., Was die "medicinische Reform" will, in: MR, Nr. 1 vom 10.7.1848, S. 2.

8 Die Leitforderungen und Leitziele der „medizinischen Reform"

8.1 Der Generalkongress

Die „Generalversammlung" hatte in ihrer dritten Sitzung beschlossen, einen Generalkongress preußischer Ärzte einzuberufen. „Die medicinische Reform" reagierte darauf und startete einen öffentlichen „Aufruf an die preussischen Aerzte".[1] Er forderte die Ärzte in den preußischen Provinzen auf, sich ähnlich den Berliner Ärzten in Versammlungen zu vereinen, „um durch vorläufige Besprechungen die für den Aufbau einer neuen medicinischen Verfassung nöthigen Grundlagen in ihren Kreisen vorzubereiten."[2] Als Endziel sollte „ein allgemeiner medicinischer Congress"[3] angestrebt werden, um die aktive Teilnahme aller preußischen Ärzte an der Ausarbeitung des Entwurfs einer neuen Medizinalverfassung tatsächlich zu gewährleisten. Darüber hinaus bat die Generalversammlung der Berliner Ärzte die bestehenden und sich gerade formierenden Vereine, sich zum Meinungsaustausch miteinander in Verbindung zu setzen.

Die entschieden vertretene Forderung nach einem Generalkongress hatten die Ärzte bereits vor der Revolution formuliert. Auch hier hatten wieder einmal die französischen Ärzte Vorbild geleistet. Sie waren im Sommer 1845 in Paris zur Beratung eines neuen Medizinalgesetzes im Rahmen eines freiwilligen Kongresses zusammengetreten. Bei diesem waren alle medizinischen Fakultäten, Akademien, medizinischen Vereine und Gesellschaften Frankreichs durch Abgeordnete vertreten. Zudem war dort eine Anzahl privater Ärzte zusammengekommen. Nahezu 1.000 Teilnehmer gelangten nach vierzehntätigen Diskussionen zur Ausarbeitung eines Medizinal-Gesetzes. Dieser inoffizielle Kongress konnte darüber hinaus keinen Einfluss auf die französische Legislative ausüben.[4]

Auf deutschem Boden wurde die Forderung nach einem allgemein ärztlichen Kongress zuerst von dem Ärzteverein Kölns in einer Denkschrift

1 Die Generalversammlung der Berliner Aerzte, in: MR, Nr. 2 vom 14.7.1848, S. 5.

2 Ebenda.

3 Ebenda.

4 Detailliertere Informationen über diesen französischen Kongress sind in der älteren Literatur zu finden, so zum Beispiel bei Graf, Vereinswesen.

des Jahres 1846 geäußert.[1] Ein erstes offizielles Gesuch an den damals amtierenden Kultusminister Eichhorn stellte am 12. August des folgenden Jahres der gerade neu gebildete Ärzteverein der preußischen Rheinprovinz; zwei Monate später, am 15. Oktober 1847, wiederholte auch der Düsseldorfer Ärzte-Verein dieses Anliegen. Beide Gesuche wurden außerordentlich unfreundlich und mit Verweisen versehen abgelehnt.[2] Das Gesuch der Berliner Generalversammlung vom Juni 1848 wurde von dem neu zuständigen Kultusminister Rodbertus „sehr freundlich" entgegengenommen und dieser versprach sogar „seine kräftige Mitwirkung".[3] In die Ernennung von Johann Karl Rodbertus wurden große Hoffnungen gesetzt. Rodbertus Haltung, die seine Befürwortung der öffentlichen Beratung einer Reform des Gesundheitswesen miteinschloss, sollte wenige Wochen später zu seiner Entlassung führen.

8.2 Einheitsstand, Militärmedizin und ärztliche Selbstverwaltung

Die Forderung nach Einheit, die im national-politischen Bereich eine Hauptforderung darstellte, stellte auch eine der brennendsten Forderungen der Medizinalbewegung dar. Die Aufhebung der Klassifizierung, der Einheitsstand, sowie eine bessere materielle Absicherung durch rechtliche Gleichstellung mit den Standesbeamten wurde angestrebt. Dadurch sollte die soziale Situation verbessert und die staatliche Gängelung verringert werden. Viele Ärzte sahen sich in den 1840er Jahren sozial bedroht und tendenziell deklassiert. War die Zahl der approbierten Ärzte im Vormärz rasch angestiegen, so waren doch große Teile ihrer Klientel materiell nicht in der Lage, ihre Dienste in Anspruch zu nehmen. Zudem war die Reputation der akademischen Ärzte nicht sehr hoch, der wenig entwickelte Stand der Medizin schränkte ihre therapeutische Wirksamkeit und Autorität sehr ein.

Bereits in den 1840er Jahren hatten die Ziele, Verbesserung der sozialen Situation und Verringerung der staatlichen Gängelung, im Mittelpunkt der Medizinalreformbewegung gestanden.

Eine Aufsplitterung, die von den Medizinern als sehr unvorteilhaft angesehen wurde, war die Klassifizierung in Zivil- und Militärärzte. Die Militärärzte stellten nahezu 15% der Ärzteschaft. Sie waren einer besonderen Disziplinargerichtsbarkeit unterworfen und ihr Ansehen war sehr

---

1 nach Finkenrath, Medizinalreform, S. 44.

2 Graf, Vereinswesen, S. 9.

3 Leubuscher, R., Bericht über die bisherigen Reformbestrebungen in Berlin, in: MR, Nr. 1 vom 10.7.1848, S. 4.

niedrig. Daher wurden immer häufiger Stimmen laut, die nach Abhilfe dieser misslichen Lage suchten.

Die Generalversammlung beriet in ihrer vierten Sitzung (am 31. Juni) ausschließlich über militärmedizinische Angelegenheiten. Löffler, ein Kommissionsmitglied, stellte fest, dass durch die als Kompaniechirurgen im Heer dienenden promovierten Ärzte und Wundärzte I. Klasse, die die „Proletarier" des ärztlichen Standes bildeten, „die Würde des ganzen ärztlichen Standes unter dieser Erniedrigung" zu leiden habe.[1] Löffler stellte den Antrag, dass die im Heer tätigen Ärzte den Rang und die Kompetenz eines Offiziers erhalten sollten.

Dem von Löffler vorgetragenen Antrag wurde noch ein Amendement hinzugefügt, das die Gleichberechtigung aller Ärzte zu den höheren Militärmedizinalstellen vorsah.[2]

In der siebten Sitzung teilte Dr. Kunze, Abgeordneter der preußischen Nationalversammlung und Mitglied der Fachkommission für Militärangelegenheiten, der Versammlung mit, dass eine Erklärung des Ministeriums über die militärärztlichen Reformforderungen baldigst zu erwarten sei.[3]

Virchow nimmt in seiner Wochenzeitschrift Stellung zu den militärärztlichen Angelegenheiten. In seinem Artikel „Die militärärztlichen Bildungsanstalten" spricht er sich entschieden gegen solche besonderen militärärztlichen Anstalten aus. Dem Militär bleiben nach seiner Ansicht in Hospitälern und Lazaretten sowie in einem universitären Lehrstuhl für Kriegsheilkunde genügend Bildungsmöglichkeiten.[4] In der nächsten Ausgabe der „medicinischen Reform" formuliert er in seinem Beitrag „Das Militär-Medicinalwesen" seine Ablehnung gegenüber der herkömmlichen Kaste von Militärärzten, da die Verteilung von Pflichten und finanziellen Einnahmen hier ungleich sei. Ein Regimentsarzt, der meist nur ein Bataillon versorge, habe ein hohes Gehalt, während ein Bataillons- bzw. Garnisonsstabsarzt bei doppelter Leistung nur ein geringes Gehalt aufweise. Virchow schlägt eine Alternative in Form eines Ärztecorps von nicht mehr festangestellten Ärzten vor.[5]

---

1 Leubuscher, R., Bericht über die bisherigen Reformbestrebungen in Berlin, in: MR, Nr. 2 vom 14.7.1848, S. 7.

2 Ebenda, S. 8.

3 Leubuscher R., General-Versammlung der Berliner Aerzte, in: MR, Nr. 4 vom 28.7.1848, S. 19.

4 Virchow, R., Die militärärztlichen Bildungsanstalten, in: MR, Nr. 9 vom 1.9.1848, S. 57.

5 Virchow, R., Das Militär-Medicinalwesen, in: MR, Nr. 10 vom 8.9.1848, S. 63.

Virchow kritisiert auch das Friedrich-Wilhelm-Institut, dessen Zögling er ehemals war, und fordert seine Aufhebung; es hatte mit Drill und Subordinationen nicht verhindern können, „dass aus seinen Mauern die radicalsten Männer in das Leben hinaus getreten sind". Unterwerfung und Disziplin sieht Virchow nur als legitim an, wenn sie gewachsen sind „aus der Übereinstimmung der Institutionen mit den rechtlich-sittlichen Begriffen der Zeit."[1]

Als wissenschaftliche Form der ärztlichen Selbstverwaltung hatten sich die Reformer nahezu übereinstimmend auf eine zu schaffende deutsche Akademie geeinigt.

In welcher Form die Ärzte sich innerhalb des gesellschaftlichen Lebens organisieren und autonom verwalten sollten, wurde heiß diskutiert. Im Denken der demokratischen Reformer war die „Association" das Vereinswesen, die wichtigste Form der Selbstorganisation. So formulierte Leubuscher: „Wir müssen zusammenhalten, sonst bleibt jeder einzelne von uns ein Stümper sein ganzes Leben lang ... Wir wollen eine große und freie Association der Aerzte". Und er erläuterte weiter, warum die Standesorganisation so wesentlich für die Mediziner sei: „Wir haben uns noch gar nicht als Stand gefühlt."[2]

Auch Virchow sah in der Assoziation die angemessene, zeitgemäße Form des selbstbestimmten und gleichzeitig kooperativen Handelns: „Der Gedanke unserer Zeit ist die Association." Mit Freude informierte er seine Leser, dass nicht nur die Berliner Konzeption, sondern auch der anhaltische, schlesische, Merseburger und sächsische Entwurf der Medizinalreformer sich für die Assoziation aussprach.[3] Die Forderung nach Verbeamtung fand in diesen Reformerkreisen keine Zustimmung.

Virchow sah in dem Assoziationsmodell in der Form der „freien Innung" auch ein Prinzip der materiellen Absicherung der Ärzte. In den Fällen, in denen die pekuniären Mittel der assoziierten Ärzte nicht ausreichten, um die jeweiligen Mitglieder ausreichend zu finanzieren, sollte der Staat helfend eingreifen. Dies sollte er jedoch uneigennützig tun, ohne Beamtungsabsichten zu hegen. Darüber hinaus sollte sich die Association arbeitsunfähiger Kollegen sowie deren Angehöriger annehmen. Virchow meinte dazu: „Die Erfahrung langer Jahre hat uns gelehrt, dass wir Kassen brauchen."[4] Seien die ärztlichen Organisationen nicht in der

---

1 Ebenda, S. 62.

2 Leubuscher, R., Die Associationen der Aerzte, in: MR, Nr. 28 vom 12.1.1849, S. 178.

3 Virchow, R., Der Staat und die Aerzte. III., in: MR, Nr. 39 vom 30.3.1849, S. 222.

4 Ebenda.

Lage, die Witwen-, Waisen-, Invaliden- und Krankenkassen zu tragen, sei wieder die Gesamtheit, der Staat, zur Unterstützung aufgerufen.

Über Ausbildungsform und -umfang und die Frage, ob Assoziationen auf Stadt-, Kreis- oder/und Bezirks- und Provinzebene gebildet werden sollten, gab es lebhafte Auseinandersetzungen Virchow forderte den Zusammenschluss sämtlicher Ärzte eines Bezirks, der quasi Züge einer Gebietskörperschaft tragen sollte. Damit sollte die Überwindung der ständisch geprägten, exklusiven Korporation, aber auch die Eindämmung der Gefahren der freigesetzten Wirtschaftsgesellschaft, also Schutz vor der Anarchie des Marktes, gewährleistet sein. Nur so sei das „Einzige was die Freiheit, die Entwicklungsfähigkeit, die Gegenseitigkeit und das gleiche Recht verbürgt,... die mit der Zustimmung und durch den Willen der Gesamtheit gegründete, in ihrem Inneren frei und selbständig thätige, nach aussen kräftig gegliederte Association."[1]

Virchows Vorstellungen von Assoziation können in der Tradition des demokratischen Liberalismus der Jahrhundertmitte gesehen werden, der in der „Association", im freiwilligen Zusammenschluss, die zentrale Organisationsform und das Ordnungsprinzip der bürgerlichen Gesellschaft sah.[2]

In den Diskussionen der General-Versammlungen hingegen wurde der Begriff der Assoziation an sich in Frage gestellt. Neumann, der zuvor selbst die Idee der Assoziation proklamiert hatte[3], räumte ein, dass der Begriff zu Täuschungen verführen könnte und aus diesem Grunde besser vermieden werden müsse.[4] Remak wandte sich entschieden gegen eine Vereinsbildung, die Zwangscharakter annehmen könnte und protestierte vehement gegen eine solche „Despotie" des Vereinswesens. Er entwickelte stattdessen ein Modell, das stärker auf dem Prinzip der Freiwilligkeit der Mitgliedschaft des ärztlichen Zusammenschlusses beruhte.[5]

Tatsächlich war sich niemand über den eigentlichen Bedeutungsinhalt dieses Begriffs genau im Klaren. Zumeist wurde er im Sinne einer pathetischen Formel für die Fortschrittserwartung einer einheitlichen und sozial gerechten ärztlichen Standesorganisation verwendet.

---

1 Anonym, vermutlich Virchow, R., Der Staat und die Aerzte. V., in: MR, Nr. 41 vom 13.4.1849, S. 229.

2 Schott, Virchow, S. 99.

3 Neumann, Eigenthum, S. 96-98.

4 Virchow, R., Berichte über die Reform-Vorgänge, in: MR, Nr. 42 vom 20.4.1859, S. 236.

5 Ebenda.

Nicht nur als eigenes professionelles Gremium sah Virchow eine Organisation der Ärzteschaft als unbedingt notwendig an, sondern auch als Organ, um als ärztliche Experten den wissenschaftlichen Einfluss auf die Gesellschaft insgesamt ausüben zu können. Virchow vertrat diese Überzeugung fest und über Jahrzehnte hinweg mit großer Beharrlichkeit, dass ohne ein gewisses Maß an Zentralisation gesellschaftliche Einflussnahme nicht möglich sei.

Virchow geriet auf diese Weise in Konflikt mit seinen ärztlichen Kollegen, die recht zögerlich waren, sich ihm in der von ihm vorgedachten Weise anzuschließen. Insbesondere konfrontativ nahmen seine Kollegen auf, dass er sein Modell von einer zentral organisierten Ärzteschaft als Kompetenzinstitution in legislativen Prozessen im Bereich der Gesundheitspolitik mit der Diskussion um die Reorganisation in der Armenpflege vermischte. Virchows Anliegen war, die Beteiligung der Expertenautorität an der Gesetzgebung; die Frage der demokratischen Legitimierung der eigens zu diesem Zweck zu schaffenden Gremien war umstritten. Darüber geriet Virchow mit den anderen Protagonisten der Medizinalreformbewegung in heftige Auseinandersetzung, nicht nur mit Salomon Neumann, auch mit Rudolf Leubuscher sowie Robert Remak.[1]

8.3 Medizinal-Ministerium

Die preußische Medizinalgesetzgebung hatte sich nach Ansicht Virchows „wie die ganze preussische Staatsverfassung, zu einem künstlichen System" entwickelt, „welches in einem starren und unfruchtbaren Geschäftsformalismus ... seinen Ausdruck fand."[2] Königliche Bevormundung und Beamten-Hierarchie suchten den rücksichtslosen Polizei- und Militärstaat durch Benutzung des Christentums zu kaschieren. Auch die medizinische Gesetzgebung hatte „den äusserlich sentimentalen, innerlich inhumanen christlich-germanischen Standpunkt einzunehmen."[3] Daher war auch die Verknüpfung des Medizinal-Ministeriums mit dem des Cultus wohl durchdacht. Sollten doch „das Licht" und „die Wärme des Christenthums" die Medizin lenken und kontrollieren.[4]

Virchow stellt hierzu fest: „Und dennoch hat das Licht des Christenthums es nicht verhindern können, dass der „todte Materialismus" in der Medicin aufgekommen ist, und die Wärme des Christenthums, ja sogar die Wärme des katholischen Christenthums hat nicht ausgereicht, zu

---

1 Vgl. v.a. hierzu Schmiedebach, Robert Remak, S. 64-68.

2 Virchow, R., Das Medicinal-Ministerium, in: MR, Nr. 3 vom 21.7.1848, S. 9-10.

3 Ebenda, S. 10.

4 Ebenda; Virchow bezieht sich hier auf Schmidt.

verhindern, dass im Jahre des Heils 1847 im Kreise Pless 907 Menschen d.h. 1.3 pCt der Bevölkerung einfach erfroren und verhungert sind."[1] Virchow rechnet hier scharf mit der Institution Kirche ab, die jahrhundertelang in enger Symbiose mit der Macht die Deformation und Zerstörung breiter Bevölkerungsanteile - wie in dem von ihm erforschten Oberschlesien - zugelassen und dadurch weiter mit verschlimmert habe. Die Revolution, nach Virchow „der grosse Kampf der Kritik, der Naturwissenschaften gegen das Dogma, des ewigen Rechts gegen die Satzungen menschlicher Willkür"[2], muss seiner Meinung nach mit der Errichtung der demokratisch-republikanischen Staatsform die absolute Trennung von Staat und Kirche durchsetzen.

Für die Neuordnung des Medizinalwesens bedeutet dies, dass ein eigenes Reichsministerium, verknüpft mit der öffentlichen Gesundheitspflege, errichtet werden müsse. Für Preußen hält der Reformer kein eigenes Medizinalministerium für notwendig, da dieses Ressort auf einzelstaatlicher Ebene nicht den ausreichenden Umfang bieten würde. Auf gesamtnationaler Ebene jedoch können seiner Ansicht nach nur von einem eigenständigen medizinischen Ministerium die Reformen für eine einheitliche Gesetzgebung für Deutschland geschaffen werden.[3]

Die die medizinischen Angelegenheiten betreffenden Verwaltungsinstitutionen müssen „volksthümlich" gestaltet werden, die Freiheit der Wissenschaft muss unantastbar sein.[4]

Virchow weist dem Medizinal-Ministerium nicht zufällig die Aufgabe öffentlicher Gesundheitspflege zu. Er erwähnt, dass in der Frankfurter Nationalversammlung bereits eine Kommission von Medizinern für die Reformen des Medizinalwesens ins Auge gefasst worden sei. Zudem sei in Artikel IX, S. 29 des Entwurfs über die Rechte der definitiven Zentralgewalt die öffentlichen Gesundheitspflege erwähnt. Doch damit werde der öffentlichen Gesundheitspflege nicht der Tribut gezollt, der ihr zukommen muss, denn: „Dieselbe bildet eine so grosse Aufgabe, einen so integrirenden Theil der socialen Frage, deren Entscheidung man doch endlich einmal vorzubereiten anfangen muss, dass sie die ganze Thätigkeit eines Ministers erfordert."[5]

Eng verwoben mit der öffentlichen Gesundheitspflege ist der öffentliche Unterricht. In Virchows Denken ist die Verbindung „eine natürliche", denn nirgends sind nach seiner Ansicht wissenschaftliche und praktische

1 Ebenda, S. 11.

2 Virchow, R., Das Medicinal-Ministerium, in: MR, Nr.4 vom 28.7.1848, S. 13.

3 Ebenda, S.14.

4 Ebenda, S. 15.

5 Ebenda, S. 14.

Interessen so eng miteinander verflochten. So formuliert Virchow: „die geistige und körperliche Erziehung und Bildung laufen in einer vernünftigen Diätetik so vollständig in einander, dass zumal bei einer weiteren, socialen Entwicklung der Naturwissenschaften eine Trennung gar nicht mehr möglich sein wird."[1] Hier stellt Virchow erneut sein ganzheitliches Konzept dar. Mit fortlaufender geistiger und materieller Evolution werden jegliche Grenzen zwischen Pädagogik, Bildung (Geisteswissenschaften) und Naturwissenschaften wegfallen und ein einheitliches, doch aber facettenreiches System bilden.

Eine Liaison der öffentlichen Gesundheitspflege mit dem Innen- bzw. Arbeitsministerium hält Virchow für weniger sinnvoll, da beiden die medizinischen Perspektiven zu fern liegen. Daher fordert er auch, dass die Medizinangelegenheiten, die im Innenministerium immer noch vertreten sind, wie zum Beispiel die Sanitätspolizei, an das öffentliche Gesundheitspflegeministerium zurückgegeben werden.

Die preußischen Provinzial-Medizinal-Kollegien und die wissenschaftliche Deputation müssen nach Meinung Virchows vollständig aufgelöst und durch zwei neue Institutionen ersetzt werden: zunächst durch eine Akademie der Medizin, die demokratisch gewählt die oberste wissenschaftliche Instanz darstellt; darüber hinaus durch einen sich periodisch erneuernden Gesundheitsrat, der als Behörde in technisch-beratender und kommissarisch-verwaltender Funktion seine Aufgaben erfüllt.[2] An der Wahl des Gesundheitsrates dürften, nach Virchows Meinung, nur die legislative Versammlung, der Ärztekongress und die medizinischen Fakultäten beteiligt sein. Dadurch entstünde eine Behörde, die, ministeriellem Einfluss völlig entzogen, die medizinische Wissenschaft wie auch die medizinisch-politische Erfahrung des Landes repräsentieren könnte. „Selbstregierung und Selbstverwaltung" könnten durch diese Reformen als unumstößliche Prinzipien realisiert werden.[3] Mit diesem Modell einer repräsentativ-korporativen Mischinstitution, die die Aufgabe der fachlichen Beratung übernehmen sollte, suchte er das Problem einer Diskrepanz zwischen Ministerialbürokratie und Stand der Wissenschaft einerseits und Stand der politischen Willensbildung andererseits zu lösen.

---

1 Ebenda, S. 15.

2 Virchow, R., Das Medicinal-Ministerium, in: MR, Nr.4 vom 28.7.1848, S. 16.

3 Ebenda.

8.4 Medizinischer Unterricht, Reorganisation der Universitäten und Concurs

Eine Schlüsselstellung innerhalb der Reformbewegung nahm die medizinische Wissensvermittlung auf den Universitäten und ihre notwendige grundlegende Erneuerung ein.

Schon in den Schulen nahm das Übel seinen Anfang. Eine sinnlose Anhäufung von Lernstoff, „die sinnlose und gedankentödtende Manier", mit der die Studien betrieben wurden, „die Autorität und den Zwang", den das Schulsystem ausübte, „wo man die Kritik, das selbständige Denken über den vorliegenden Stoff hätte entwickeln sollen", schufen für den angehenden Studenten die schlechtesten Voraussetzungen. Auf den Universitäten fand das Trauerspiel seine Fortsetzung. Auch hier eine immense Stoffanhäufung, ein Präsentieren von „fertigen Gesetzen", ohne das den Studierenden „durch die unmittelbare Anschauung die Gelegenheit und die Mittel zur Kritik" gegeben wurden.[1]

Ein Hauptanliegen Virchows war es daher, dass die medizinischen Studien auf der Basis von sinnlicher Anschauung betrieben werden. Die Aufgabe des Lehrers müsste „mehr leitend, berichtigend, unterstützend einwirken" sein; er müsste sich jedoch jederzeit offen der Kritik stellen können und pädagogisch so geschult sein, dass er „die empirischen Wahrnehmungen, aus denen er seine Resultate zog", begreiflich machen könnte. Endziel sollte es sein, dass die Studierenden ihre Professoren jederzeit zu korrigieren im Stande seien. Jegliche Autoritäts- und Hierarchieschranken fielen dadurch weg. Der junge Arzt könne nach Beendigung seiner Studien in der Lage sein, selbsttätig als Naturforscher aufzutreten und sich den Herausforderungen der Krankheitsfälle zu stellen.[2]

Dass diese von Virchow propagierte Unterrichtsmethode, die auf fundierten Sachkenntnissen, logischem Denkvermögen und ausreichendem Beobachtungsmaterial und nicht zuletzt auf demokratischem und verantwortungsvollem Umgang miteinander basierte, auf den zeitgenössischen Hochschulen selten zu finden waren, wundert nicht.

Die Auslese des Lehrpersonals, die oft von Regierungsbehörden vorgenommen wurde, war in den meisten Fällen geprägt durch „Nepotismus".[3] Vetternwirtschaft bei der Vergabe von höheren Stellungen war die Regel. Eine Hauptforderung Virchows war es daher, das Professo-

---

1 Virchow, R., Der medicinische Universitätsunterricht, in: MR, Nr. 13 vom 29.9.1848, S. 86.

2 Ebenda.

3 Ebenda.

renwahlverfahren radikal zu demokratisieren. Allein die Fakultäten sollten das Recht zu Lehrpersonalentscheidungen haben und dies nur „durch die unbedingteste Oeffentlichkeit, durch die Allgemeinheit des Concurses, durch gleiches Wahlrecht."[1]

Die Bezahlung des Lehrkörpers sollte ausreichend erfolgen, damit die Honorare und mit ihnen die negativen Auswirkungen derselben wegfallen könnten.

Eine weitere wesentliche Reformforderung Virchows war die nach Unentgeltlichkeit des medizinischen Unterrichts. Eignung und nicht der Geldbeutel sollte über die Zulassung zum Hochschulstudium entscheiden.[2] Virchow sieht den tiefen Zweck des medizinischen Unterrichts nicht darin, „einzelnen Leuten Gelegenheit zu einem Brotstudium zu geben, sondern, um die öffentliche Gesundheitspflege möglich zu machen."[3]

Hinsichtlich der Strukturierung der medizinischen Studien fordert er, dass auch die Praxis nicht zu kurz kommen darf; so plädiert er für ein praktisches Jahr bei einem erfahrenen Praktiker oder aber in einem Hospital.

Die Staatsprüfung, die den Abschluss der Studien darstellte, war ein weiterer wichtiger Problempunkt des Reformers. Nahezu 29 Behörden beteiligten sich an dem preußischen Prüfungswesen; Uneinheitlichkeit und allzu oft Willkür waren die Folge. Darüber hinaus musste der angehende Mediziner zuvor erfolgreich promoviert haben, um zum Staatsexamen (vollwertig) zugelassen zu werden. Dies war in keinem anderen wissenschaftlichen Fach üblich und überhaupt eine Verletzung des konstitutionellen Rechts.[4] Auch war die ärztliche Befugnis nach nicht erfolgter Promotionsprüfung erheblich eingeschränkt. Eine umfassende Reorganisation des medizinischen Studiums und der Abschlussprüfung war daher Virchows Kernforderung.[5]

Für Virchow liegt der tiefe Verknüpfungspunkt aller Wissenschaften in der humanistischen Orientierung. Seine Vorstellungen gingen weit über die standespolitischen Forderungen hinaus, die im Mittelpunkt der Berliner Universitätsopposition standen.

---

1 Ebenda, S. 87.

2 Ebenda, S. 71.

3 Ebenda, S. 72.

4 Anonym, vermutlich Virchow, R., Die ärztliche Prüfung, in: MR, Nr. 42 vom 20.4.1849, S. 233.

5 Ebenda, S. 234.

Seiner ganzheitlichen, humanistischen Prinzipien entsprechenden Auffassung nach fordert Virchow die Abtrennung der theologischen Fakultäten von den Universitäten.[1] Die Privatdozenten und Extraordinarien sollten nicht mehr benachteiligt sein. Die Privilegien der ordentlichen Professoren sollten einerseits beschränkt werden und andererseits sollten an diesen partizipiert werden und auf diese Weise der Standesunterschied nivelliert werden. Auf diese Vorschläge versuchte Virchow über Robert Remak einzuwirken und wollte dabei die Tendenz zur Aufhebung der Privilegien der Professoren verschärfen.[2]

Die Vorgehensweise, mit der der gleichberechtigte Zugang zu den Ämtern realisiert werden sollte, bezeichnete man mit dem Schlagwort „Concurs".

Unter „Concurs" verstand man die Vergabe von Stellen nach den Kriterien der Beteiligung und nicht - wie bis dahin - nach Nepotismus und Willkür. Eine eigens dazu eingerichtete kompetente und unabhängige Jury sollte die Bewerber nach Befähigung und Eignung prüfen und danach die Stellen verteilen. Der Bewerber musste sich schriftlich und mündlich für das Amt legitimieren.

In Frankreich hatte sich die Methode des Concurses schon seit längerer Zeit bewährt; in Deutschland wurde sie von reformerischen Geistern intensiv mitverfolgt.

In dem ersten seiner beiden Leitartikel über den „Concurs" erläutert Virchow, wie sinnvoll zur Beurteilung dieser demokratischen Methode ein Blick nach Frankreich sei: „...man hat nur nöthig, die theoretischen und praktischen Belege, welche uns dieses Land geliefert hat, zu berücksichtigen, um zu einem Abschluss zu kommen."[3] Jeglichen repressiven und unfachgemäßen Vorgehensweisen von Seiten der Bürokratie und der Ministerien, schreibt Virchow, müsse ein Riegel vorgeschoben werden. In einem freien Staat, der nur ein demokratischer sein könne, dürfe nur die freie Wahl oder der Concurs ausschlaggebend sein. Und Virchow erklärt: „Die Frage des Concurses ist also eine Frage der Sittlichkeit."[4] Folgt ein Staat nicht dem demokratischen Prinzip des Concurses, so hat er über seine Existenz selbst entschieden. Er tritt damit aus der Reihe der Culturstaaten aus.

---

1 Ebenda.

2 Virchow an Remak, 14.6.1849, zitiert nach: Schmiedebach, H.-P., Robert Remak (1815-1865). Ein jüdischer Arzt im Spannungsfeld von Wissenschaft und Politik, Stuttgart u.a. 1995, S. 48.

3 Virchow, R., Die ärztliche Prüfung, in: MR, Nr. 15 vom 13.10..1848, S. 101.

4 Virchow, R., Der Concurs, in: MR, Nr. 16 vom 20.10.1848, S. 109.

Virchow fordert den Concurs für alle Stellen, sowohl für amtliche (Verwaltungs-) Ämter wie auch für wissenschaftliche Stellen.[1] Hinsichtlich der Besetzung der wissenschaftlichen Stellen an den Universitäten verlangt Virchow nach der Prüfung der rein fachlichen Kenntnisse explizit eine Prüfung auch der Lehr-Befähigung. Pädagogische Eignung sieht er als außerordentlich wichtig an, damit den Studenten das Gefühl von Unterordnung genommen wird und Autoritätswesen endgültig der Vergangenheit angehört.

Die Forderungen, die Besetzung von Professorenstellen nach französischem Vorbild von einem „öffentlichen Concurs" abhängig zu machen, richteten sich gleichermaßen gegen staatliche Eingriffe und nepotistische Praktiken der Fakultäten. Die wissenschaftliche Stelle sollte in einem freien Staat nicht durch Entscheidung eines Ministers, sondern durch den Beschluss „eines competenten, aus Männern der Wissenschaft frei hervorgegangen Körpers" besetzt werden.[2] Auch bezüglich der umworbenen Assistentenstellen in der Charité forderte Virchow in der Generalversammlung den Concurs.[3]

Neben Virchow publizieren noch andere Reformer in der „medicinischen Reform" ihre Vorstellungen zum Concurs. So Liman, der die Ansichten des damals bekannten französischen medizinischen Journalisten Jean Raimond über den Concurs untersucht. Auch Liman kommt zu der Überzeugung, dass die Schaffung des Concurses ausgesprochen wünschenswert sei und auf Deutschland „mit Modificationen übertragen werden" könne.[4] Sein Kollege Heidenhain erörtert Detailfragen, die bei der Durchführung des Concurses aufgeworfen werden.[5]

Das aus Frankreich entliehene Prinzip des Concour galt nicht nur in Deutschland, sondern auch in England und den USA als Verkörperung eines meritokratischen Ideal und verband damit die Bestrebungen zur Reform der medizinischen Profession eng mit den Fragen der Werte, auf der die Gesellschaft insgesamt beruhte oder beruhen sollte.[6]

Zur Reorganisation der Universitäten formuliert Virchow sein tiefes Anliegen: „Die Hochschulen müssen aufhören, blosse Anstalten für das Brod- und Fachstudium zu sein, auf denen man allenfalls noch nebenbei

1 Virchow, R., Das Medicinal-Ministerium, in: MR, Nr.4 vom 28.7.1848, S. 16.

2 Anonym, wahrscheinlich Virchow, R., Die medicinischen Anstellungen, in: MR, Nr. 50 vom 15.6.1849, S.266.

3 Reclam, C., Berichte über die Reform-Vorgänge, in: MR, Nr. 9 vom 1.9.1848, S. 58.

4 Liman, Der Concurs, in: MR, Nr. 23 vom 8.12.1848, S. 157-158, zit. S. 158.

5 Heidenhain, Der Concurs, in: MR, Nr. 21 vom 24.11.1848, S. 149-150.

6 Goschler, Virchow, S. 73.

einige für den menschlichen Geist überhaupt wichtige Gegenstände kennen lernt; sie müssen wiederum das sein, was ihr Name sagt, Heerde der allgemeinen menschlichen Bildung, Anstalten des höchsten Unterrichts."[1] Und was bedeutet konkret der „höchste Unterricht"? Es ist die Entwicklung des geistigen und ethischen Bewusstseins der Zeit, das in den Lernenden geweckt werden muss. Nur eine „demokratische Universität wird den Humanismus" tradieren können. Und nur ihr wird die Verbindung der Wissenschaften gelingen, „sie wird die Philosophie naturwissenschaftlich, die Naturwissenschaften philosophisch machen, sie wird die Einheit des Wissens im Humanismus darstellen."[2]

Damit nahm Virchow in diesen Forderungen zum Teil vorweg, was er 45 Jahre später in seiner Rede anlässlich des Stiftungsfests der Berliner Universität als den Übergang aus dem philosophischen in das naturwissenschaftliche Zeitalter charakterisierte.[3] Im Mittelpunkt stand 1848 wie auch 1893 der Bildungswert der Naturwissenschaften. Während der Revolution von 1848 ging es ihm jedoch auch darum, die Universitäten von der reinen Fachausbildung zu entlasten und sie stärker in die gesellschaftlich-politische Auseinandersetzung mit einzubeziehen.

In einem von ihm mitunterzeichneten Schreiben an den Kultusminister Schwerin vom 17. Mai forderte die Universitätsopposition, auch die vorhandenen „geistigen Kräfte" der Universität „an der Neugestaltung der Verhältnisse" zu beteiligen.[4]

Die Gegenseite schlief nicht, sie griff am 24. November in diese politische Auseinandersetzung gegen die Berliner Universitätsopposition ein. So erklärten 80 Hochschullehrer der Berliner Universität in einer Loyalitätsadresse an den preußischen König ihre Zustimmung zur Vertagung der Preußischen Nationalversammlung. Denn diese habe doch „unter dem physischen und moralischen Einfluss einer Schreckensherrschaft" gestanden. Eine Zustimmungs-Adresse der Universitätslehrer an die Nationalversammlung hingegen trug nur 18 Unterschriften. Darunter waren vor allem die Privatdozenten Rudolf Virchow, Rudolf Leubuscher, Robert Remak und Edmund Dann aus der medizinischen Fakultät, sowie

1 Virchow, R., Der medicinische Unterricht in: MR, Nr. 12 vom 22.9.1848, S. 77.

2 Ebenda.

3 Virchow R., Die Gründung der Berliner Universität und der Uerbergang aus dem philosophischen in das naturwissenschaftliche Zeitalter. Rede am 3. August 1893 in der Aula der Königlichen Friedrich-Wilhelm-Universität zu Berlin gehalten von dem derzeitigen Rector Rudolf Virchow, Berlin 1893.

4 Lenz, M., Geschichte der Königlichen Friedrich-Wilhelms-Universität zu Berlin, Bd.2/2,: Auf dem Weg zur deutschen Einheit im neuen Reich, Halle a.d. S. 1918, S. 265.

Julius August Collmann und Heinrich Bernhard Oppenheim[1], die mit Virchow gemeinsam bei der Gründung des „Republikanischen Clubs" zusammengearbeitet hatten.

Für alle Beteiligten bedeutete diese Haltung ein hohes Karriererisiko. Die Universität reagierte nicht nur auf staatlichen Druck, sondern verfolgte auch von sich aus Hochschullehrer, die offen ihre Sympathien mit den Zielen der Revolution bekundet hatten, mit Strafsanktionen.

Virchow selbst geriet während dieser Zeit mit seinem alten Lehrer Johannes Müller in Konflikt. Dieser hatte bei Ausbruch der Revolution das Rektorat der Berliner Universität inne. Müller hielt insbesondere der Forderung der Privatdozenten und Extraordinarien seinen Widerstand entgegen, die Korporationsrechte zu erhalten und er suchte die selbstständige Meinungsäußerung dieser Statusgruppe nach Möglichkeit zu beschränken. Durch den Sieg der Gegenrevolution im Herbst 1848 wurden die Forderungen der Universitätsopposition zunichte gemacht. Es blieb bei einigen vorübergehenden Zugeständnissen an die Extraordinarien.[2]

Johannes Müller sah sich acht Jahre später nicht daran gehindert, die Rückberufung Virchows nach Berlin zu betreiben.

8.5 Abschaffung der Ämterkumulation

Eine weitere wichtige Forderung der Reformer war nach dem Recht auf freie Niederlassung das Recht der Verteilung der höheren Ämter für Ärzte nach gerechtem, nach demokratischem Prinzip.

Die Kumulation der Ämter, die Besetzung verschiedener Ämter durch ein- und dieselbe Person, wurde von den Medizinal-Reformern als eines der dringlichsten Übel angesehen, das einer umfassenden Erneuerung bedurfte.

Die General-Versammlung thematisierte diese Problematik in ihrer fünften Sitzung vom 7. Juli.[3] Ihre Kommission legte schon in der darauffolgenden Sitzung, am 14. Juli, ihren Mitgliedern ein für das Ministerium vorgesehenes Schreiben vor, das einstimmig akzeptiert wurde. Die Eingabe erklärte, dass an Professoren und Kliniker keine Verwaltungsämter

---

1 Virchow, R., Berichte über die Reform-Vorgänge, in MR, Nr. 23 vom 8.12.1848, S. 159.

2 Lenz, M., Geschichte der Friedrich-Wilhelm-Universität, Bd. 2/2: Auf dem Weg zur deutschen Einheit im neuen Reich, Halle a. d. S. 1918, S. 270-276.

3 Leubuscher, R., General-Versammlung der Berliner Aerzte, in: MR , Nr. 2, Extrablatt vom 19.7.1848, S. 3 u. 4.

und an Militärärzte keine Lehrstellen und Zivilämter vergeben werden dürften.

In diesem Schreiben machten die Berliner Ärzte unmissverständlich auf den Zusammenhang zwischen Ämterkumulation und wissenschaftlicher Sterilität aufmerksam. In den Auswüchsen der Ämterverteilung sei die Ursache dafür zu finden, warum die deutsche Medizin „mit jedem Jahr hinter den Leistungen in anderen Ländern mehr zurückgeblieben" sei. [1]

Schon ein Jahr zuvor hatte Neumann auf diesen Sachverhalt hingewiesen. Ein leitender Arzt der Charité führte seine wissenschaftliche Ineffektivität hauptsächlich auf die Ämterkumulation zurück.[2] Die meisten Ärzte wurden so schlecht bezahlt, dass sie auf die verschiedenen Ämter, die sie nebenher noch ausfüllten, regelrecht angewiesen waren.

Hatte Neumann sich schon 1847 gegen Ämterkumulation ausgesprochen, so nahm er auch 1848 in der Medizinalbewegung eine entschieden ablehnende Stellung ein. So untersagte er allen Ärzten, die wissenschaftliche Ämter bekleideten, jegliche Ausschüsse und fixe Ämter und gestand den klinischen Lehrern nur konsultative Praxen zu.[3] Dieser Vorschlag, auf den Leubuscher noch zurückkommen wollte, fand keinen Eingang in das Schreiben an den Minister.

Von Anfang an betrieb die „medicinische Reform" eine heftige Agitation gegen die Kumulation der Ämter. Ein besonders gravierender Fall, der in Berlin für einiges Aufsehen sorgte, war der Fall Caspers. Ein bekannter Strafverteidiger nutzte die Ämterhäufung Caspers vor dem Kriminalgericht zugunsten seines Klienten aus. Casper, der in seiner Funktion als Kreisphysikus ein Gutachten verfasst hatte, legte dies zwecks Bestätigung durch eine höhere Instanz der wissenschaftlichen Deputation vor, deren Mitglied er war. Diese Begebenheit wurde am 12. Januar 1849 von der „medicinischen Reform" trotz zunehmender Zensur als „Tyranneien im Kleinen" scharf verurteilt.[4]

---

1 Leubuscher, R., General-Versammlung der Berliner Aerzte, in: MR , Nr.4 vom 28.7.1848, S. 12.

2 Neumann, Eigentum, S. 48.

3 Leubuscher, R., General-Versammlung der Berliner Aerzte, in: MR , Nr. 2, Extrablatt vom 19.7.1848, S. 3.

4 Anonym, Personalnachrichten, in: MR, Nr. 28 vom 12.1.1848, S. 180.

8.6 Homöopathie und Apothekerwesen

Eine Forderung der Berliner Medizinalreformer, durch Bergson vorgetragen, war das Verbot des Selbstdispensierens der Homöopathen. Löffler plädierte dafür, diese Forderung an die Kommission zu übergeben.[1]

In einer Kabinettsorder vom 18. Juli 1843 war das Recht der Homöopathen, Arzneien zuzubereiten und abzugeben, anerkannt worden. Die homöopathische Heilmethode erfreute sich aufgrund ihrer Heilerfolge in der Öffentlichkeit wachsender Beliebtheit. Besonders bei den unterprivilegierten Schichten erfuhr sie positive Resonanz, denn sie war zudem kostengünstig und leicht (selbst) anzuwenden.[2]

Das Bestreben der Berliner Medizinalreformer war es, die homöopathischen Heilmethoden auszuschalten und die Allopathie als beherrschende Heilmethode staatlich zu legitimieren.

Auch hinsichtlich des Apothekerwesens strebten die Reformer Neuregelungen an. Den Apothekern wurde vorgeworfen, dass sie oft mehr Heilmittel als nötig verkauften. Eng damit verknüpft war der Vorwurf der Überteuerung. Geregelte Rezepturen, strengere Kontrollen der Apotheken sowie ein einheitliches amtliches Arzneibuch (Pharmakopoe) für ganz Deutschland wurden gefordert.

In der Generalversammlung brachte Löwe den Antrag ein, den Gewerbezwang der Apotheker aufzuheben. Er erhoffte sich von der freien Konkurrenz eine Eindämmung der Überteuerung. Sein Antrag verhehlte nicht, in welch starkem Maße professionsegoistische Interessen ihn mit motiviert hatten, „dass die Aerzte namentlich auf dem platten Land selbst Apotheker sein dürften".[3]

---

1 Recklam, C., Berichte über die Reform-Vorgänge, in: MR, Nr. 9 vom 1.9.1848, S. 59.

2 In der zweiten Hälfte des 19. Jahrhunderts entstanden regelrechte homöopathische Vereine, getragen von Arbeiterschaft und Kleinbürgertum. Ihre Mitglieder halfen sich gegenseitig in Krankheitsfällen durch Eigenanwendung der homöopathischen Heilmethode. Diese Vereine trugen aktiv zur Verbreitung der Naturheilkunde bei; vgl. Frevert, Krankheit, S. 291.

3 Recklam, C., Berichte über die Reform-Vorgänge, in: MR, Nr. 9 vom 1.9.1848, S. 58-59.

8.7 Pfuscherei und die Notwendigkeit medizinischer Bildung

Ein wichtiger Streitpunkt bei der Realisierung der ärztlichen Selbstverwaltung war die Pfuschereifrage. Die „Pfuscher", die nicht staatlich geprüften Personen, erfüllten die medizinischen Bedürfnisse breiter Bevölkerungsschichten. Ärztliche Stimmen, die nach Verschärfung der Pfuschereigesetze riefen, waren zahlreich.

Auch Leubuscher vertrat diese populäre Auffassung. Er begründete sie mit der Gesundheitspflicht des Staates seinen Bürgern gegenüber.[1] Virchow hingegen plädierte für eine Abschaffung dieser Gesetze überhaupt. Virchow sah in der Beschränkung der Kurierfreiheit einen Verstoß gegen die freiheitlichen Prinzipien des demokratischen Staates. Zudem hielt er eine Bekämpfung der Pfuscherei, der „Aftermedizin", für völlig nutzlos. Der Vergleich zu anderen europäischen Ländern bestärkte ihn in dieser Ansicht.[2] Nur durch eine verbesserte ärztliche Ausbildung sowie durch eine umfassende medizinische Aufklärung des Volkes sah er letztendlich reelle Chancen, die Pfuscherei aufzuheben.

Ausgehend von der Pfuschereifrage entwickelte Virchow sein umfassendes Bildungskonzept. Seine unumstößliche Überzeugung war: „Das Hauptmittel der Demokratie ist die Bildung."[3]

Bereits in den Schulen mussten die Lehrmethoden grundlegend reformiert werden. Eigenständiges, logisches Denken, das keiner Autorität verpflichtet war, sollte durch „sinnliche Anschauung" im Unterricht verwirklicht werden. Die medizinischen Disziplinen Physiologie und Anatomie (z.B. durch staatliche Preisausschreiben popularisiert) müssten allgemeines Volksgut werden, forderte Virchow, damit das „Transcendentale, das Unmenschliche" völlig aus dem öffentliche Denken ausgemerzt werde[4]. An den Universitäten sollten die beiden medizinischen Teilgebiete Pflichtdisziplinen aller Fakultäten werden.

Den Ärzten fiel bei der Bildung der Öffentlichkeit eine zentrale Aufgabe zu. Daher mussten sie aus ihren Zirkeln heraustreten: „Das Terrain ist also günstig genug: es liegt nur an den Aerzten, wenn sie ihr Wissenschaft nicht exoterisch machen."[5] Nach Virchows Auffassung sollten die

---

1 Leubuscher, R., Ueber die Aufhebung der Gesetze gegen Medicinalpfuscherei, in: MR, Nr. 9 vom 1.9.1848, S. 56.

2 Virchow, R., Der Staat und die Aerzte. I., in: MR, Nr. 37 vom 16. 3. 1849, S. 214.

3 Virchow, R., Der Staat und die Aerzte. II., in: MR, Nr. 38 vom 23.3.1849, S. 217.

4 Ebenda.

5 Ebenda, S. 218.

Mediziner ihren ursprünglichen Platz als Kulturträger, als „Priester" wieder einnehmen und als „Hohenpriester der Natur in der humanen Gesellschaft" wirken.[1] Durch die umfassende Volksbildung, so war Virchow überzeugt, werde sich diese Priesterkaste „wieder in das Laienregiment auflösen".[2] Die Medizin, die dadurch ihre spezifische Funktion als Wissenschaft verlieren werde, finde ihre letztendliche Vollendung in der „Constituierung der Gesellschaft auf physiologischer Grundlage."[3] Dies ist Virchows Utopie: Die Medizin baut die künftige Struktur der Gesellschaft und die Politik wird „weiter nichts als Medizin im Großen sein."[4]

8.8 Armenkrankenpflege

Für Virchow war die Revolution von 1848 primär eine soziale Revolution. So formulierte er: „Was war der Inhalt der Märzrevolution, der Zielpunkt dieser Bewegung? Die Lösung der socialen Frage."[5] Die verfassungspolitische Frage war für ihn auf das Engste mit der „sozialen Frage" verknüpft. Sie war nur in einer Republik zu lösen. Deshalb wurde auch in der „medicinischen Reform" der Auffassung des Liberalen Karl Theodor Welcker entschieden widersprochen, dass ein „constitutioneller Staat", nämlich „ der Rechtsstaat, ein rechtlicher Zustand in den Formen der heutigen Gesellschaft" sei. Demgegenüber wurde vertreten, dass es notwendig sei, zu „neuen, zeitgemäßen" Formen überzugehen, denn es sei ein eklatantes Unrecht, dass „ganze Schichten der Bevölkerung `ausser der Gesellschaft` gesetzt seien".[6]

Gerade die führenden Köpfe der medizinischen Reformbewegung sahen sich - wie keine andere Profession - dazu befähigt, einen wesentlichen Beitrag zur sozialen Gerechtigkeit zu leisten. Ihre Parteinahme zugunsten der Entrechteten ließ sie die Integrität der neuen Regierung an deren Bereitschaft zu sozialen Leistungen messen. Ein unbestechlicher Richter sollte dabei die medizinische Statistik sein. Virchow formulierte: „Leben um Leben wollen wir abwägen und zusehen, wo die Leichen dichter liegen, bei den Arbeitern oder bei den Privilegierten. Wir feil-

---

1 Ebenda; vgl. auch Virchow, Einheitsbestrebungen, S. 30.

2 Virchow, R., Der Staat und die Aerzte. II., in: MR, Nr. 38 vom 23.3.1849, S. 218.

3 Ebenda; vgl. auch Virchow, Einheitsbestrebungen, S. 30.

4 Virchow, R., Der Armenarzt, in: MR, Nr. 18 vom 3.11.1848, S. 125.

5 Ebenda, S. 185.

6 Ebenda, anonym, vermutlich Virchow, S. 265.

schen nicht um die Staatsform, wir kämpfen um die Staatseinrichtungen."[1]

Bereits Neumann hatte die direkten Wechselwirkungen von Krankheit, Tod und sozialer Lage in den Vordergrund gestellt.[2] Auch Virchow stellte fest: „die Zahl der Siechen vermehrte sich, wie die Zahl der Armen überhaupt stieg; das Proletariat wurde mehr und mehr das Opfer von Krankheiten und Seuchen; seine Kinder starben entweder vorzeitig, oder sie entwickelten sich krüppelhaft."[3]

Mit Nachdruck erklärt Virchow, warum ein Staat nur lebensfähig sein kann, wenn die soziale Frage gelöst ist. Zunehmende Verarmung der Bevölkerung steigert nachweislich in gerader Proportion die Mortalität. Physische und moralische Schwächung der Bevölkerung vermindern die Arbeitskraft, die Basis der nationalen Prosperität. Daher können „Ruhe und Gesetzlichkeit nur in dem Staate gesichert werden, wo der Einzelne im Volk ein gewisses Maass von physischer und moralischer Kraft besitzt."[4] Versäumt es eine Gesellschaft, ihrer sozial-politischen Fürsorgeverantwortlichkeit nachzukommen, so züchtet sie unweigerlich „in ihrem eigenen Schoosse die wuchernden Keime ihrer Vernichtung."[5]

Virchow leugnet nicht, dass soziale Gerechtigkeit auch für die Standesinteressen der Ärzte von großer Bedeutung ist. Der Arzt wie auch die Armen sind beide „Opfer falscher gesellschaftlicher Grundsätze".[6] Den Armen zwingt man, sich nach langem Papierkrieg von einem staatlich bestellten Arzt behandeln zu lassen. Er ist auf einen Arzt angewiesen, der nicht von ihm frei gewählt ist und daher auch nicht sein Vertrauen hat. Der Armenarzt wiederum ist durch seine übergroße Klientel völlig überfordert und zudem außerordentlich schlecht bezahlt. Die Ärzte insgesamt sind von Staats wegen verpflichtet, die Armen unentgeltlich zu behandeln.

Die armenärztliche Tätigkeit war ursprünglich eine ehrenamtliche Tätigkeit gewesen. Erst im Zuge der Neuorganisation des städtischen Armenwesens zu Beginn des 19. Jahrhunderts war daraus ein besoldetes Amt geworden. Trotz der sehr schlechten Bezahlung war die armenärztliche Beschäftigung ein durchaus begehrtes Amt, denn in diesem konnten junge unerfahrene Ärzte umfassende praktische Kenntnisse erlangen.

---

1 Ebenda, S. 182.

2 Neumann, Eigenthum, S. 80 f.; S. 84.

3 Virchow, R., Der Armenarzt, in: MR, Nr. 18 vom 3.11.1848, S. 125.

4 Ebenda, S. 126.

5 Ebenda, S. 126.

6 Ebenda, S. 125.

Für die Armen war der Armenarzt außerordentlich wichtig. Ein Mittelloser, der Unterstützung anforderte, musste sich zunächst bei der Armenverwaltung melden und sich von einem Armenarzt sorgfältig seinen Gesundheitszustand überprüfen lassen. Der Armenarzt entschied dann darüber, für welche Art von Arbeit der Arme noch eingesetzt werden könnte. Daran orientierte sich die Höhe der finanziellen Unterstützung.

Einer von Virchows Standesgenossen, K.F. Reiche konstatierte, Armenarzt „soll jeder Arzt sein, und er ist es mit Freuden".[1] Virchow, der Reiches Schrift reflektierte, lehnte die Institution des Armenarztes und ihren Zwangscharakter völlig ab und forderte deren Abschaffung. Er wollte sie ersetzt sehen durch das Prinzip der freien Arztwahl, in der jeder Mittellose sich seinen ärztlichen Helfer als Vertrauensmann selbst aussuchen konnte.[2] Leubuscher stimmte in diesem Punkt nicht mit Virchow überein. Obwohl auch er die Einrichtung des Armenarztes negativ beurteilte, hielt er ihre gänzliche Abschaffung für unrealistisch. Solange die medizinische Tätigkeit eine gewerbliche sei, müsse der Staat auch dafür sorgen, dass den Armen faktisch genügend Ärzte zur Verfügung stünden. Daher plädierte er für eine erhebliche Verbesserung des Anstellungsmodus und des Status der armenärztlichen Beschäftigung.

Virchows radikale Forderung nach Abschaffung der Armenärzte gründete auf der Überzeugung, dass sich die Armenkrankenpflege zu dem System der allgemeinen Gesundheitspflege fortentwickeln müsse. Der Anspruch auf angemessene und kostenfreie Behandlung dürfe nicht nur einem begrenzten Teil der Bevölkerung aus Barmherzigkeitsmotiven gewährt werden, sondern müsse sich ausdehnen auf alle Bevölkerungsschichten. Die Armenkrankenpflege müsse grundsätzlich die Funktion der Armutsprävention übernehmen. Virchow fordert Prophylaxe im weitesten Sinne, er fordert die prinzipielle Beseitigung von Armut. So formuliert er: „Die Lösung der socialen Frage ist die Vernichtung des Pöbels. Und wie kann man den Pöbel vernichten? Nur dadurch, dass man ihn in die Gesellschaft aufnimmt, dass man ihn an den staatlichen, bürgerlichen, familienhaften Rechten und Genüssen Theil haben lässt... So fällt denn die sociale und politische Frage zusammen."[3]

---

1 Reiche, K.F.W., Über den ärztlichen Stand und die notwendige Reform der ärztlichen Verhältnisse, Magdeburg 1848, S. 14.

2 Anonym, wahrscheinlich Virchow, R., Die Anstellung von Armenärzten, in: MR, Nr. 31 vom 2.2.1849, S. 190.

3 Anonym, vermutlich Virchow, R., Die Anstellung von Armen-Aerzten. I., in: MR, Nr. 30 vom 26.1.1849, S. 186; vgl. auch anonym, vermutlich Virchow, R., Die Anstellung von Armen-Aerzten. II., in: MR, Nr. 31 vom 2.2.1849, S. 189f u. anonym, vermutlich Virchow, R., Die Anstellung von Armen-Aerzten. III., in: MR, Nr. 32 vom 9.2.1849, S. 193f.

Nur in einer radikalen Strukturveränderung, die die Intervention aller Gesellschaftsmitglieder umfasste, hielt Virchow die „gesundheitsgemäße Existenz"[1], die Eliminierung der Armut für möglich.

Nachdem sich neben Leubuscher, der selbst Armenarzt war, auch Stich entschieden für die Institution des Armenarztes ausgesprochen hatte[2], bot Virchow einen Kompromiss an. Er schlug vor, die armenärztliche Tätigkeit freizugeben. Diejenigen Ärzte, die an dem armenärztlichen Amt interessiert seien, sollten eine „Association" bilden. Diese unabhängige, sich selbst kontrollierende Vereinigung könne mit den jeweiligen Gemeinden Behandlungsverträge und Pauschalhonorare abschließen. Damit wären auch die bislang nepotistischen Verfahrensweisen, mit denen auch die Armenarztstellen vergeben wurden, ausgeschlossen. Zudem könne der Arme in Absprache mit den Behörden die freie Arztwahl praktizieren.[3] Virchow erntete mit diesem Reformkonzept nicht nur Beifall. Geteilte, gleichberechtigte armenärztliche Tätigkeit bedeutete auch eine Einschränkung der bisher unanfechtbaren ärztlichen Kompetenz und Kontrolle über den Mittellosen.[4] Leubuscher beurteilte Virchows Entwurf der armenärztlichen Association mit großer Skepsis. Er befürchtete, dass die bereits etablierten Ärzte die jüngeren verdrängen würden.[5]

Die Armenarzt-Debatte zeigt in deutlicher Weise, in welchem Spannungsverhältnis die Medizinalreformer standen, wenn sie ihre eigenen Professionsinteressen und gleichzeitig ihre soziale Verantwortung zu verteidigen suchten. Einerseits brachte die armenärztliche Tätigkeit eine zwar geringe, doch fest geregelte Verdienstchance, umfangreiches Experimentiermenschenmaterial und Prestigegewinn. Der Armenarzt ver-

---

1 Virchow, R., Die öffentliche Gesundheitspflege, in: MR, Nr. 5 vom 4.8.1848, S. 22.

2 Stich, A., Die Anstellung von Armenärzten, in: MR, Nr. 20 vom 17.11.1848, S. 144; Stich forderte neben einer besseren Auswahl der Armenärzte auch Lazarettkontrollen und Zwangsmaßnahmen gegen Mittellose, die nur für kurze Zeit krank seien. Im Gegensatz dazu war seine Forderung nach Errichtung städtischer Armenapotheken konstruktiv: Stich, A., Ueber die Einrichtung von städtischen Apotheken für die Armen-Krankenpflege in Berlin, in: MR, Nr. 18 vom 3.11.1848, S. 130; Anonym, Berichte über die Reformvorgänge, in: MR, Nr. 33 vom 16.2.1848, S. 198.

3 anonym, vermutlich Virchow, R., Die Anstellung von Armen-Aerzten. II., in: MR, Nr. 31 vom 2.2.1849, S. 190.

4 Stich, A., Die Anstellung von Armenärzten, in: MR, Nr. 20 vom 17.11.1848, S. 144: „Wäre es den Armen gestattet, von Arzt zu Arzt zu laufen, so würde die Kontrolle aufhören, denn sie blieben gewiss nur in seltenen Fällen lange bei demselben."

5 Leubuscher, R., Der Armenarzt, in: MR, Nr. 24 vom 15.12.1848, S. 161 f.

schrieb nicht nur Medikamente, sondern war fachkompetenter Helfer, Beichtvaterersatz, Überführer von Simulanten und Moralüberbringer. Er, der die bürgerlichen Normen wie Ordnung, Hygiene und Bildung vermittelte, entwickelte sich zunehmend zum unersetzbaren Disziplinierungsorgan für die unteren Schichten.[1] Göckenjan stellt Virchows philantropische Rolle sehr in Frage; er vermutet dahinter „eine professionspolitische Stereotype".[2] In der Unterstellung Virchows, dass die Armen grundsätzlich nicht die Fähigkeit besäßen, die ärztlichen Fähigkeiten richtig beurteilen zu können[3], sieht Göckenjan ein Indiz dafür, dass es Virchow „nicht vordringlich um die Armen geht. Er sucht eine Koalition der von der Obrigkeit unterdrückten Interessen. Das eigentliche Ziel der Koalition ist aber nicht die freie Arztwahl für die Armen, sondern die generelle Handlungsfreiheit für die Ärzte, ihr Autonomiegewinn ganz allgemein."[4]

Zweifellos bedeutete dieser Vorschlag Virchows einen außerordentlichen Autoritäts- und Autonomiezuwachs für die Ärzte. Wollte Robert Remak hingegen in der Armenpflege den Laien ein größeres Mitspracherecht einräumen, so ging bei Virchow wissenschaftliche Autorität damit einher, dass der Patient unrepräsentiert bleiben sollte.[5] Dennoch bedeutete diese Forderung für den Armen einen ganz erheblichen Emanzipationsgewinn. Er wurde aus kommunaler Überwachung gelöst und konnte jederzeit den Arzt, der seinerseits von einer Ärzte-Assoziation kontrolliert wurde, wechseln, wenn es ihm beliebte.

Aufgrund des Abhängigkeitsverhältnisses, in dem Arme zu Armenverwaltung und Armenärzten standen, bot sich das Armenwesen für Staat und Ärzte förmlich dazu an, Macht auszuüben. Der Herrschaftswille des Staates scheint jedoch begrenzt gewesen zu sein, so dass dieser die Notsituation von Armen und Hilfsbedürftigen im Gesundheitswesen nicht zu klar repressiven Zwecken nutzte.[6]

---

1 Vgl. Frevert, Krankheit, S. 115; Labisch, A., „Hygiene ist Moral - Moral ist Hygiene" - Soziale Disziplinierung durch Ärzte und Medizin, in: Sachße, C., Tennstedt, F., Soziale Sicherheit und soziale Disziplinierung, Frankfurt a. M. 1986, S. 265-285, bes. S. 271-276. - Stich stellt in der MR, S. 144 diese Disziplinierungsfunktion des Armenarztes heraus: „die Simulanten zu entlarven wissen, die Liederlichen im Zaum halten können."

2 Göckenjan, Kurieren, S. 295.

3 Virchow, R., Der Armenarzt, in: MR, Nr. 18 vom 3.11.1848, S. 125.

4 Göckenjan, Kurieren, S. 296; vgl. auch Silver, G., Virchow as a role-model, in: The Lancet 2 (1986), S. 34.

5 Weindling, Was Social Medicine Revolutionary?, S. 17.

6 Loetz, Vom Kranken zum Patienten, S. 277.

Neben der allgemeinen Armenkrankenpflege schenkten die Reformer auch der Problematik der psychischen Krankenpflege große Beachtung. Hier profilierte sich vor allen Dingen Leubuscher. Er trat entschieden für eine Humanisierung der psychiatrischen Verhältnisse in den Kliniken ein.[1]

8.9 Öffentliche Gesundheitspflege

Von August bis September 1848 widmete Virchow der öffentlichen Gesundheitspflege vier Leitartikel.[2] In dem Artikel vom 17. August erklärt er, sich dabei beziehend auf einen Vergleich der Mortalitätsstatistiken: „ ...so ist es hinlänglich anerkannt, dass die deutschen Arbeiter unendlich viel schlechter leben, als die grosse Menge der englischen. Haben wir also nicht hier würdige Aufgaben für die öffentliche Gesundheitspflege?"[3]

In Berlin waren 85% der Erwerbstätigen Arbeiter. Diese heterogene Gruppe bestand aus Gesellen, qualifizierten Fabrikarbeitern, unqualifizierten Arbeitskräften, Dienstpersonal, Selbstständigen, Hausierern, Viktualienhändlern und handwerklichen Kümmerexistenzen. Die offizielle Statistik zählte die Zahl derjenigen, die unterhalb des Existenzminimums lebten, auf fünf Prozent. Tatsächlich dürfte die Zahl jedoch weitaus größer gewesen sein. Ernst Dronke, ein kritischer Zeitgenosse, schätzte etwa ein Viertel der Berliner Bevölkerung zum Lumpenproletariat.[4]

Virchow erklärte in seinen Ausführungen zur öffentlichen Gesundheitspflege die grundlegenden Beziehungen zwischen der Medizin und den sozialen und politischen Entwicklungen. „Das eine Wort ‚öffentliche Gesundheitspflege'", so meint Virchow, „zeigt denjenigen, welche da gemeint haben und noch meinen, die Medicin habe mit der Politik nicht zu thun, die Größe ihres Irrthums."[5]

Die öffentliche Gesundheitspflege schafft ein völlig neues Verhältnis zwischen Staat und Medizin. Sie bewirkt eine „ganze und radicale Ver-

---

1 Leubuscher, R., Die Irrenverhältnisse Berlin`s, in: MR, Nr. 17 vom 27.10.1848, S. 119-120; Nr. 18 vom 3.1.1848, S. 127-129; Nr. 20 vom 17.11.1848, S. 141-143.

2 Virchow, R., Die öffentliche Gesundheitspflege, in: MR, Nr. 5 vom 4.8.1848, S. 21 ff.; Nr. 7 vom 18.8.1848, 37ff.; Nr.8 vom 25.8.1848, S. 45 ff.; Nr. 9 vom 1.9.1848, S. 53.

3 Virchow, R., Die öffentliche Gesundheitspflege, in: MR, Nr. 7 vom 18.8.1848, S. 40.

4 Hachtmann, Berlin 1848, S. 83-85; Ackerknecht, Medizinalreform, S. 68.

5 Virchow, R., Die öffentliche Gesundheitspflege, in: MR, Nr. 5 vom 4.8.1848, S. 21.

änderung".[1] Durch die Revolution seien die Auffassungen der „dynastischen und territorialen Politik" zugunsten der „social-politischen" und „der national und demokratischen Politik" aufgegeben. Ihr letztendliches Ziel wird sie jedoch erst erreicht haben, „wenn wir auf den kosmopolitischen Standpunkt, dem der humanen, naturwissenschaftlichen Politik, dem der Anthropologie oder der Physiologie (im weitesten Sinne) angelangt sein werden."[2]

Der Staat, der „die sittliche Einheit aller gleichberechtigten Einzelnen"[3] darstellt, „will das Wohlsein aller Staatsbürger, denn er erkennt die Gleichberechtigung aller an."[4] Von dieser linkshegelianischen Prämisse ausgehend, fordert er eine unabweisbare Verpflichtung des Staates, jedem seiner Bürger „eine gesundheitsgemässe Existenz" soweit als möglich zu sichern.[5] Dieses Recht auf „gesundheitsgemässe Existenz" sollte Verfassungsrang haben. Versagt der Staat, die Existenzsicherung seiner Bürger zu gewährleisten, beispielsweise dadurch, dass er die Bürger in die Lage bringt verhungern zu müssen, so verwirkt er sein Anrecht auf Loyalität.[6]

So wird die Medizin selbst zur eigentlichen Politik, und der Arzt etabliert sich geradezu zum Repräsentanten des demokratischen Staatsgedankens. Virchow verknüpft das Recht auf Gesundheit eng mit dem Recht auf Arbeit.[7] Nur ein Mensch, der die materiellen Voraussetzungen hat, sein Leben zu gestalten, kann sich auch vor Krankheit schützen.

Bereits Neumann erklärte 1847 in seiner Schrift, dass die Gesellschaft die Verpflichtung habe, die Gesundheit seiner Bürger zu schützen und bei Gefährdungen zu retten.[8] Er deklariert ein Recht auf Gesundheit, und er leitet es vom allgemein anerkannten Eigentumsrecht ab. Virchow, der zu demselben Schluss als logische Konsequenz demokratischer Prinzipien kommt, hält es im Unterschied zu Neumann für unnötig, die Garantie auf Gesundheit aus dem Eigentumsrecht abzuleiten. Virchow glaubt,

1 Ebenda.

2 Ebenda.

3 Ebenda, S. 22.

4 Ebenda, S. 21.

5 Virchow, R., Die öffentliche Gesundheitspflege, in: MR, Nr. 5 vom 4.8.1848, S. 22; Nr. 7 vom 18.8.1848, S. 36; vgl. auch Virchow, Archiv, Bd. II, S. 317; zum Einfluss des Linkshegelianismus auf Virchow und seine Generation von Privatdozenten an den Universitäten vgl. auch Hachtmann, Berlin 1848, S. 90.

6 Virchow, R., Die öffentliche Gesundheitspflege, in: MR, Nr. 5 vom 4.8.1848, S. 22.

7 Virchow, R., Die öffentliche Gesundheitspflege, in: MR, Nr. 7 vom 18.8.1848, S. 38.

8 Neumann, Eigenthum, S. 64.

daß Neumann diese aufwendige Beweisführung nur aufgrund der Zensur entwickelte.[1]

Die umwälzend revolutionären Gedanken beider Reformer sind: Die Gesundheit des Einzelnen ist keine Privatangelegenheit mehr, sondern eine Sache von hohem sozialen und gesellschaftlichen Rang. Die Medizin, ehemals gewerbsmäßig und privat ausgeübt, erfährt eine hohe Aufwertung. Sie wird als öffentliche Gesundheitspflege auf eine neue universelle Ebene transportiert. Die öffentliche Gesundheitspflege in Verbindung mit dem öffentlichen Unterricht soll die Idee und den Anspruch des Humanismus innerhalb der Gesellschaft verwirklichen.

Der Staat muß dafür sorgen, daß die Ärzte, die die sachverständigen Verwalter der Heilkunst sind, „als die eigentlichen Träger der wahren Cultur auftreten" können.[2] Die angestrebte Dominanz- und Monopolstellung der Ärzte wird noch deutlicher in Zeiten, in denen Epidemien das Land schütteln. „In solchen Zeiten", betont Virchow, „wird die öffentliche Gesundheitspflege souverän, der Arzt gebietend."[3]

Virchow begriff Seuchen als Störung des gesellschaftlichen Zusammenlebens. Sie waren Anzeichen großer Störungen des Massenlebens, so wie die individuelle Krankheit seiner Ansicht nach Ausdruck des unter ungünstigen Bedingungen verlaufenden Einzellebens war. Beides konnte nur behoben werden durch eine grundlegende Verbesserung der öffentlichen Gesundheitspflege: „Die öffentliche Gesundheitspflege lässt sich gar nicht mehr isolirt betrachten, sie ist nicht mehr eine unpolitische Wissenschaft, die Staatsmänner bedürfen des Beistandes einsichtsvoller Aerzte."[4]

Bereits im Juli 1848 forderten die Berliner Ärzte die Errichtung eines deutschen Reichsministerium für die öffentliche Gesundheitspflege und eine einheitliche Medizinalgesetzgebung für ganz Deutschland. Virchow

1 Virchow, R., Die öffentliche Gesundheitspflege, in: MR, Nr. 5 vom 4.8.1848, S. 22; Neumann selbst erklärt in der „Thronrede des Medicinal-Departements im Cultusministerium", MR, Nr. 2 vom 14.7.1848, S. 6, dass die Publikationen, die noch unter der Zensur erschienen waren, zum überwiegenden Teil „sich dem Maßstabe des alten Systems bequemen. Sie sind also grossentheils für heute gar nicht mehr maßgebend."; vgl. Meyer-Neumann, E., Salomon Neumanns Wirksamkeit auf dem Gebiete der Sozialhygiene, in: Sozialhygienische Mitteilungen 17 (1933), S. 14-17, hier S. 16.

2 Anonym, vermutlich Virchow, R., Der Staat und die Aerzte.II., in: MR, Nr. 38 vom 23.3.1848, S. 218.

3 Virchow, R., Die öffentliche Gesundheitspflege, in: MR, Nr. 8 vom 25.8.1848, S. 45.

4 Virchow, R., Die öffentliche Gesundheitspflege, in: MR, Nr. 8 vom 25.8.1848, S. 46.

schlug darüber hinaus vor, das neu einzurichtende preußische Ministerium für öffentliche Gesundheitspflege mit dem Ministerium für öffentlichen Unterricht zusammenzulegen, denn geistige und körperliche Erziehung waren eng verwoben.

Aus ihren Vorstellungen von öffentlicher Gesundheitspflege und dem „Recht auf gesundheitsgemässe Existenz" leiteten Virchow und seine Mitstreiter noch ein ganzes Bündel von weiterreichenden Forderungen ab. So u.a. das Recht auf Arbeit, welches 1848 in Frankreich in die Verfassung aufgenommen worden war.

Weitere konkrete Maßnahmen, die die Mediziner in Angriff nehmen sollten, betrafen nach Ansicht Leubuschers die „Diätetik der Gewerke". Die Präventivmaßnahmen für die die Gesundheit schädigenden Beschäftigungen sollten schärferen sanitätspolizeilichen Vorschriften unterliegen. Mit Blick auf das fortschrittlichere England stellte Leubuscher für Deutschland fest, dass hier keine fundierte Literatur über Berufskrankheiten existierte. Er sah den Grund für diese Rückständigkeit in der Zersplitterung der Medizinalverwaltung in unübersichtliche einzelne Departements. Die Sanitätspolizei, die dem Ministerium des Inneren zugeordnet war, sollte - seiner Meinung nach- dem Arbeitsministerium unterstellt werden.[1] Virchow hingegen wollte alle medizinischen Abteilungen, die sich noch in Obhut des Innenministeriums befanden, geschlossen an den neu zu schaffenden Minister der öffentlichen Gesundheitspflege abgegeben sehen.[2]

Höchst dringliche Maßnahmen waren nach Leubuscher Verkürzung der Arbeitszeit, Verbot der Kinderarbeit vor dem 14. Lebensjahr und Schwangerschaftsschutz.[3]

Die Armenfürsorge, deren Basis bisher die christlich-willkürliche Barmherzigkeit war, müsse nun grundlegend auf dem neuen Fundament des Rechts erneuert werden. Den Armen und Arbeitsunfähigen müsse eine angemessene Fürsorge zugute kommen; ob dies in eigens dafür eingerichteten Anstalten wie Waisen-, Kranken-, Invalidenanstalten etc. oder innerhalb der Familien selbst geschehen soll, müsse noch diskutiert werden. Inwieweit und durch wen letztendlich die staatliche Fürsorgepflicht durchgeführt werden soll, müsse ebenfalls nach Ansicht des Reformers noch entschieden werden.

---

1 Leubuscher, R., Zur Reform der Sanitätspolizei, in: MR, Nr. 3 vom 21.7.1848, S. 11-12.

2 Virchow, R., Das Medicinal-Ministerium (Schluss.), in: MR, Nr. 4 vom 28.7.1848, S. 15.

3 Leubuscher, R., Zur Reform der Sanitätspolizei, in: MR, Nr. 3 vom 21.7.1848, S. 12 u. Nr. 8 vom 25.8.1848, S. 48f.

Bezüglich der allgemeinen Krankenpflege ist die Forderung jedoch klar und unmißverständlich formuliert: Die Krankenhausaufnahme müsse jedem Kranken unentgeltlich zukommen, egal welchen Standes, welcher Konfession oder Gemeindezugehörigkeit derjenige ist.[1]

Virchow forderte die Schaffung nicht-konfessioneller Krankenhäuser. Zudem müssten in den Krankenhäusern, neben der Pflege der Kranken, die praktische Ausbildung der Mediziner sowie die Erweiterung der wissenschaftlichen Forschung mit einem ausreichenden Etat gesichert sein.

Die Krankheiten, die weite Teile der Bevölkerung gefährden, Epidemien also, könnten nur durch umfassende Veränderungen in den städtischen und ländlichen hygienischen Wohnungsverhältnissen, durch Entwässerung der Sümpfe und Wiesen usw. eingedämmt werden.[2]

Auch auf die Strafgesetzgebung müsse die öffentliche Gesundheitspflege positiv wirken. Neben der Abschaffung der Todesstrafe forderte Virchow eine völlig neue Sicht der Strafhandlungen. Ihm gelten Verbrechen „nur als der Ausdruck einer fehlerhaften Entwicklung."[3] Der Kriminelle wird einem Geisteskranken gleichgestellt. Anstelle „des Strafrechts muss jetzt die Psychologie treten", gleichsam „wie die Politik durch die Anthropologie zu ersetzen ist."[4]

Virchows Anthropologie ist die Verkörperung einer totalen Medizin, die eigentlicher Motor für soziale Entwicklung, für Fortschritt überhaupt ist.

Virchows glänzende Rhetorik und messerscharfe Polemik lenkt von immanenten Widersprüchen seines Denkens ab. Virchow bezeichnete sich wissenschaftlich dezidiert als Materialisten, verstand sich als rein naturwissenschaftlich agierender Mediziner und lehnte die romantischen naturphilosophischen Traditionen radikal ab. Gleichwohl blieb er über seine Lehrer wie Johannes Müller von romantischem Denken geprägt und verkörperte letztlich in seinem Streben nach einer neuen, auf naturwissenschaftlichem Denken basierenden Synthese das romantische Einheitsideal.[5]

---

1 Virchow, R., Die öffentliche Gesundheitspflege, in: MR, Nr. 9 vom 1.9.1848, S. 54.

2 Virchow, R., Die öffentliche Gesundheitspflege, in: MR, Nr. 7 vom 18.8.1848, S. 40.

3 Virchow, R., Die öffentliche Gesundheitspflege, in: MR, Nr. 9 vom 1.9.1848, S. 55.

4 Ebenda.

5 u.a. Wengler, B., Das Menschenbild bei Alfred Adler, Wilhelm Griesinger und Rudolf Virchow. Ursprünge eines ganzheitlichen Paradigmas in der Medizin, Frankfurt a. M. 1989, S. 39; Schott, Virchow, S. 104.

8.10 Medizin als soziale Wissenschaft und Maßstab der Politik

Der nationalen Zersplitterung, die sich auch auf medizinischer Ebene widerspiegelte, wollten die Ärzte durch ihre Standesforderungen Einhalt gebieten. Die professions-spezifischen Forderungen der medizinischen Reformbewegung zielten auch auf die nationale Einheit. Die Freiheit und der Schutz des Ärztestandes sollten in ganz Deutschland gesichert werden, gegen Landesabsolutismus und Partikularsystem. Die Anträge Pagenstechers in der Frankfurter Nationalversammlung[1] auf Freizügigkeit, einheitliche Prüfungsreglements und einheitliche Pharmakopöe hatten eine einheitliche Medizinalverfassung zum Ziel und fanden bei den Reformern große Zustimmung. In der sozialmedizinisch motivierten Forderung nach Errichtung einer einheitlichen, institutionalisierten öffentlichen Gesundheitspflege war nationales Bewusstsein wirksam.

Die standespolitischen Forderungen waren daneben eng mit sozialpolitischen Zielen verknüpft. Die Ärzte und ihr Selbstverständnis befanden sich in einer Krise. Der Hausarzt, der finanziell relativ abgesichert gewesen war, gehörte der Vergangenheit an; der sich entwickelnde „wissenschaftliche" medizinische Experte befand sich materiell in höchst unsicherer Lage. Die Konkurrenz um die begrenzte zahlungskräftige Klientel und die stetige Zunahme von Ärzten hatten zu dem Eindruck eines Ärzteüberschusses geführt. Anhand der großen Unterversorgung breiter verarmender Bevölkerungsschichten und anhand der mangelhaften Qualitäten der Armenkrankenpflege konnten die medizinischen Sozialreformer den gesellschaftlichen Bedarf an ärztlicher Kompetenz klar darlegen. In dem medizinreformerischen Konzept von individueller und kollektiver Gesundheits- und Rechtssicherheit kam dem Staat eine besondere Bedeutung zu; er sollte die finanzielle Verantwortung tragen. Der Aufruf, dass der Staat durch die Errichtung der öffentlichen Gesundheitspflege für die Gesundheit seiner Bürger zu sorgen habe, kam nicht nur den gesundheitsgefährdeten Pauperes zugute, sondern auch den Einkommensinteressen der Ärzte. Deshalb war soziale Gerechtigkeit für die Ärzte so wichtig, weil damit eine Aufwertung des eigenen Standes einherging.

Die Berliner Medizinalreformbewegung kritisierte nicht nur die Medizinverfassung in einigen Punkten, sondern sie erfasste und kritisierte die Unzulänglichkeiten des ganzen gesellschaftlichen Systems. Sie konnte dies tun, weil sie der Medizin von Anfang an eine politische, insbesondere eine sozialpolitische Dimension gab.

---

1 Virchow, R., Berichte über die Reformvorgänge, in: MR, Nr. 23 vom 8.12.1848, S. 159.

Von Neumann zuerst formuliert[1] gipfelte das Wissen um den Zusammenhang zwischen sozialer Problematik, Morbidität und Mortalität bei Virchow in der Aussage: „die Medicin ist eine sociale Wissenschaft und die Politik ist weiter nichts als Medicin im Grossen."[2] Auch Leubuscher bestätigte: „Die Medicin ist eine rein sociale Wissenschaft", jedoch schränkte er ein: „in diesem Augenblick fehlt diesem Worte jedoch noch der praktische Inhalt."[3]

Virchows Aussage formuliert einen nahezu grotesk erscheinenden Machtanspruch.

Darin verbanden sich standespolitische Intentionen der Ärzteschaft, liberal-politische Bestrebungen des Bürgertums und ihr philanthropischer Aktionismus zu einer neuen Gesundheitspolitik.[4] Virchow sieht die Medizin als die Wissenschaft schlechthin an, die eine elementare gestalterische Bedeutung für die Umsetzung humaner Belange in Politik und Gesellschaft hat. Die daraus resultierende ärztliche Verantwortung ist hoch. Denn es ging nicht mehr nur um das Heilen des Einzelnen, sondern um das Kurieren der ganzen Gesellschaft.

Die Bezeichnung der medizinischen Wissenschaft als soziale Disziplin war keineswegs eine Neuschöpfung der Berliner Agitatoren. Bereits 1844 erläuterte Arnold Ruge, dass die Verbindung von Wissenschaft und Politik von Frankreich ausgegangen sei.[5]

Schon seit den 1830er Jahren war von französischen Medizinern die soziologische Theorie von Krankheit entwickelt worden.[6] Das Schlagwort „soziale Medizin" prägte Jules René Guérin, auf den sich Virchow, wie bereits erwähnt, bezieht.[7] Guérin äußerte sich jedoch nicht, wie es kon-

---

1 Neumann, Eigenthum, S. 64-65.

2 Virchow, R., Der Armenarzt, in: MR, Nr. 18 vom 3.11.1848, S. 125; vgl. auch Virchow, in: Archiv 3 (1849), S. 15.

3 Leubuscher, R., Zur Reform der Sanitätspolizei, in: MR, Nr. 3 vom 21.7.1848, S. 11.

4 u.a. Labisch, Homo Hygienicus, S. 254.

5 Ruge, A., Plan der Deutsch-Französischen Jahrbücher, in: Deutsch-Französische Jahrbücher, hrsg. von Arnold Ruge und Karl Marx, Paris 1844, S. 6, gefunden in: Rosen, G., Was ist Sozialmedizin?, in: Lesky, Sozialmedizin, S. 286.

6 So von Villérmé, Leroux, Rouchoux Mélier, Aubert-Roche, Benoiston de Chateauneuf und Parent-Duchâtelet ; vgl. besonders : Ackerknecht, E.H., Hygiene in France 1815-1848, in: Bulletin of the History of Medicine, Bd. 22 (1948), S. 117-155; ders., Anticontagionism between 1821 und 1867, ebenda, S. 562-593; ders., Virchow, S. 109; Rosen, Entwicklung der sozialen Medizin, S. 93-98.

7 Virchow, R., Was die „medicinische Reform" will, in: MR, Nr. 1 vom 10.7.1848, S. 2; vgl. auch Timmer, M./Hansma, J., Social medicine in Western Europe,

kret umzusetzen sei. Virchow, Neumann und Leubuscher kommt das Verdienst zu, eine praktische Umsetzung der „sozialen Medizin" versucht zu haben.

Die Vertreter der sozialen Medizin waren keine wirklichen Sozialisten. Virchow dachte vom Recht des Individuums her. Er glaubte, dass die Gewährung der demokratischen Grundrechte auch die sozialen Verhältnisse grundlegend verbessern werde. Daneben sollten überindividuelle Maßnahmen wie die öffentliche Gesundheitspflege medizinische Hilfe für jeden Bürger zugänglich machen. Die staatlich geförderte Gesundheitserziehung sollte bewirken, dass das medizinische Angebot auch genutzt werde. Dabei sollte jedoch die Selbstbestimmung des Einzelnen unangetastet bleiben. So formulierte Virchow: „...wir sind keineswegs der Meinung, dass diess Alles Sache des Staats, der Gesammtheit sein müsse, wie es manche Socialisten der neueren Zeit verlangen, da wir im Gegentheil der Centralisation des Lebens in der Hand der Staatsgewalten mit aller Kraft entgegenstreben."[1] Die höchste Entfaltung des Individuums war das eigentlich angestrebte Ziel.

Dieser Grundkonflikt zwischen staatlicher Gesundheitspflege und Selbstverantwortlichkeit des Individuums wurde von den Reformern nicht gelöst.[2]

Das wache soziale Gewissen der Ärzte und besonders die Tätigkeit als Armenarzt, die zum Beispiel Neumann und Leubuscher ausübten, brachte sie in vielfältige Beziehung zur Arbeiterbewegung. Bereits in der dritten Ausgabe der „medicinischen Reform" hatte Leubuscher „eine lebendigere Theilnahme der Medicinalverwaltung an der Arbeiterfrage, deren Lösung alle Kreise der Gesellschaft beschäftigt", gefordert.[3]

Neumann erwies sich auch hier wieder als Vorreiter. Die pragmatische Umsetzung der sozialen Medizin erfolgte von Neumann im Zusammenwirken mit dem Berliner Bezirkskomitee der deutschen Arbeiterverbrüderung in Form eines Gesundheitspflegevereins. Diese Gesundheitspflegeorganisation, beruhend auf dem Prinzip der Selbsthilfe[4], gewährte

---

1848-1972, in: Tijdschrift voor sociale geneeskunde, vol 53 (1975), Supplement 1, S. 5-7.

1 Virchow, R., Die Volkskrankheiten, in: MR, Nr. 51 vom 22.6.1849, S. 269.

2 Bleker, J., Der gefährdete Körper und die Gesellschaft - Ansätze zu einer sozialen Revolution in Deutschland, in: Imhof A.E. (Hrsg.), Der Mensch und sein Körper. Von der Antike bis heute, München 1983, S. 226-242, hier S. 229.

3 Leubuscher, R., Zur Reform der Sanitätspolizei, in: MR, Nr. 3 vom 21.7.1848, S. 11.

4 Vgl. Karbe, Neuman, S. 29-39; vgl. auch: Tennstedt, F., Sozialgeschichte der Sozialpolitik in Deutschland vom 18. Jahrhundert bis zum Ersten Weltkrieg, Göttingen 1981, S. 77.

„freie ärztliche Behandlung in einem bestimmten Umfange, die Kurkosten in der Charité und endlich Unterstützungsgelder für arbeitsunfähige Kranke."[1] Der Verein finanzierte sich durch die zwar regelmäßigen, aber sehr niedrigen Mitgliedsbeiträge, einem leider nur vorübergehend gewährtem Rabatt der Berliner Apotheken und einem teilweisen Gehaltsverzicht der Vereinsärzte. Neumann als Vorsitzendem war es zu verdanken, dass auch syphilitisch Erkrankte mit in den Verein aufgenommen wurden. Dies war eine Entscheidung von wichtiger prophylaktischer Bedeutung.[2]

Seit Juli 1850 gehörte dem Vereinskomitee des Gesundheitspflegevereins auch Leubuscher an.[3] Die effektive Vereinstätigkeit bedeutete für die kommunale Armenkrankenpflege eine spürbare Erleichterung. Bis zu seiner polizeilichen Auflösung am 3.4.1853 gehörten dem Verein 20.000 Mitglieder an.

Die bedeutsamen Einsichten in die Zusammenhänge zwischen sozialer Lage, Krankheit und frühzeitigem Tod bewirkten nicht nur eine neue Sicht von den „arbeitenden Armen", sondern der Gesellschaft überhaupt. Die Gesellschaftstheorie der medizinischen Reformer, ihr Denken über die Wechselspiele zwischen Natur und Gesellschaft, war ganz wesentlich geprägt durch ihre Epidemiologie. Virchow, profiliertester Vertreter der medizinischen Reformbewegung, hatte sie in seinem Oberschlesienbericht aufgenommen und in dem darauffolgenden Jahr ergänzt und weiterentwickelt. Virchow verstand Krankheit, gleichviel ob sie psychischer oder somatischer Natur ist, als „Ausdruck des unter ungünstigen Bedingungen verlaufenden Einzellebens."[4] Er hielt es durchaus für legitim, in abstrakter Weise von Krankheiten der Gesellschaft zu sprechen. [5] Konsequent erläuterte er, dass „Seuchen das Anzeichen grosser Störungen des Massenlebens"[6] seien. Und weiter: „Abnorme Bedin-

---

1 Neumann, S., Vorläufige Mittheilung über den Gesundheitspflegeverein der Berliner Bezirkscomités der deutschen Arbeiterverbrüderung, in: MR, Nr. 45 vom 11.5.1849, S. 245.

2 Vgl. Karbe, Neumann, S. 37.

3 Vgl. Erlanger, Leubuscher, S. 62.

4 Virchow, Einheitsbestrebungen, S. 54; vgl. auch: anonym, vermutlich Virchow, R., Die Volkskrankheiten, in: MR, Nr. 51 vom 22.6.1849, S. 269.

5 anonym, vermutlich Virchow, R., Die Volkskrankheiten, in: MR, Nr. 51 vom 22.6.1849, S. 269.

6 Virchow, Einheitsbestrebungen, S. 54; vgl. auch: MR, Nr. 51 vom 22.6.1849, S. 269.

gungen erzeugen immer abnorme Zustände. Krieg, Pest und Hungersnoth bedingen sich gegenseitig".[1]

In Anlehnung an Neumann unterschied Virchow zwischen natürlichen und künstlichen Seuchen. Natürliche Seuchen, bedingt durch Jahreszeitenwechsel und Witterung, hatte es seiner Meinung nach immer gegeben. Darunter fielen Ruhren, Wechselfieber und Pneumonien. In den künstlichen Epidemien hingegen sah er „vielmehr Attribute der Gesellschaft, Produkte der falschen oder nicht auf alle Klassen verbreiteten Cultur; die deuten auf Mängel, welche durch die staatliche und gesellschaftliche Gestaltung erzeugt werden."[2] Darunter zählte er Typhen, Skorbute, Schweißfieber und Tuberkulosen.

Die Dynamik der künstlichen Seuchen sah Virchow als keineswegs eigenständig an; sie stand seiner Ansicht nach mit den Entwicklungen der Kultur im engsten Zusammenhang. Das Auftreten der Epidemien unterlag nach Virchow einem regelrechten kulturellen Abhängigkeitsgesetz: „Sie treten auf und verschwinden, nachdem neue Culturperioden begonnen sind."[3] Seuchen sind demnach Gesetzmäßigkeiten des gesellschaftlichen Prozesses. „Die Geschichte der künstlichen Epidemien ist daher die Geschichte der Störungen, welche die Cultur der Menschheit erfahren hat, ihr Wechsel zeigt uns das Umschlagen der Cultur zu neuen Richtungen in gewaltigen Zügen."[4] Virchow rechnete zu den künstlichen Massenkrankheiten auch die Syphilis, Pocken und Masern. Bei diesen Epidemien stellte er jedoch ihr Auftreten in ihrer kulturellen Abhängigkeit in Frage."[5]

Virchows Theorie der Epidemien war außerordentlich von medizinisch-historischen Analogien geprägt. So verglich er seine eigene Zeit mit der der Reformation. Beide Zeiträume seien gekennzeichnet von tiefgreifenden politischen und geistigen Transformationen, beide zugleich geschüttelt von mörderischen Seuchen: die Reformation vom englischen Schweißfieber und die 1848er Periode von Typhus und Cholera. Raffte die Cholera zunächst die ärmeren Bevölkerungsschichten hinweg, so gewann sie schon bald aus den privilegierten Kreisen ihre neuen Opfer.

---

1 Anonym, vermutlich Virchow, R., Die Volkskrankheiten, in: MR, Nr. 51 vom 22.6.1849, S. 270.

2 Virchow, Einheitsbestrebungen, S. 55.

3 Virchow, Einheitsbestrebungen, S. 55; vgl. auch: Virchow, R., Die öffentliche Gesundheitspflege, in: MR, Nr. 7 vom 18. 8.1848, S. 40 und anonym, vermutlich Virchow, R., Die Volkskrankheiten, in: MR, Nr. 51 vom 22.6.1848, S. 270.

4 Virchow, Einheitsbestrebungen, S. 55.

5 Ebenda.

Jetzt erst begannen die somatischen Krankheiten „Gegenstand der hohen Politik zu werden."[1]

Auch die psychischen Kollektivkrankheiten nahm Virchow in seine sozialmedizinische Epidemiologie auf. So erkannte er in der „Furcht der Besitzenden" vor einer sozialen Revolution eine sogenannte psychische Epidemie, die ganz Europa heimgesucht habe.[2]

Virchow unterstreicht im August 1848, unter dem Eindruck der in Europa grassierenden Cholera-Epidemie, die Gesellschaft als krankmachenden, zu Epidemien prädisponierenden Faktor: „Epidemien gleichen grossen Warnungstafeln, an denen der Staatsmann von grossem Styl lesen kann, dass in dem Entwicklungsgange seines Volkes eine Störung eingetreten ist, welche selbst eine sorglose Politik nicht länger übersehen darf."[3]

Die Überführung materieller und sozialer „Natur"-Vorgänge in überschaubare Mechanik, in Ursachen und Wirkungen mit bestimmten „Gesetzen", gab dem Politiker und dem Arzt Anweisungen für richtiges, vernünftiges Handeln in die Hand. Unanfechtbare Normen konnten so gesetzt und Abweichungen frühzeitig erkannt werden.

Und weiter erklärt er: „Ist es so unklar, dass unsere Bewegung eine sociale ist und dass man nicht Anleitungen zu schreiben hat, um die Inhaber von Melonen und Lachsen, von Pasteten und Eistorten, kurz den wohlhäbigen Bourgeois zu beunruhigen, sondern dass man Anstalten treffen muss, um den Armen, der kein weiches Brod, kein gutes Fleisch, keine warme Kleidung, kein Bett hat, der bei seiner Arbeit nicht mit Reissuppen und Chamillenthee bestehen kann, den Armen, der am meisten von der Seuche betroffen wird, durch eine Verbesserung seiner Lage vor derselben zu schützen?"[4]

Virchow sah in seinem medizinisch-naturwissenschaftlichen Denken nicht nur eine erweiterte Möglichkeit, die gesellschaftliche Realität zu erfassen und zu bewerten, sondern auch tiefgreifend zu verändern und zu humanisieren. Virchows Epidemiologie zeigt, dass der wesentliche Bestandteil seiner sozialmedizinischen Utopie der naturwissenschaftliche Materialismus war: „Täusche man sich doch darüber nicht: die Be-

1 anonym, vermutlich Virchow, R., Die Volkskrankheiten, in: MR, Nr. 51 vom 22.6.1848, S. 270.

2 Ebenda, S. 269.

3 Virchow, R., Die öffentliche Gesundheitspflege, in: MR, Nr. 8 vom 25.8.1848, S. 45.

4 Ebenda S. 47, vgl. auch: Virchow, R., Die Epidemien von 1848, in: Archiv, Bd. III (1849), S. 33ff.

wegung unserer Tage ist eine rein materielle."[1] Seine naturwissenschaftliche Methodik, die die Medizin revolutionierte, sollte nun auch auf Gesellschaft und Staat übertragen werden, um dort ihre politische Sprengkraft zu entfalten. Daher war die Märzrevolution der „grosse Kampf der Kritik gegen die Autorität, der Naturwissenschaft gegen das Dogma, des ewigen Rechts gegen die Satzungen menschlicher Willkür."[2]

Virchow benutzt sämtliche gesellschaftlichen Begriffe biologisch oder leitet sie biologisch ab, etwa auch den Begriff des Staates. Auch wenn er meint: „Als Naturforscher kann ich nur Republikaner sein", so entscheidet er sich nicht definitiv für eine Staatsform. Er balanciert zwischen „wählbaren Präsidenten" und dem „König ohne Eigenschaften".[3] Denn: „Es kommt wenig darauf an, ob die Republik oder die Monarchie diese Principien zur Ausführung bringt."[4] Mit den „Principien" waren gemeint: Wohlstand, Bildung und Freiheit für alle. Letztendlich entscheiden doch die Naturgesetze, „dass der Staat weiter nichts ist, als der lebendige Ausdruck des wissenschaftlichen Zeitbewußtseins."[5] So formulierte Virchow weiter: „Leben um Leben wollen wir abwägen und zusehen, wo die Leichen dichter liegen, bei den Arbeitern oder den Privilegirten. Wir feilschen nicht um die Staatsform, wir kämpfen um die Staatsreinrichtungen. Die organischen Gesetze enthalten das Wesen und Leben des Staats, aber nicht eine Verfassung, welche den organischen Gesetzten voraufgeht. Die Verfassung ist die bewegliche Theorie, die organischen Gesetze die bestimmte Praxis."[6]

Die Natur und ihre Gesetze bildeten für Virchow den Maßstab vernünftigen Daseins. Die Aneignung des naturwissenschaftlichen Weltbildes war daher höchste Pflicht. Daher wurde Virchow nicht müde, die Verwalter des alten christlichen Weltbildes, die offizielle Kirche und die feudal-bürokratischen Strukturen zu bekämpfen. Transzendenz beruhte „in dem Mangel an empirischem Wissen."[7] Die diesseitige Wirklichkeit gewann quasi-religiösen Charakter und mit ihr die dogmenlose empiri-

---

1 Virchow, R., Radicalismus und Transaktion, in: MR, Nr. 14 vom 6.10.1848, S. 95.

2 Virchow, R., Das Medicinal-Ministerium (Schluss.), in: MR, Nr. 4 vom 28.7.1848, S. 13.

3 Virchow an seinen Vater, 1.5.1848, in: Virchow, Briefwechsel, S. 347.

4 Virchow, R., Radicalismus und Transaktion, in: MR, Nr. 14 vom 6.10.1848, S. 95.

5 Virchow, R., Die öffentliche Gesundheitspflege, in: MR, Nr. 8 vom 25.8.1848, S. 47.

6 Virchow, R., Die medicinische Gesetzgebung, in: MR, Nr. 29 vom 19. Januar, S. 182.

7 Virchow, Einheitsbestrebungen, S. 12.

sche Forschung, insbesondere die Medizin als die „höchste Naturwissenschaft“.[1] Ihre Vertreter wurden die neuen „sacralen“ Verwalter, „die Hohepriester der Natur in der humanen Gesellschaft“.

Die vollkommene wissenschaftliche Durchdringung der Gesellschaft, „die Constituirung der Gesellschaft auf physiologischer Grundlage“ [2] war Virchows brisanteste politische Botschaft. Aus dieser naturwissenschaftlichen Fortschritts- und Vernunftgläubigkeit erwuchs Virchows revolutionärer Elan.

Hier verband sich der moderne Naturwissenschaftler mit den Zielen des demokratischen bzw. republikanischen Politikers. Virchow war stark vom linkshegelianischen Radikalismus beeinflusst und lehnte sich hierbei an Julius Fröbel an[3], zudem befand er sich in großer Nähe zu Arnold Ruge und dem frühen Karl Marx.[4]

Sein Modell des gesellschaftlichen und menschlichen Fortschritts, das in direkter Abhängigkeit von den Naturgesetzen stand, räumte dem Naturwissenschaftler eine privilegierte Position ein: „Wir sind einfach Naturforscher und als solche verlangen wir nicht nur, dass jeder Einsichtige dazu beitrage, den allgemeinen Naturgesetzen, welche sich aus der Phänomenologie des Menschen ergeben, Anerkennung zu verschaffen, weil nur unter der Herrschaft dieser Gesetzte ein befriedigender Zustand Aller möglich ist, sondern wir erwarten auch zuversichtlich, dass die Menschheit dahin kommen werde, sich selbst als den Zweck ihrer Handlungen zu begreifen.“[5]

Bei dem Begründer des Kommunismus Karl Marx stand am Anfang unumschränkte Begeisterung für Rudolf Virchow. Marx versuchte ihn später über den ihm nahestehenden Hannoverschen Arzt Kugelmann zu gewinnen, doch sein Versuch scheiterte kläglich.[6] Bei Marx und Engels

---

1 Virchow, in: Archiv 2 (1849), S. 6.

2 Virchow, R., Der Staat und die Aerzte.II, in: MR, Nr. 38 vom 23.3.1849, S. 218.

3 Virchow, R., Die öffentliche Gesundheitspflege, in: MR, Nr. 5 vom 4.8.1848, S. 21; vgl. Koch R., Demokratie und Staat bei Julius Fröbel. 1805-1893. Liberales Denken zwischen Naturrecht und Sozialdarwinismus, Wiesbaden 1978, v.a. S. 78-105; Göckenjan, Kurieren, S. 284.

4 Jacob, W., Medizinische Anthropologie im 19. Jahrhundert. Mensch - Natur - Gesellschaft. Beiträge zu einer theoretischen Pathologie. Zur Geistesgeschichte der sozialen Medizin und allgemeinen Krankheitslehre Virchow, Stuttgart 1967, S. 152.

5 Virchow, R., Die öffentliche Gesundheitspflege, in: MR, Nr. 5 vom 4.8.1848, S. 37.

6 Kugelmann wählte einen Weg, der aus heutiger Sicht nicht unfreiwilliger Komik entbehrt: Er schickte Virchow einen durch Spaltung und Pressschwamm gewonnenen Uterin-Schleimhautpolypen mit einer dazu verfassten Interpre-

war das Ziel der Geschichte der quasi paradiesische Endzustand eine klassenlose Gesellschaft. Bei Virchow war es, über die Ärzte als „Hohepriester der Natur“, zuletzt die allgemeine Priesterschaft der Gebildeten und die Herstellung einer völlig nach physiologischen Gesetzmäßigkeiten orientierten maximal gesunden Gesellschaft.[1]

Die Heilkunde galt für Virchow von ihrer Natur legitimiert als erste und wichtigste Kulturwissenschaft, so sollte die Medizin „im Range einer Naturwissenschaft, als Wissenschaft vom Menschen, als Anthropologie im weitesten Sinne, als ideal (prophetisch) als höchste Naturwissenschaft“[2] aufgefasst werden.

Die von Virchow geforderte naturwissenschaftliche Politik ging mit einer bedeutenden Erziehungsaufgabe einher. Die naturwissenschaftlichen Grundsätze und das naturwissenschaftliche Denken sollte verallgemeinert werden. Das Ende der Geschichte würde erst dann erlangt sein, „wenn wir auf dem kosmopolitischen Standpunkt, dem der humanen, naturwissenschaftlichen Politik, dem der Anthropologie oder der Physiologie (im weitesten Sinne) angelangt sein werden.“[3] Auf dem noch zu beschreitenden Weg bis zur Verwirklichung der „humanen Gesellschaft“, in der die Naturgesetze in der menschlichen Gesellschaft verwirklicht sein würden, müssen es die naturwissenschaftlichen Ärzte sein, die den Weg weisen.[4] Allein nur sie können in diesem geschichtlichen Stadienmodell die maßgebliche Rolle einer historischen Avantgarde einnehmen.

Diese Forderung nach einer privilegierten politischen ärztlichen Expertenautorität geriet in der aktuellen politischen Situation, in der dies geschrieben und gefordert wurde, in Spannung zu der Forderung nach Volkssouveränität. Prinzipiell unterstütze Virchow die demokratische Forderung, nach der ständische Sonderinteressen nicht in der eigenen Kammer vertreten sein sollten. Virchow las zu dieser Zeit Montesquieus *De l`Esprit des lois*. Er gelangte zu der grundsätzlichen „Frage in welcher

---

tation über das „Kausalverhältnis des uterinen Schleimhautpolypen zur Arbeiterbewegung“. Dieser derart naive Vergleich konnte Virchow nicht überzeugen und er war für immer für die Sache des Kommunismus verloren. S. Andree, Virchow, S. 20.

1 Virchow, R., Der Staat und die Aerzte, in: MR , Nr. 38 vom 23.3.1849, S. 218.

2 Virchow, R., Archiv für pathologische Anatomie 2 (1849), S. 6.

3 Virchow, R., Die öffentliche Gesundheitspflege, in: MR, Nr. 5 vom 4.8.1848, S. 21.

4 Anonym, vermutlich Virchow, R., Der Staat und die Aerzte.II., in: MR, Nr. 38 vom 23.3.1849, S. 218; vgl. auch Mann, G., Medizinisch-biologistische Ideen und Modelle in der Gesellschaftslehre des 19. Jahrhunderts, in: Medizinhistorisches Journal 4 (1969), S. 1-23.

Weise der demokratische Staat den Einzelbedürfnissen Gelegenheit geben soll, auf die Gesetzgebung durch anerkannte, officielle und doch freie Organe einwirken zu können, um dieselbe vor Fehlgriffen zu bewahren."[1] Die aus dem demokratischen Prinzip der Volkssouveränität hervorgehende „Herrschaft der Majoritäten" stand dabei nach Virchows Auffassung der „medicinischen Reform" im Gegensatz zu der „Möglichkeit jener noblen Anarchie zu construiren, welche, indem sie das Königthum jedes Einzelnen begründe, nur die Herrschaft der Vernunft, die abstracte Herrschaft noch zuliesse."[2] Mit der damit anklingenden Vision eines „naturwissenschaftlichen Tugendstaates" war nicht das Problem gelöst, wie die Legitimation solcher Geburts- und Weghelfer der Vernunft zu begründen sein würde.

Virchow wollte neben der Volksvertretung und der Regierung „competente Organe zur Concentration der Einzelbestrebungen" schaffen, so „sachverständige Bezirksausschüsse und ein daraus hervorgehender Gesundheitsrath."[3] Dieser „Congress der Sachverständigen" sollte fungieren als „eine vorher begutachtende, officiell anerkannte Commission"[4], um die „Herrschaft der Vernunft"[5], das heißt die Stimme der ärztlichen Experten, zu Gehör und Geltung zu bringen. In diesem Gremium sah Virchow das geeignete Organ für Fragen der öffentlichen Gesundheitspflege, deren Aufgabe es nach einem Beschluss der General-Versammlung sein sollte, „für die gesundheitsgemässe Entwicklung der Staatsangehörigen in geistiger und leiblicher Beziehung" zu sorgen.[6] Es sollte sich dabei nicht um eine „ministerielle Informationsinstanz" handeln, wie es sie bisher schon gab, sondern im Sinne echter Innovation, um „einen competenten Körper, der der gesetzgebenden Gewalt überhaupt die Grundlagen ihrer Berathungen vorbereitete."[7] Hiermit hatte Virchow ein Modell konzipiert, das Wissenschaft und Politik in der Gestalt des sich nur der „Vernunft" verpflichteten Experten vereinigte und

---

1 Virchow, R., Der medicinische Congress, in: MR, Nr. 17 vom 27.10.1848, S. 118; siehe auch: anonym, vermutlich, Virchow, R., Der Staat und die Aerzte.V., in: MR, Nr. 41 vom 13.4.1849, S. 229.

2 Anonym, vermutlich Virchow, R., Die Anstellung von Armen-Aerzten, in: MR, Nr. 31 vom 2.2.1849, S. 189.

3 Berichte über die Reform-Vorgänge, in: MR, Nr. 43 vom 27.4.1849, S. 239.

4 Virchow, R., Der medicinische Congress, in: MR, Nr. 17 vom 27.10.1848, S. 117-119, hier S. 118.

5 Anonym, vermutlich Virchow, R., Die Anstellung von Armen-Aerzten II., in: MR, Nr. 31 vom 2.2.1849, S. 189.

6 Anonym, Berichte über die Reform-Vorgänge, in: MR, Nr. 40 vom 6.4.1849, S. 227.

7 Anonym, vermutlich Virchow, R., Die medicinische Verwaltung, in: MR, Nr. 49 vom 8.6.1849, S. 261.

damit zumindest in dem Bereich der öffentlichen Gesundheitspflege die Kompetenz der Bürokratie sowie gleichzeitig auch die des Parlaments einzuschränken suchte.

Nicht nur die gesellschaftlichen Sonderinteressen, sondern auch die des wissenschaftlichen Experten in politischen Entscheidungsprozessen standen hier zur Diskussion. Virchows Verständnis bezüglich des Verhältnisses von wissenschaftlicher Organisation und gesellschaftlichem und politischem Einfluss wird hier deutlich. Er vertrat das Prinzip der Selbstorganisation der bürgerlichen Gesellschaft durch Assoziationen und Vereine, auch im wissenschaftlichen Bereich. Den freigewordenen Raum suchte er für die Ärzteschaft als gesellschaftlicher Gruppe ein möglichst großes Feld politisch und sozialer Kompetenz zu sichern.[1] Er ging insofern unter den Ärzten über das weithin akzeptierte Prinzip hinaus, da er die Überzeugung vertrat, dass ohne Zentralisation ein gesellschaftlicher Einfluss der Wissenschaft nicht gewährleistet sei.[2]

8.11 Der Gesetzentwurf der Berliner Generalversammlung

Nach monatelangen Beratungen ließen die Mitglieder der legislativen Commission der Generalversammlung ihren Entwurf zur Medizinalverfassung am 9. März 1849 in Druck gehen. Die Generalversammlung nahm ihre Arbeit am 16. März wieder auf. Am 30. März, in der 17. Sitzung, wurde der Entwurf zur Diskussion gestellt.

Neumann stellte als erster Referent der Fünfzehner-Kommission die ersten drei Paragraphen seiner Fachgruppe, die zuständig war für die öffentliche Gesundheitspflege, vor. Sie waren so bemerkenswert, dass sie hier in vollem Wortlaut wiedergegeben werden[3]:

> „§ 1. Die öffentliche Gesundheitspflege besteht: 1) in der Sorge für die gesundheitsgemässee Entwicklung der Staatsangehörigen in geistiger und leiblicher Beziehung, 2) in der Abwehr der die Gesundheit beeinträchtigenden Schädlichkeiten, 3) in der Beseitigung von Krankheiten.
>
> § 2. Die öffentliche Gesundheitspflege hat zu sorgen: 1) Für die Gesellschaft im Ganzen durch Berücksichtigung der allgemeinen natürlichen und gesellschaftlichen Verhältnisse, welche der Gesundheit hemmend entgegentreten (Boden, Wohnung, Nahrungsmittel, Industrie.) 2) Für das einzelne Individuum durch Be-

---

1 Schmiedebach, Robert Remak, S. 65; vgl. auch Bussmann, Virchow und der Staat.

2 Anonym, vermutlich Virchow, R., Der Staat und die Aerzte V., in: MR, Nr. 41 vom 13.4.1849, S. 229f, hier 230.

3 Berichte über die Reformvorgänge, in: MR, Nr. 40 vom 6.4.1849, S. 227.

rücksichtigung derjenigen Verhältnisse, welche das Individuum hindert, selbst für seine Gesundheit einzutreten. Diese sind doppelter Art: a) wo der Einzelne das Recht hat, die Hülfe des Staats in Anspruch zu nehmen (Armuth, Gebrechlichkeit); b) wo der Staat das Recht und die Pflicht hat, in die persönliche Freiheit des Einzelnen im Interesse der Gesundheitspflege bestimmend einzugreifen. (Unzurechnungsfähigkeit, ansteckende Krankheiten.)

> § 3. Diese Verpflichtung erfüllt die öffentliche Gesundheitspflege: 1) durch Beschaffung eines zweckmässig gebildeten und ausreichenden Heilpersonals; 2) durch zweckentsprechende Organisation des Heilpersonals; 3) durch Einrichtungen zur Erreichung der öffentlichen Gesundheitspflege."

In der sich anschließenden Debatte profilierte sich vor allen Dingen Virchow. Er überzeugte die Kritiker, die die „geistige Entwicklung" in die Erziehungswissenschaften einordneten, „wie gerade die Pädagogik und die Medicin zusammengeführt werden sollten als Glieder einer einigen Thätigkeit".[1] Daraufhin wurde § 1 ohne Änderung angenommen. Nach kurzer Diskussion fanden auch die beiden weiteren Paragraphen 2 und 3 unverändert die Zustimmung der Versammlung.

Dieser Entwurf der Berliner Ärzte sah die berechtigte Inanspruchnahme der öffentlichen Gesundheitspflege eben nicht nur für die chronischen Armen vor, sondern auch für all diejenigen, die außer durch ihrer Arbeitskraft kein ausreichendes Einkommen besaßen, und zwar jedes Mal auf mindestens ein Jahr (§ 15).[2]

So außerordentlich demokratisch sich diese sozialpolitischen Forderungen zeigten, so enthielt der Gesetzentwurf doch auch wesentliche standespolitische Vorschläge. So fand die ursprünglich recht unpopuläre Forderung (von Virchow) nach Aufhebung der Pfuschereigesetze Eingang in den Entwurf (§ 22). Auch die radikaldemokratische Forderung nach Zulassung Unbemittelter zum Medizinstudium wurde aufgenommen (§ 35). Die Niederschrift sprach sich zudem für freies Niederlassungsrecht der Ärzte, nicht jedoch für das der Apotheker aus (§ 21). Der Concurs sollte eine gerechte Verteilung der Stellen sichern (§§ 41, 48, 49, 50) und der wissenschaftliche Unterricht und die Prüfungsordnung vereinheitlicht und frei geregelt werden (§§ 31, 33, 34, 53). Die Forderung nach Errichtung einer Akademie der Medizin als höchste wissenschaftliche Instanz (§ 56) fand ebenfalls Berücksichtigung.

---

1 Ebenda.

2 Diese und die folgenden Angaben sind entnommen aus: Graf, Vereinswesen, S. 14 (u. 15 f.).

In der Generalversammlung vom 30. März wurden neben den ersten drei Paragraphen noch weitere Paragraphen diskutiert. Die Organisierung und der Stellenwert des übrigen Heilpersonals (§ 4) wurden erörtert. Bader, Hebammen, Apotheker und Tierärzte sollten den promovierten Allopathen streng untergeordnet sein. Die Nichtbeamtung des gesamten Heilpersonals (§ 5) erfuhr eine Einschränkung u.a. bei den Gemeinde- und Distriktärzten.[1]

In der Versammlung vom 20. April nahm die Forderung nach Vereinigung der Ärzte auf Bezirksebene (§ 6) breiten Raum ein.[2]

Die General-Versammlung am 27. April fiel aus, ihre Mitglieder waren zu sehr von der Auflösung der zweiten Kammer erschüttert. Zu dem angesetzten Versammlungszeitpunkt begannen auf Berlins Dönhofsplatz die ersten Erschießungen.[3]

In ihrer 20. Sitzung vom 4. Mai 1849, ursprünglich angesetzt auf den 27.4., beschloss die General-Versammlung den Zusammenschluss der Ärzte in „Bezirks-Gemeinden" . Diese ärztlichen Bezirks-Gemeinden sollten als „sachverständiges Organ des Staates für alle Gegenstände der Gesetzgebung, welche Interessen des Heilpersonals oder der öffentlichen Gesundheitspflege betreffen"[4] fungieren.

Die Diskussionen zersplitterten sich, so dass die Mitglieder der Versammlung schließlich auf Vertagung drängten. Eine Vertagung auf acht Wochen wurde vereinbart. Es waren weniger die Meinungsverschiedenheiten dieser politisch keineswegs homogenen Gruppe, die zu dieser Entwicklung führten.

Leubuscher berichtete in der „Medicinischen Reform": „Für die Vertagung auf längere Zeit wird namentlich angeführt, dass unter Verhältnissen, wie sie gegenwärtig im deutschen Vaterlande bestehen, an eine Ordnung der medicinischen Zustände nicht gedacht werden könne und

---

1 Zu den weiteren ärztlichen Beamten zählte die Commission auf: die Mitglieder des Gesundheitsamtes, die Kreis- und Kreisthierärzte, die Bezirksärzte, die Mitglieder des Bezirksausschusses, die Mitglieder des oberen Gesundheitsrates, die Hospitalärzte und die Militärärzte; Anonym, Berichte über die Reformvorgänge, in: MR, Nr. 40 vom 6.4.1849, S. 228.

2 Virchow, R., Berichte über die Reformvorgänge, in: MR, Nr. 42 vom 20.4.1849, S. 236; Anonym, Berichte über die Reformvorgänge, in: MR, Nr. 43 vom 27.4.1849, S. 238- 239.

3 Anonym, Berichte über die Reformvorgänge, in: MR, Nr. 44 vom 4.5.1848, S. 242.

4 Virchow, R., Berichte über die Reform-Vorgänge, in: MR, Nr. 45 vom 11.5.1849, S. 246-248, hier S. 246.

dass der Thätigkeit der Einzelnen ungleich wichtigere Aufgaben gestellt würden, als sie hier vorliegen könnten."[1]

Die Generalversammlung der Berliner Ärzte und Wundärzte sollte nicht mehr zusammentreten. Die Reaktion hatte gesiegt.

1 Leubuscher, R., Berichte über die Reformvorgänge, in: MR, Nr. 45 vom 11.5.1849, S. 247.

9 Das Ende der „medicinischen Reform“ um Virchow im Jahr 1849

Der Moment schien sehr nahe gekommen zu sein, als fachlich engagierte Gruppe über ein Gesundheitsministerium und die Formen möglicher ärztlicher Verbände zu diskutieren. Oder aber mehr noch als Paradigma einer sozial verstandenen Medizin eine Gesundheitspolitik in Verbindung mit einem entsprechenden Ministerium zu fordern, welches Lösungen der sozialen Frage und Demokratisierung als Gegenstände des öffentlichen Gesundheitswesen verstand. Da sich die Fronten durch die Ereignisse des Jahres 1848 zunehmend polarisiert hatten, erhofften nun beide Seiten, dass durch die Einberufung eines Kongresses eine Lösung herbeigeführt werden könne.

Der Kongress zur Beratung einer Medizinalreform fand vom 1. bis 22. Juni 1849 in Berlin statt, er sollte die Forderungen der Medizinalreformbewegung aufgreifen. Zeitgleich erschien Neumanns Schrift über die preußische Medizinalstatistik.[1]

Die Teilnehmer des Kongresses wurden vorher aufgrund ihrer Stellung und Eignung ausgewählt. Die Berichte und Gutachten aller Institutionen, die auf Verfügung vom 24. Juli 1846 Angaben zum Zustand des Medizinalwesens gesammelt hatten, wurden zusammengetragen. Es wurde ein Katalog von Themen erstellt, die dann zur Debatte kamen.[2]

Allzu kritische Teilnehmer waren nicht erwünscht, so war die Teilnahme der Gruppe um „Die medicinische Reform“ erfolgreich verhindert worden. Daher fehlte eine starke Lobby für diejenigen des Kongresses, die eine Demokratisierung wollten, ihre Forderungen wurden nicht erfüllt.' Zudem wurde jeder Aspekt einzeln behandelt, die Grundsätze hingegen wurden nicht diskutiert. Gegen die Verfahrensweise, allzu kritische Teilnehmer nicht teilnehmen zu lassen, gab es Proteste, etwa die von den Posener Ärzten[3]. Doch blieben sie erfolglos.

Die Debatten waren lang und mühselig und zahlreiche Fragen wurden nicht abschließend erörtert. Konkrete Lösungen wurden nicht eingeleitet. Einen Erfolg konnte der Kongress jedoch verbuchen: In der 6. und 7. Sitzung sprachen sich die Teilnehmer dafür aus, „ um ein Centralressort für die gesamte Medicinal-Verwaltung zu gewinnen, als zweckmäßig [wird] anerkannt werden müssen, dem Unterrichts-Ministerium, von welchem...bereits der umfangreichste und wichtigste Theil der gedachten

1 Neumann, S., Zur medicinischen Statistik des preußischen Staates, Berlin 1849.

2 Münch, Gesundheitswesen, S. 81.

3 Ebenda.

Verwaltung ressortirt, auch die übrigen der Zweige derselben" zu überlassen wären.[1] Am letzten Tag der Konferenz geschah dies tatsächlich. Und dies, obwohl im August 1848 bereits sämtliche Vorkehrungen getroffen waren, die Medizinalangelegenheiten dem Ministerium des Innern zu überweisen.

Doch dieser Entscheidung sollte kein Erfolg beschert werden, da der liberale Minister Rodbertus entlassen wurde. Unter den nachfolgenden Ministern, insbesondere unter Raumer, bestimmte eine reaktionäre Tendenz die Entwicklung des öffentlichen Gesundheitswesens. Raumer hatte nichts Eiligeres zu tun, als die Zensur wieder einzuführen, was faktisch ein Verbot der Fortsetzung der Medizinalreformdebatte darstellte.

Die Übernahme der Gesundheitsverwaltung durch das Ministerium für geistliche, Unterrichts- und Medizinalangelegenheiten entsprach nicht den Wünschen der „medicinischen Reform". Diese hatte ein unabhängiges Gesundheitsministerium, als Konsequenz sozialer und Wissenschaftsreformen gefordert; diese strebten eine Modernisierung der Gesundheitspolitik unter Einbeziehung sozialpolitischer Forderungen an.

Die politische Entwicklung war über „Die medicinische Reform" hinweggefegt. Gegenüber anderen Gruppen war die Gruppe um „Die medicinische Reform" stärkeren Zensurmaßnahmen des Ministerium Raumers ausgesetzt, da es schwierig war, manche Aspekte als bloße innermedizinische Diskussion darzustellen.

Die Forderungen nach Demokratisierung des öffentlichen Gesundheitswesens waren gescheitert. Es folgte der resignative Rückzug: Eine Woche nach dem Ende des Kongresses, der die Chance geboten hatte, soziale Frage, Standesinteressen und öffentliches Gesundheitswesen zu verknüpfen, stellte „Die medicinische Reform" ihr Erscheinen ein.

Am 29. Juni 1849 erschien die letzte Ausgabe, in ihrem Leitartikel hieß es: „die Conterrevolution hat faktisch gesiegt".[2] Der Druck der Reaktion auf Virchow war nicht mehr tragbar geworden. Zudem drängte Verleger Georg Reimer zur Aufgabe der Wochenschrift, denn eine ausreichende Abonnentenzahl war nicht erreicht worden.[3]

---

1 Ebenda, S. 82.

2 Anonym, vermutlich Virchow, R., Schluss., in: MR, Nr. 52 vom 29.6.1849, S. 273.

3 Nicht eigentlich die Reaktion hatte nach Ansicht Jahns das Ende gesetzt, sondern Verleger Reimer, s. Jahn, E., Rudolf Virchow und die sozialen und hygienischen Umweltprobleme, in: Medizinische Monatsschrift 29 (1975), S. 268, Anmerkung 13.

Auch die Generalversammlung sollte nicht mehr zusammentreten. Sie war über die Debatte der ersten sechs Paragraphen des Medizinalgesetzentwurfs nicht hinausgekommen. Die Generalversammlung der Berliner Ärzte war während der heißen Phase der Revolution entstanden und mit dem Scheitern der Revolution verschwand sie wieder. Durch die Bildung organisatorischer Strukturen hatte die medizinische Reformbewegung von 1848/49 innere Stabilität und Durchhaltekraft gefunden. Mit der Auflösung des organisatorischen Rahmens fand sie ihr schnelles Ende. Die Generalversammlung scheiterte nicht zuletzt durch den fortgesetzten Kampf gegen die weitaus gemäßigtere Reformergruppe um Grävell.

Ein weiteres Defizit der Generalversammlung war die unzureichende Klärung der Forderungen, die oft in programmatisch-abstrakten Formulierungen steckenblieben und nicht in praktisch umsetzbare Einzelschritte zerlegt wurden.[1]

Auch die zunehmende Kluft zwischen außerparlamentarischer und parlamentarischer Opposition hatte ein großes Problem dargestellt. Dies beschrieb Virchow in einem Brief an seinen Freund Theodor Goldstükker, als er ihm seine unangenehme Erfahrung als Redner bei einer Volksversammlung in Berlin des Mai 1849 berichtete:

> „Die Proclamation des Bundesausschusses sind so phrasenhaft u dabei so breit getreten, dass man gar nicht durchkommt. Neulich wollte ich drei davon hintereinander vorlesen; schämte mich aber schon, als ich in der zweiten war. Was diese Art von Mittheilungen nutzten soll, sehe ich nicht recht ein. Ich meine, die müssen schwer sein, wie Hopliten....“[2]

Trotz des politischen Rückschlages ging die „Reform der Wissenschaft und der Gesellschaft“[3] für Virchow weiter. Ungebrochenes Fortschrittsdenken ließ ihn an eine naturwissenschaftliche Ersatzrevolution glauben: „unsere Principien werden zum Gesammtgut werden durch den grossen pädagogischen Gang der Ereignisse.“ Und weiter: „Aber jeder Augenblick wird uns beschäftigt finden, für sie zu arbeiten, bereit für sie zu kämpfen. Wir wechseln nicht die Sache, sondern den Raum.“[4]

Die Verfahrensart, der Sieg der restaurativen Bürokratie kam einem Verbot der gesundheitspolitischen Diskussion gleich. Sie wies diejenige

---

1 Huerkamp, Ärzte, S. 244.

2 Virchow an Goldstücker, 29.05.1949, Archiv der Berliner-Brandenburgischen Akademie der Wissenschaften, Berlin, Nl Virchow, Nr. 2425 Bl.3, zitiert nach Goschler, S. 67.

3 Anonym, vermutlich Virchow, R., Schluss., in: MR, Nr. 52 vom 29.6.1849, S. 274.

4 Ebenda.

Gruppe, die sich als wichtigsten Repräsentanten des Staates gegenüber der Bevölkerung verstanden wissen wollte, in ihre Schranken. Dieses Faktum war mit ein wesentlicher Grund für deren Hinwendung zur medizinischen Grundlagenforschung. Die in diese Zeit fallende rein naturwissenschaftlich begründete Medizin schuf mit vielfältigen Innovationen im Industrialisierungsprozess auch die technischen Möglichkeiten für die Modifizierung der Sichtweisen auf Gesundheit und Krankheit.

Die historische Bewertung der Medizinalreformbewegung fällt unterschiedlich aus. Einerseits wird sie als medizinische Standesbewegung angesehen, der es in erster Linie um die Professionalisierung des Ärztestandes sowie um die Ausdehnung des Marktes für medizinische Dienstleistungen geht.[1] Andererseits wird diese Bewegung dahingehend interpretiert, dass es gerade eben nicht ihr standespolitischer, sondern ihr allgemeiner, umfassender Charakter das Besondere sei.[2] Gerd Gökkenjan sieht das Besondere darin, „dass Standespolitik jetzt als allgemein gesellschaftliches, als universelles Problem abgehandelt worden ist." Das entscheidend Neue sei „die leitende Rahmenideologie: Die naturwissenschaftliche Methode ist der universale Reformhebel, der für alles Wissenschaftliche und alles Gesellschaftliche gültig sein soll". Insofern habe die „Forderung der unbeschränkten Einsetzung des universalen Mittels Naturwissenschaft...offenbar eine gewisse soziale Sprengkraft enthalten."[3]

Zweifellos erhielt in diesem Prozess die Naturwissenschaft als Brücke zwischen Wissenschaft und Politik eine herausragende Rolle. Das Programm der „naturwissenschaftlichen Medizin", ursprünglich zunächst darauf ausgerichtet den Autoritätsanspruch einer neuen Richtung innerwissenschaftlich durchzusetzen, wurde auf Staat und Gesellschaft insgesamt ausgedehnt. Die Kompetenz des Naturwissenschaftlers zur Feststellung der Naturgesetze bereits Ende 1847, also in vorrevolutionärer Zeit formuliert[4], sollte in der Zeit der Revolution in konkrete Modelle formuliert werden.

Die beiden Grundwerte der Zeit standen sich gegenüber, die Freiheit, die Durchsetzung der ungebremsten Individualitätsrechte und die „sittliche Einheit", das Gesamtinteresse, die Pflicht der Gesamtheit, gegenüber dem sonst hilflos Einzelnen. Der Balanceakt musste immer wieder ge-

1 Huerkamp, Ärzte, S. 243-245 u. S. 304; Frevert, Krankheit als politisches Problem, S. 144-150; Finkenrath, Medizinalreform, hier v.a. S. 11.

2 Ackerknecht, Beiträge zur Medizinalreform, S. 93; vgl. hierzu auch Schmiedebach, Robert Remak, S. 53.

3 Göckenjan, Kurieren, S. 279.

4 Virchow, R., Die naturwissenschaftliche Methode und die Standpunkte in der Therapie, S. 36 f.

halten werden, Individualitätsrechte zu fordern, die aber letztlich nur mit Staatshilfe zu realisieren waren. Die Medizinalreformbewegung bot die Medizin als technische Integrationswissenschaft an, die Probleme der Gesellschaft zu lösen. Aber damit verbunden war die Forderung, durch staatliche Autorisierung einen einheitlichen Ärztestand herzustellen und diesem die Selbstregulation aller Medizinalangelegenheiten zu überlassen.[1]

Leider finden sich keine Hinweise, die Aufschluss geben können über die Reaktion der Patienten, des Objektes, um das es bei der Medizinalreform ging. Es finden sich diesbezüglich keine Äußerungen des Publikums, der Patient blieb leider stumm.[2]

Finkenrath vertrat die Meinung, dass die Medizinalreformbewegung nach 1849 abrupt abbrach „als Folge des innenpolitischen Rückschlags"[3]. Dieser Auffassung kann nicht gefolgt werden. Mit seiner Annahme des Rückzugs ins innere Exil spricht er einen wichtigen Punkt an, der sich auf die Form der Öffentlichkeit der Debatte bezieht. In der Restaurationszeit fand äußerlich ein Abbruch der Fülle von Pamphleten und Monographien statt. Dafür verlagerten sich die Publikationen zunehmend in Fachzeitschriften. Der Anteil der sozial stark engagierten Ärzte an der Gestaltung des öffentlichen Gesundheitswesens wurde zwar unterdrückt und deren Rückzug ins Private forciert. Doch sie arbeiteten an ihren Reformvorhaben unter diesen veränderten Gegebenheiten weiter. Und sie sollten als „Experten" zu geeigneter Zeit wieder erscheinen, um an den Stellen, an denen sie sich (neu) positioniert hatten, Einfluss nehmen zu können.

Die Aufbruchstimmung während der Revolutionszeit hatte sich in zahlreichen Ärztekongressen und Verhandlungen ärztlicher Deputierter mit den Medizinalbehörden widergespiegelt; die in fast allen deutschen Bundesstaaten stattfanden. Aufgrund dieser Aktivitäten bildeten sich, wie beispielsweise in Bayern, ärztliche Bezirks- und Gauvereine, die noch bis weit in die Zeit der Reichsgründung bestanden. Diese übernahmen teilweise Aufgaben der noch unterentwickelten ärztlichen Standesvertretung. Darüber hinaus setzten auch die „ständigen Ausschüsse" der Ärzteschaft, die damals ihre Arbeit aufnahmen, später unter veränderten und zunächst politisch wenig günstigen Umständen ihre Arbeit in eingeschränkten Maße fort. Sie trugen wesentlich dazu bei, dass der Reformeifer nicht völlig erlahmte.

---

1 Göckenjan, Kurieren, S. 285.

2 Ackerknecht, Beiträge zur Medizinalreform von 1848, S. 163.

3 Finkenrath, K., Medizinalreform, S. 58.

Trotz der starken Gängelung durch das konservative Ministerium konnten in Preußen 1853 immerhin drei Schriften erscheinen mit dem bezeichnenden Titel „Denkschriften über Gegenstände des preußischen Medizinalwesens". Die wenigen Ärzte, die damals die Hoffnung auf eine Reform nicht aufgaben, lassen sich grob zwei Hauptströmungen zuordnen. Die eine Richtung strebte eine Verwaltungsreform an und suchte Vorschläge zu einer Dezentralisierung des medizinischen Ausbildungs- und Prüfungswesens sowie zur Verbesserung der Besoldung der im Medizinalwesen tätigen Personen zu machen. Die andere Richtung, die sich aus Kreisen der Medicinischen Reform um Virchow rekrutierten, forderten beispielsweise ein eigenes Ministerium für Medizinalangelegenheiten, das den Erfordernissen der Zeit entsprechen sollte und die gewünschten sozial- und gesundheitspolitischen Maßnahmen und Änderungen in Angriff nehmen sollte.[1]

1 Jütte, Vereinswesen, S. 36f.

10 Die Akteure der sozialen Medizin nach der Revolution

Die Berliner Hauptaktivisten der medizinischen Reformbewegung um Virchow verfolgten ihre Ziele auch nach 1849, nach der zunächst ernüchternden Niederlage, beharrlich weiter.

Leubuscher, seit 1850 Vereinsarzt des Gesundheitspflegevereins, übernahm im Dezember 1850 die Leitung des Arbeits- und Siechenhauses in Berlin. Mit diesem Arbeitshaus war auch eine Irrenpflegeanstalt verbunden. Die etwa 700 Menschen, die in dem Gebäudekomplex lebten, gehörten daher zu sehr unterschiedlichen Gruppen: Obdachlose, Kriminelle, verwahrloste Kinder, alte und gebrechliche Menschen, chronisch Kranke und Irre lebten auf engstem Raum zusammen. Leubuscher forderte bei den Behörden eine Trennung in verschiedene Anstalten.[1] Nachdem die Behörden auch den Antrag auf eine zweite Arztstelle abgelehnt hatten, folgte Leubuscher 1856 resigniert dem Ruf auf eine Professur nach Jena. 1860 kehrte er nach Berlin zurück; bereits ein Jahr später setzte der Tod seinem Leben ein frühzeitiges Ende.

Neumanns unermüdliches sozialreformerisches Weiterwirken kann hier nur angedeutet werden. Seine im Frühjahr 1849 begonnene praktische Umsetzung der sozialreformerischen Forderungen setzte er zeitlebens fort.[2] So engagierte er sich auf vielfältige Weise u.a. im Rahmen des Gesundheitspflegevereins des Berliner Bezirks der „Arbeiterverbrüderung". Seine Publikationen, vor allen Dingen seine Berichte über den Gesundheitspflegeverein der Berliner Arbeiter[3], übermittelte er den verschiedensten privaten und behördlichen Einrichtungen als Sonder- und

---

1 Leubuscher, Ärztlicher Bericht über das Arbeitshaus im Jahre 1851, nebst Bemerkungen desselben, in: Deutsche Klinik 4 (1852), S. 87-91; ders., Zweiter aerztlicher Bericht über das Arbeitshaus im Jahre 1852, in: Deutsche Klinik 5 (1853), S. 68-70 u. 78-81.

2 Karbe, Neumann, S. 29-65; vgl. auch Meyer-Neumann, E., S. Neumanns Wirksamkeit auf dem Gebiete der Sozialhygiene, Sozialhygienische Mitteilungen 17 (1933), S. 15-17.

3 Neumann, S., Bericht über den Gesundheitspflegeverein des Berliner Bezirks der deutschen Arbeiterverbrüderung, in: Allgemeine medizinische Zentral-Zeitung 18 (1849), Sp. 705-708; 19 (1850), Sp. 145-150 und 373-378 (Erster bis dritter Bericht); Deutsche Klinik. Zeitung für Beobachtungen aus deutschen Kliniken und Krankheiten 2 (1850) S. 436-437; 565-567 (vierter und fünfter Bericht); Bericht über den Berliner Gesundheitspflegeverein, Deutsche Klinik 3 (1851), S. 215-217, 344-347, 511-513; 4 (1852), S. 56-59, 253-255, 476-479; 5 (1853), S. 33-36, 92-95, 217-220 (erster und neunter Bericht).

Nachdrucke.[1] Neumann gehörte neben Virchow zu den Gründern und Mitarbeitern des „Central Vereins für das Wohl der arbeitenden Klasse".

Die Stadt Berlin versuchte der Subsistenzkrise von 1847/48 mit Arbeitsbeschaffungsmaßnahmen zu begegnen, die die Beschäftigten in die Zwangskasse des Magistrats einband. Dies hatte zur Folge, dass der Zuzug nach Berlin weiter anstieg. So blieb den Armenärzten nicht viel mehr übrig, als wiederholt und konsequent die Verkleinerung ihres jeweiligen Wirkungskreises zu fordern. Es ist auffällig, dass es gerade die Ärzte waren, die - wie Salomon Neumann tagtäglich mit der Not und dem Elend in der Stadt konfrontiert waren - auch konkreter vorgingen, Alternativen vorzuschlagen und diese auch mitzutragen, als jene Standesgenossen, die lakonisch meinten, Armenarzt „soll jeder Arzt sein, und er ist es mit Freuden."[2]

Salomon Neumann provozierte 1856 in der Berliner Armenkrankenpflege einen Skandal. In diesem Konflikt wird mitgeteilt, dass nominell nahezu ausschließlich „Hauspflege" stattfindet, dass aber dennoch die behandelnden Ärzte kein Wissen von den Lebensumständen der Kranken haben und daher die Wirkung ihrer Tätigkeit gar nicht einschätzen können, weil sie die Kranken nie besucht haben. Entweder kommt der Kranke selbst zu den festgesetzten Sprechstunden oder aber die Verordnungen werden nach alter Sitte aufgrund der Darstellung eines Boten gemacht. Die Versorgung des Kranken besteht fast ausschließlich aus Arzneienvergabe. Neumann erkennt, dass diese Art der Krankenpflege falsch und unökonomisch ist. Nicht nur weil die Medikamentierung nicht vom Bedarf des Patienten, sondern von der persönlichen Vorliebe des Arztes ausgeht, sondern auch weil unter den bestehenden Verhältnissen die Arzneiwirksamkeit ungenügend und unsicher sei. Der Exponent der Medizinalreformbewegung fordert nun schärfstes ökonomisches Vorgehen in der Arneimittelverteilung und Umverteilung der eingesparten Gelder: „der Mangel an diätischer Pflege und Wartung [ist] eher Verschwendung als Sparsamkeit! Der arme Kranke bedarf der ärztlichen Hilfe, der Arznei, der Kost, der Pflege und Wartung, der Wohnung!"[3]

---

1 Vgl. Neumann, S., Der Gesundheitspflegeverein der Arbeiterverbrüderung zu Berlin, Mitteilungen des Lokalvereins für das Wohl der arbeitenden Klassen. Eine Wochenschrift 1 (1850), 3. Lieferung, S. 110-123 und 4. Lieferung, S. 145-163.

2 Reiche, K.F.W., Über den ärztlichen Stand und die notwendige Reform der ärztlichen Verhältnisse, Magdeburg 1948, S. 14.

3 Neumann, S., Zur Berliner Armen-Krankenpflege, in: Monatsblatt für medizinische Statistik und öffentliche Gesundheitspflege, Nr. 7, Beilage zur: Deutschen Klinik , Nr. 36, 1856, S. 45-52.

Auch wenn Krankenpflege stets unzureichend und kein Mittel gegen Armut sei, so sei doch unter den gegebenen Bedingungen eine Ausdehnung der Krankenpflege notwendig, weil nur so die diätische Infrastruktur für den Armen gewährleistet sei. Die Erregung der ärztlichen Kollegen über Neumanns Kritik war nicht so sehr auf Meinungsverschiedenheiten über die zu wünschende bessere Infrastruktur zurückzuführen, sondern auf den Rezeptiergewohnheiten. War die Medikamentierung doch der einzig gesicherte professionspolitische Autonomiebereich. Ein Ergebnis der Neumannschen Initiative war, weil sie durch die Armenbehörde unterstützt wurde, die Einsetzung einer Rezeptprüfungskommission. Die Einsparungseffekte an Arzneimittelkosten wurden wohl erreicht, von einer Umverteilung der eingesparten Gelder auf bessere Ernährung und Pflege wird aber nicht berichtet.

Seit 1859 war Neumann Stadtverordneter und arbeitete in verschiedenen Gremien für die Verwirklichung seiner Auffassung von der Medizin als einer sozialen Wissenschaft. Er erwarb sich herausragende Verdienste durch seine sozialen Medizinstatistiken. Die beiden Berliner Volkszählungen von 1861 und 1864 hat Neumann ohne Mitwirkung einer städtisch-statistischen Einrichtung selbständig geleitet und ausgewertet. In den 1860er Jahren wurde grundsätzlich eine neue Einteilung der Bezirke der Armenkommission und damit auch eine Neueinteilung der Armenkrankenpflege erforderlich. Neumann arbeitete als Referent der Stadtverordnetenversammlung verschiedene Grundsätze aus, die die Verwaltung der Fürsorge erleichtern sollte. Wichtigste Ausarbeitung war, dass eine Übereinstimmung von Armenkommissionen und Stadtbezirken sowie Polizeirevieren getroffen und innerhalb der alten Grenzen die Anzahl der Kommissionen zugunsten der Randgebiete reduziert wurde.[1] Zeit seines Lebens blieb Salomon Neumann in Berlin in hohem Maße kommunalpolitisch engagiert. Er veröffentlichte über 60 Publikationen, wurde Ehrenbürger von Berlin und starb im Jahre 1908.

Virchow hatte einsehen müssen, dass er seine Vorstellungen einer sozialen Medizin zum Zeitpunkt der Revolution nicht realisieren konnte. Doch sollte dieser - während der Revolution unternommene und am Ende gescheitere - Anlauf Modell werden für seine politische Rolle des naturwissenschaftlichen Experten, das dann später große Bedeutung gewinnen sollte. Seine beharrliches Bemühen, mit technisch-experimentiellen Methoden die Naturwissenschaftlichkeit der Medizin zu begründen, um von dieser Position aus Wissenschaft-, aber auch Sozialpolitik zu betreiben, sollte später erhabenes Gelingen beschieden sein.

1 Münch, Gesundheitswesen, S. 171.

Doch zunächst hatte sein mutiges Engagement im Gefolge der gegenrevolutionären politischen Unterdrückung zu Beginn des Jahres 1849 zu einer kritischen Situation für ihn und seine wissenschaftliche Karriere an der Charité geführt. Ein Ruf nach Würzburg befreite ihn aus dieser prekären Lage. Der frisch ernannte Professor für pathologische Anatomie musste eine Erklärung abgeben, sich in Würzburg nicht politisch zu betätigen. Virchow widerrief zeitlebens nie seine Ansichten und Aussagen aus der Revolutionszeit, im Gegensatz zu anderen.

Seine sozialpolitischen Überzeugungen, die er nie aufgab, prägten auch das wissenschaftliche Werk, das ihm Weltruhm verschaffen sollte: die Zellularpathologie. Virchows Thesen darin sind, dass die Zelle „die kleinste lebendige Organisation ist" und „dass die Zusammensetzung eines größeren Körpers immer auf eine Art von gesellschaftlicher Einrichtung herauskommt, eine Einrichtung socialer Art".[1] Virchow zog seinen Begriff von der Zelle bis in die Gesellschaft hinein und definierte den Staat als einen organischen Verbund gleichberechtigter Individuen.

Nach Virchows zellularpathologischem Konzept wurden alle Krankheitszustände des Organismus auf krankhafte Veränderungen der Körperzellen zurückgeführt. Sein Konzept erfuhr bei den zeitgenössischen Ärzten gewaltige Resonanz. Die Zellularpathologie ist Ausdruck einer lokalistischen Krankheitsauffassung, sie ist Grundlage jeder lokalistischen Therapie. Danach besitzt jede physiologische Störung einen lokal definierten Anfang, einen anatomisch bestimmbaren Sitz. Die Zelle als kleinste aller Einheiten, als kleinste Einheit des Lebendigen, ist Ausgangspunkt aller Erscheinungen des Lebens. Da wo eine Zelle entsteht, muss eine Zelle dieser voraus gegangen sein („Omnis cellula a cellula").

Die Auffassungen Virchows und sein neues pathologisches Konzept bedeuteten den endgültigen Schlussstrich unter die Bemühungen des 18. Jahrhunderts das humoralpatholgische Konzept der Antike endgültig abzulösen. So wurde Virchow zur Leitfigur der Medizin seiner Zeit.

Im Winter 1851/52 wurde Virchow erneut in ein Typhus-Krisengebiet geschickt, in den Spessart. Auch hier kam er zu dem gleichen Schluss wie in Oberschlesien, dass nur die Struveschen Forderungen „Bildung,

---

1 vgl. Jacob, W., Medizinische Anthropologie im 19. Jahrhundert. Mensch - Natur - Gesellschaft. Beitrag zu einer sozialen Medizin und allgemeinen Krankheitslehre Virchows, Stuttgart 1967, S. 142-154, hier S. 149; Mazzolini, R. G., Politisch-biologistische Analogien im Frühwerk Rudolf Virchows, Marburg 1988, v.a. S. 102-112.

Wohlstand und Freiheit" die Gesundheit eines Volkes alleine nur garantieren könnten.[1]

Nach seinem Rückruf nach Berlin Ende 1856, den er seinem ehemaligen alten Lehrer Johannes Müller verdankte, begann eine neue Periode in Virchows politischem Engagement. Im Jahr 1859 wurde er ins Stadtparlament gewählt; dort blieb er für den Rest seines Lebens kommunalpolitisch tätig. 1861 wurde Virchow zum Gründer und wichtigem Führer der Fortschrittspartei. Als Mitglied des preußischen Abgeordnetenhauses wurde er erbitterter Gegner Bismarcks, beispielsweise im preussischen Verfassungskampf um die Bewilligung zusätzlicher Mittel für das Heer; in den 1870er Jahren prägte er den Begriff „Kulturkampf" für den Konflikt zwischen Staat und katholischer Kirche. Ab 1880 war er Mitglied des Reichstages.

In Berlin kam es im Jahr 1860 zur Gründung der bekannten Berliner medicinischen Gesellschaft.[2] Diese sah sich als „Repräsentantin einer ganzen, einigen Wissenschaft" an; Virchow wurde eines ihrer prominentesten und einflussreichsten Mitglieder. Sie sollte schon recht bald die Rolle des Meinungsführers in allen medizinischen und gesundheitspolitischen Fragen übernehmen, wie sich in der Diskussion um die vom Norddeutschen Bund beschlossenen Gewerbeordnung Ende der 1860er Jahre zeigte.[3]

Die Medizin als soziale Wissenschaft war zwar als Programm für die Verwaltung vorläufig gescheitert, doch niemand konnte sich der Anbindung an Technik und biologische Grundlagenforschung verschließen. Die infrastrukturellen Gegebenheiten forderten immer mehr nach Lösungen. Zudem reichte es nicht aus, Eigenverantwortlichkeit für Gesundheit und Lebensweise als Erklärung für die katastrophale gesundheitliche Lage insbesondere der Unterschichten heranzuziehen.

Es waren oft sozialpolitisch engagierte Ärzte, die insbesondere auf kommunaler Ebene, die Planungen zur Stadtentwicklung als notwendigen Teil allgemeiner Gesundheitspolitik entwickeln halfen. So war es in Berlin Virchow, der auf dem Gebiet der Stadtentwicklung durch exzellente Meisterleistungen hervortrat. Nach den schweren Cholera- und

---

1 Virchow, R., Die Not im Spessart (1852) – Mitteilungen über die in Oberschlesien herrschende Typhus-Epidemie (1898), Neudruck Darmstadt 1968, S. 20 u. 56.

2 Diese Vereinigung war ein Zusammenschluss des 1858 gegründeten Vereins Berliner Ärzte, der vor allen Dingen junge Ärzte zu gewinnen suchte, mit der der seit 1844 bestehenden Gesellschaft für wissenschaftliche Medicin. Sie waren beide in Konflikt geraten, eine Lösung wurde gefunden in dem beiderseitigen Zusammenschluss.

3 Jütte, Vereinswesen, S. 36.

Typhusepidemien veranlasste er die Kanalisation Berlins und schuf damit ein Vorbild für viele andere - nicht nur deutsche, sondern auch europäische - Großstädte.

Virchows Wirken in der öffentlichen Gesundheitspflege war außerordentlich vielseitig. So wirkte er in hohem Maße auf den Gebieten der medizinischen Statistik. Darüber hinaus zeigte er auf den Gebieten der Schulhygiene und des Krankenhauswesens wesentliche Verbesserungsmöglichkeiten auf und setzte sie um. Neben den Krankenhäusern mussten Krankenpflegeschulen errichtet werden, er setzte sich für die Gründung von privaten Vereinen auf diesem Gebiet ein.

Virchow nutzte in seiner Arbeit auch Erfahrungen, die im Ausland gemacht worden waren. Er übernahm u.a. die Erkenntnisse englischer Hygieniker und folgte bei der Einrichtung provisorischer Krankenhäuser Erfahrungen des amerikanischen Bürgerkriegs. So nach dem deutsch-französischen Krieg 1870/71 auf dem Tempelhofer Feld in Berlin beim Bau eines Barackenlazarettes in Moabit und bei der Aufstellung von Eisenbahnlazarettzügen, die er nach Frankreich organisierte und selbst damit an die Front fuhr.[1]

Kaiser Friedrich III. (1831-1888) wertschätzte Virchow sehr und hatte ihn vielfach zu seinem Berater gemacht. Seine Gattin, Tochter der englischen Königin, war Patronin für ein von Virchow mitbegründetes und geleitetes Kinderkrankenhaus.

In einer Zeit zunehmenden Chauvinismus und Rassismus war Virchow Gegner des Rassenwahns. Mit seinem statistischen Großprojekt von über sieben Millionen Schulkindern, das Haar-, Augen- und Hautfarbe untersuchte, bewies er wissenschaftlich die starke Durchmischung der Rassen.

Entscheidende Ergebnisse brachten auch seine Studien über die Trichinen. Seit Virchow wird eine systematische Fleischbeschauung, insbesondere auf Trichinen durchgeführt. Die parlamentarische Durchsetzung der Fleischbeschau ist eines von vielen Verdiensten Virchows auf gesundheitspolitischem Gebiet.

Bis ins hohe Alter blieb Virchow sozialreformerisch tätig. Sein hohes Engagement für die Volksbildung und -aufklärung war Teil seiner Rolle als Sozialreformer und liberaler Politiker.

Seit 1866 gab Virchow gemeinsam mit dem Juristen Franz von Holtzendorff die „Sammlung gemeinverständlicher wissenschaftlicher Vorträge" heraus. Sie lag auf der Linie von Virchows sozialhygienischen Vorhaben von 1848. Sie war ein wichtiger, jedoch fehlgeschlagener Versuch, die

---

1 Andree, C., Rudolf Virchow,Theodor Billroth. Leben und Werk, Neumünster 1979, S. 41.

Wissenschaft breiten Volksmassen nahezubringen. Die Sammlung erschien in 840 Heften und musste aufgrund ständiger finanzieller Schwierigkeiten mehrmals den Verleger wechseln. Nach dem Tod von Holtzendorff 1888 war Virchow der Alleinherausgeber bis 1901.

Mit besonderem Nachdruck hat sich der streitbare Virchow für die Verbesserung unterprivilegierter gesellschaftlicher Gruppen eingesetzt. So auch für Frauen. Schon früh und sehr geschickt mit seiner für Parlamentsreden typisch feinen Ironie setzte er sich vor den männlichen Parlamentariern für das Studium von Frauen ein. Seine 1848 aufgegebene Forderung „Bildung mit ihren Töchtern Freiheit und Wohlstand" trat hier wieder zutage, er gab sie nie auf.[1]

Auf dem Gebiet der öffentlichen Fürsorge wusste er auf die Tatkraft und Intelligenz von Frauen aufzubauen. So förderte er konsequent die schlesische Schriftstellerin und Frauenrechtlerin Lina Morgenstern, eine Jüdin, die dem radikalen Flügel der bürgerlichen Frauenbewegung zuzuordnen war. Diese gründete 1866 mit Virchows Hilfe in Berlin die ersten Volksküchen, als nach dem Ausbruch des preußisch-österreichischen Kriegs in Berlin besondere Not herrschte. Diese Notküchen hatten einen derart großen Erfolg, dass sie auch nach dem Krieg bestehen blieben und Vorbildfunktion hatten für ähnliche Einrichtungen im In- und Ausland. Weiteres Resultat: Die Kaiserin Augusta übernahm 1868 das Protektorat über die Berliner Volksküchen. Lina Morgenstern mit dem Ehrenspitznamen „Suppenlina" sorgte dafür, dass bis zu 10.000 Personen täglich in 10 Volksküchen über das ganze Stadtgebiet verteilt verpflegt wurden. Während des deutsch-französischen Krieges war Lina Morgenstern Vorsitzende des Komitees zur Verpflegung der Truppen, Verwundeten und Gefangenen und arbeitete erneut eng mit Virchow zusammen.[2]

Auf kommunaler Ebene wurde Virchow für die Errichtung höherer Töchterschulen aktiv. Sein Einsatz für die bildungspolitische Emanzipation der Frau zeigt sich in herausragender Weise in der Förderung der Prähistorikerin Johanna Mestdorf. Ihm gelang es, dass diese hochbegabte Frau 1891 als erste Frau in Preußen an die Spitze eines Museums und Universitätsinstituts berufen worden war. Zudem wurde sie dank

---

1 Andree, Rudolf Virchow, S. 73f.

2 Darüber hinaus setzte sie sich für die Verbesserung in der Erziehung armer Kinder und für den Mädchenschutz ein. Sie gründete 1868 den Kinderschutzbund und fünf Jahre später den Hausfrauenverein. Für strafentlassene minderjährige Mädchen schuf sie 1880 eine landwirtschaftliche Hausindustrieschule. Von 1874 bis 1904 war sie Herausgeberin der „Deutschen Hausfrauenzeitung, s. Ebenda, S. 74.

Virchow zu ihrem siebzigsten Geburtstag am 15. April 1899 als erste Frau im Deutschen Reich mit der Würde eines Professorentitels geehrt[1].

Die Korrespondenzen, die Virchow von seinen zahlreichen Reisen seiner Ehefrau Rose zukommen ließ, zeigen, wie offen er mit seiner Frau über politisch heikle Details sprach. Für einen Wissenschaftler und Politiker seiner Zeit war dies schon sehr ungewöhnlich.[2]

Seine gegen Volksfrömmigkeit und gegen „Aberglauben" gerichtete Färbung hatte er insbesondere durch den Kulturkampf erhalten, zu dessen Hauptprotagonisten er gehörte. Er brachte Naturwissenschaft und Religion in eine Nähe, die 1865 darin gipfelte, dass er explizit die Wissenschaft zur Religion erklärte.[3] Diese pseudoreligiöse Überhöhung der Wissenschaft zeichnete Virchow aus, aber ebenso auch die Überzeugung, viele Leiden der Menschen innerhalb kurzer Zeit lindern zu können.

Aufgrund dieser Grundüberzeugung und missionarischen Aufgabe, die er der Naturwissenschaft und später auch Museen zuschrieb, betrieb er den Aufbau seines Pathologischen Museums.

Die ausgestellten Präparate, als Repräsentationen von verstorbenen Patienten, rücken in diesem Kontext in eine assoziative Nähe zu Reliquien; wurden doch bis ins 16. Jahrhundert Methoden der Konservierung des menschlichen Körpers fast ausschließlich in religiösen Zusammenhängen eingesetzt. Als Reliquien dienten und dienen leibliche Überreste Heiliger dazu, das Gedächtnis an diese wachzuhalten. Die Präparate Virchows sollten vielmehr das Andenken an die Ärzte und Präparatoren gewährleisten, nicht das der Toten, und auf diese Weise die Autorität der Wissenschaft stärken. [4]

Virchow wusste die Unwissenheit anderer und seine Autoritätsstellung für sich zu nutzen. Um seine im Pathologischen Museum gesammelten Objekte zu behalten, bediente er sich Methoden, die seine Schattenseite zeigen. Dies belegen mehrere an den König gerichtete Gesuche des Webermeisters Friedrich Christian Vetter aus dem Jahre 1861. Vetter hatte sein totgeborenes Kind in Erwartung einer reichen Belohnung in das Pathologische Museum gebracht. Da die Gegengabe ausblieb, forderte er

1 Ebenda, S. 75.

2 Ebenda, S. 83.

3 Virchow, R., Die Freiheit der Wissenschaft im modernen Staatsleben (Rede Virchows auf der Naturforscher-Versammlung in München 1879), in: K. Sudhoff, Rudolf Virchow und die Deutschen Naturforscher-Versammlungen, Leipzig 1922, S. 48.

4 Matyssek, A., Rudolf Virchow. Das Pathologisches Museum. Geschichte einer wissenschaftlichen Sammlung um 1900, Darmstadt, 2002, S. 47f.

von Virchow das Kind zurück, um es beerdigen zu lassen. Das Ergebnis für den Vater des toten Kindes war:

> „Herr Professor Firkow setzte mir nun auseinander, dass in dem Institute kein derartiges zweites Kind existire: das Kind sei im Beisein vieler junger Ärzte total zerschnitten und ferner zur Lehre für dieselben in Spiritus unter Glasrahmen in der pathologischen Sammlung bereits aufgenommen und könne mir ja auch gleich sein, denn wenn dereinst die Auferstehung der Todten stattfände, so würde ich mein Kind noch leichter wieder finden, als wenn dasselbe tief unter der Erde eingescharrt läge; jedoch, wenn es mein ernster Wille sei, würde mir das Kind wieder zurückgegeben werden."[1]

Wie die Sache nun ganz genau ausging, ob Vetter weiterhin auf der Herausgabe des Kindes bestand, ist unbekannt.

Das Pathologische Museum erscheint als ein Museum säkularer, wissenschaftlicher Reliquien.[2] Nach Julius Pagel, einem Schüler und erstem Biographen Virchows, hieß das Museum im Volksmund „Kaiser Virchows Gedächtniskirche". Da die Fassade des Pathologischen Museums mit derjenigen der Kaiser Friedrich Gedächtniskirche optisch kaum zutreffend ist, ist dieser Vergleich umso bezeichnender. Rückblickend nannte Pagel Virchows Pathologisches Institut „Wallfahrtstempel für alle namhaften Forscher der Welt." [3]

Mit seiner persönlichen Entwicklung vom 1848er Revolutionär zur wissenschaftlichen Autorität verschoben sich ein Stück die Prioritäten seiner Überzeugungen, so auch die von der Aufgabe von Museen. Bis in die 1870er Jahre überragte der wenig differenzierte Anspruch, diese zu Orten der Volksbildung zu machen, später funktionalisierte Virchow diesen Begriff von der vermittelten „Bildung" durch die Museen, indem er verstärkt auf ihren Nutzen für Forscher und Experten hinwies.

Auch wenn Virchows Volksbildungsanspruch in den späteren Jahren in den Hintergrund trat, so gab er ihn doch nie völlig auf. Die liberale Volksbildungsbewegung hatte zum Ziel, die humanistisch geprägte Bildung des Einzelnen und die Erziehung und Bildung als Schlüssel zur sozialen Frage anzusehen. Sie kam seit den 1870er Jahren zunehmend in Konflikt mit den sozialdemokratischen Ansätzen der Arbeiterbewegung. So verlor Virchow 1893 seinen Reichstagssitz an einen Sozialdemokraten und ab 1898 war die Sozialdemokratische Partei zweitstärkste Fraktion im Reichstag.

---

1 Ebenda S. 50.

2 Ebenda, S. 47-50.

3 Pagel, J., Rudolf Virchow, Leipzig 1906, S. 38.

Im Gegensatz zu anderen engagierten Ärzten sah Virchow Zeit seines Lebens in ärztlichen Zusammenschlüssen vor allem einen Hebel zur Gesellschaftsreform.

Rudolf Virchow gebührt aufgrund seiner naturwissenschaftlichen und medizinischen Expertenrolle ohne Zweifel das Verdienst, die Lebensqualität vor allem Berlins erheblich gesteigert zu haben. Den jahrelangen Konflikt um Abfuhr oder Kanalisation Berlins führte ein von ihm wissenschaftlich erstelltes Gutachten herbei. Dies mag man als „liberale Reform von oben" und als technokratische Form der Macht ansehen, wobei die Demokratisierung der Lebenschancen für ihn Priorität gegenüber der Demokratisierung der politischen Teilhabechancen besaß[1]. Aufgrund seiner ständigen Arbeitsüberlastung versuchte er sich mehrfach aus der Politik zurückzuziehen. Doch sein politisches Pflichtgefühl gab den Ausschlag dafür, sich weiterhin zu engagieren. Die Verpflichtung zu öffentlicher politischer Tätigkeit war bei ihm Teil seiner bürgerlichen Identität.[2]

Virchow verfolgte die vielfältigsten Aktivitäten, sei es nun im medizinischen, anthropologischen, ethnologischen oder urgeschichtlichen Gebiet. Dabei bediente er sich interessanter Weise immer konsequent der Strategie, die er seit dem Revolutionsjahr 1848 und seinen wissenschaftlichen Anfangsjahren benutzte, als es um die Ausarbeitung seiner Zellularpathologie ging: eine (sehr) gute Idee haben, Gleichgesinnte um sich scharen, sich ein Forum für den gemeinsamen Informationsaustausch schaffen und Förderungsmöglichkeiten für seine Forschungen und Ziele, die seinen Intentionen entsprachen, erschließen.

---

1 Goschler, C., Rudolf Virchow und die deutsche Politik: Vom gescheiterten Revolutionär zum überforderten Honoratior, in: Saherwala,G./Schnalke,Th./ Vanja, K./Veigel,H.-J., (Hrsg.), Zwischen Charité und Reichstag. Rudolf Virchow. Mediziner, Sammler, Politiker, Berlin 2002, S. 59.

2 Ebenda, S. 60.

11 Die Auswirkungen der medizinischen Reformbewegungen

Die von Virchow, Leubuscher und Neumann geführte medizinische Reformbewegung von 1848/49 hatte ein unmittelbares Ergebnis nur im militärmedizinischen Bereich: In einer Verfügung vom 25. Juli 1849 wurden die Assistenzärzte in den Leutnantsrang erhoben. Auch wenn die Medizinalreformbewegung mit ihrer Utopie einer demokratischen und sozialen Medizin scheiterte, so ist doch ein mittelbarer Einfluss auf die Gesellschaft zu verzeichnen. Die soziale Medizin von 1848/49 wurde zur Geburtsstunde der Medizinsoziologie. Die Erkenntnisse, dass gesellschaftliche Verhältnisse die menschliche Gesundheit direkt und indirekt gefährden können und dass es zum Schutze der Bürger kollektiver Maßnahmen bedarf, gewann zunehmend an politischem Boden.

Die medizinalreformerische Forderung nach Vereinheitlichung des Ärztestandes wurde in den 1850er Jahren durch die Auflösung der wundärztlichen Schulen erfüllt. Dies förderte den Prozess der akademisch-ärztlichen Monopolisierung im Heilwesen und wertete all jene Gruppen von Heilpersonen ab, die im natur- und laienmedizinischen Bereich tätig waren.

Dies führte zu einer Entfremdung breiter Unterschichten von traditionellem medizinischem Erfahrungswissen und der darin begründeten Möglichkeiten zur Selbsthilfe. Die naturmedizinischen (homöopathischen) Selbsthilfeorganisationen - von Arbeitern getragen - hatten mit außerordentlichen Diffamierungen und Repressionen zu kämpfen.[1] Die geringe ärztliche Dichte auf dem Land blieb weiter bestehen und das schulmedizinische Therapiewissen war noch wenig entwickelt.

So war eine Auswirkung der Medizinalreform die weitere Verschlechterung der medizinischen Versorgung der städtischen und vor allen Dingen der ländlichen Bevölkerung.[2] Die städtische Armenkrankenpflege versuchte sich an die Erfordernisse anzupassen, so mag von außen betrachtet, diese Errungenschaften der städtischen Armenkrankenpflege positiv beurteilt werden. Doch muss jeweils die Situation des jeweiligen Betroffenen berücksichtigt werden, der die Feststellung der Bedürftigkeit als stark repressive Maßnahme empfinden musste. So verlor er mit Inanspruchnahme öffentlicher Fürsorgemaßnahmen bürgerliche Rechte. Da-

---

1 Vgl. Frevert, Krankheit, S. 291.

2 Spree, R., Soziale Ungleichheit von Krankheit und Tod, Göttingen 1981, S. 145.

her war die verdeckte Armut weitaus höher als das Spektrum der tatsächlichen Unterstützten.

Das Armenwesen und die Versorgung Kranker wurden bis zur Jahrhunderthälfte keiner Reform unterzogen, vielmehr bestand die Modernisierung darin, dass die Kommunalbehörden die Hospitalisierung der Armut nach Möglichkeit verhinderten. Die Stadt Berlin erhielt auch in den nachfolgenden Jahren kein kommunales Krankenhaus. Die Stadt ging nicht viel weiter, als mit der Einrichtung bzw. Duldung von Hilfskassen, um wenigstens einen Teil der Lohnarbeiter im Krankheitsfall vor der Armenkasse zu schützen. Die freien Kassen, die gleichzeitig unterdrückt wurden, waren daher Kassen der fünfziger und sechziger Jahre und stellten ein frühes Beispiel konservativer Modernisierung dar, die Konzepte zwar aufgriff, ihren Charakter jedoch veränderte.[1]

Ende der 1850er Jahre begann in Preußen, bedingt durch den Thron- und Regierungswechsel, eine „Neue Ära" in der Innen- und Außenpolitik. Auch in anderen deutschen Staaten wurden reaktionäre Gesetze gelockert und zuvor diskutierte liberale Reformvorhaben wieder aufgegriffen. So war es diesmal die Regierung und nicht die Ärzteschaft, von der die Wiederbelebung der standes- und gesundheitspolitischen Aktivitäten ausging. Den Vorstoß initiierte der Großherzog von Baden mit einer Verordnung von 1864, die eine Vertretung der badischen Ärzteschaft ins Leben rief, die das Recht hatte, das Obermedizinalkollegium zu beraten und auch selbstständige Anträge einzureichen. Und dies in allen Fragen, in denen „das Interesse des gesamten Standes der Aerzte" berührt war.[2] Zudem wurde den Ärzten ausdrücklich erlaubt, Vereine zu gründen. Die Reaktion der Ärzte auf dieses staatliche Entgegenkommen war äußerst positiv. Auch wenn dieser ärztliche Vertreterausschuss nur beschränkte Kompetenzen aufwies, so war doch durch dieses Gesetz die erste gewählte Vertretung in einem deutschen Bundesstaat geschaffen worden. Die badischen Ärzte nutzten die ihnen übertragenen Rechte. Sie legten bereits ein Jahr später einen „Entwurf zu einer Arztordnung" vor, der sich an dem Vorbild anderer Berufsgruppen orientierte, bezeichnenderweise hier an den berufs- und standespolitischen Belangen der Anwälte.

Die Professionalisierungsinteressen bestimmter Teile der Bildungselite (Juristen und Ärzte) zielten in die gleiche Richtung. Der Kampf der Ärzteschaft um Standeseinheit, Expertenstatus und Marktmonopol kön-

1 Münch, Gesundheitswesen, S. 171.

2 Jütte, Vereinswesen, S. 37.

nen nicht losgelöst von ähnlichen und zum Teil zeitgleichen Bestrebungen vergleichbarer Berufsgruppen betrachtet werden.[1]

Es kam nun in Baden wie auch in anderen deutschen Staaten (Sachsen, Braunschweig) zu einer Wiederbelebung des ärztlichen Vereinswesens. Neben der Erörterung standes- und gesundheitspolitischer Fragen widmeten sich die Vereine auch dem wissenschaftlichen Meinungs- und Erfahrungsaustausch.

In den einzelnen deutschen Bundesstaaten war man dem Wunsch nach ärztlichen Standesvertretungen entgegengekommen. Auch auf Bundesebene war eine gesamtdeutsche Vertretung der Ärzte in Bewegung gekommen. Wichtiger Impuls hierfür gab die 1822 gegründete Versammlung deutscher Naturforscher und Ärzte. Das Thema Medizinalreform hatte seit 1862 Rückwirkung auf die Naturforscherversammlungen. Mit Hilfe der Gründung von Assoziationen suchten die Ärzte ihre berufliche Stellung zu verbessern.[2] Im Jahr 1867 wurde eine eigene Sektion für Öffentliche Gesundheitspflege eingerichtet, daran arbeiteten Ärzte mit, die zur vordersten Reihe der Medizinalreformer gehörten. Ein Jahr später wurde eine eigene Sektion für die Medizinalreform eingerichtet. Die standespolitische Diskussion war in eine neue Phase getreten.

In den lose strukturierten Naturforscherversammlungen konnten die Ärzte ihre berufspolitischen Zielsetzung nicht realisieren. Jedoch dienten diese Tagungen den Medizinern als Foren, um die Interessen ihrer Profession zu beraten und die Gründung einer professionellen Berufsorganisation vorzubereiten.[3] Ein Thesenkatalog zur Medizinalreform wurde 1868 in einer Sektion der Naturforscherversammlung in Dresden ausführlich beraten; Forderungen nach Freiheit der Wissenschaft und einem einheitlichen Ärztestand wurden verabschiedet. Die wichtigsten Forderungen trug man dann an den Reichstag des unter Federführung Preußens geschaffenen Norddeutschen Bundes heran.

Im Jahr 1867 verankerte die Verfassung des Norddeutschen Bundes gesetzlich die Bestimmung, dass das Gesundheitswesen einheitlich geregelt werden sollte. Damit war einer wesentlichen Forderung von 1848/49 Rechnung getragen worden. Die Gewerbeordnung des Norddeutschen Bundes hob das Kurpfuschereiverbot auf und schuf den Kurierzwang für Ärzte ab. Die Ausübung der Heilkunst galt fortan als freies Gewerbe, allerdings blieb die Führung des Titels „Arzt" oder „Apotheker" an einen Befähigungsnachweis, an die Approbation gebunden.

---

1 Ebenda, S. 38.

2 Steif, Y., Wenn Wissenschaftler feiern. Die Versammlung deutscher Naturforscher und Ärzte 1822 bis 1913, Stuttgart 2003, S. 176.

3 Ebenda, S. 178.

In einem außerordentlichen Treffen von Mitgliedern der Naturforscherversammlungen in Eisenach im Juni 1869 konnten zentrale Thesen in einem Katalog verabschiedet werden. Die Forderungen enthalten das Programm der deutschen Ärzteschaft, die damals kurz davor stand, die lang ersehnte Standeseinheit zur erreichen.

Die wesenlichsten Forderungen lauteten:

- Schaffung einer Zentralbehörde für das Gesundheitswesen im Geltungsbereich des Norddeutschen Bundes;
- Errichtung einer Mittelbehörde, wie es sie in England zu dieser Zeit in Form des „Officer of Health" bereits gab;
- Einrichtung eines Ortsgesundheitsausschusses für jeden größeren Gemeinde- oder Landbezirk;
- freiwillige Bildung von „ärztlichen Associationen" in ganz Deutschland.

Drei Monate später wurden diese Forderungen auf der Versammlung in Innsbruck ausführlich diskutiert und in leicht veränderter Form mit großer Mehrheit verabschiedet.[1] Die Forderungen sollten in Form einer Petition an den Reichstag des Norddeutschen Bundes weitergeleitet werden. Daher startete man eine Unterschriftenaktion, die auch außerhalb der Ärzteschaft beträchtliche Resonanz erfuhr. Innerhalb kürzester Zeit unterschrieben nicht nur 1090 Ärzte, sondern auch über 70 Bürgermeister, 150 Stadträte, 500 Stadtverordnete und 800 Fabrikanten. Diese große Unterstützung aus Politik und Wirtschaft stellte sicher, dass diese Petition in Reichstag und Bundesrat auf Wohlwollen stoßen würde.

Die parlamentarischen Weichen waren bereits gestellt, da kam das Ereignis des deutsch-französischen Krieges dazwischen. Die daraufhin erfolgte Reichgründung unter Bismarck eröffnete neue Perspektiven für die Ärzteschaft.

Nach der vollzogener Reichsgründung 1870/71 konstituierten sich die großen Interessenverbände und Berufsorganisationen als reichsweite pressure groups. In diese Entwicklung reiht sich auch die Organisation der deutschen Mediziner mit der Gründung des Ärztevereinsbundes 1873 ein.[2]

---

1 Jütte, Vereinswesen, S. 41f.

2 Herold-Schmidt, H., Ärztliche Interessenvertretung im Kaiserreich 1871-1914, in: Jütte, R., Geschichte der deutschen Ärzteschaft. Organisierte Berufs- und Gesundheitspolitik im 19. und 20. Jahrhundert, Köln 1997, S. 43 (im Folgenden zitiert: Herold-Schmidt, Ärztliche Interessenvertretung).

Die Reichsgründung hatte für die ärztliche Interessenvertretung einen neuen Aktions- und Bezugsrahmen geschaffen. Neben der beabsichtigten reichseinheitlichen Reorganisation des Gesundheitswesen wurden die Integrationstendenzen gefördert durch die Unzufriedenheit mit den Auswirkungen der Gewerbefreiheit.[1]

Der rührige Medizinprofessor Hermann Eberhard Richter initiierte im Rahmen der Versammlung der Naturforscher und Ärzte die Gründung des Ärztevereinsbundes.

Im August 1872 fand eine „Ärzte-Vereinsversammlung" statt, an der über 30 Vereine teilnahmen. Der dort gewählte Ausschuss bereitete eine umfangreiche Versammlung mit Statutenentwurf vor. Daraufhin tagte im September des darauf folgenden Jahres in Wiesbaden der 1. Deutsche Ärztetag, der zur Konstituierung des Deutschen Ärztevereinsbundes führte. Diese zentrale Organisation der Mediziner wurde zu dem wichtigsten Instrument für die Durchsetzung der ärztlichen Standesinteressen. Das von Richter 1872 herausgegebene „Ärztliche Vereinsblatt für Deutschland" wurde zu dem Organ des Deutschen Ärztebundes.

Da der Ärztevereinsbund sich nicht aus einzelnen Ärzten, sondern aus ärztlichen Vereinen zusammensetzte, suchte man ihn in einen Verband mit Einzelmitgliedschaft umzuwandeln. Doch diese Bemühungen scheiterten. Gegenüber der Politik setzte man zur Wahrnehmung der Standesinteressen Petitionen und Denkschriften ein, mit begrenztem Erfolg.

Um die Jahrhundertwende wurde ersichtlich, dass der Ärztevereinsbund als Lobbyist zu ineffizient war; ersichtlich wurde dies auch durch die verschärfte Auseinandersetzung mit den Krankenkassen hinsichtlich der Durchführung der Gesetzlichen Krankenversicherung, insbesondere durch die Ausgestaltung der Kassenverträge.

Daher kam es im Jahr 1900 zur Gründung des Verbands der Ärzte Deutschlands zur Wahrung ihrer wirtschaftlichen Interessen, der auch Leipziger Wirtschaftlicher Verband und später nach seinem Gründer Hartmannbund genannt werden sollte. Diese Neugründung orientierte sich zur Durchsetzung ihrer Ziele am Vorgehen der modernen Interessenverbände.

Das Verhältnis der beiden Vereine zueinander war nicht konfliktfrei. Der Ärztevereinsbund, der ein reiner Honoratiorenverband war, konnte sich mit den Kampfmethoden, die sich am Vorgehen der Sozialdemokratie und Gewerkschaften orientierten, wie Streik, Kassenboykott und Stellensperrungen, nicht anfreunden. Besonders der Ausdruck „Ärztestreik"

---

1 Ebenda, S. 46.

galt ihm als mit der Standesehre unvereinbar. Der Leipziger Verband hingegen geißelte die Eingaben und Petitionen des Ärztevereinsbundes als nutzlos. Die starke und andauernde Anlehnung an die staatlichen Behörden - die deutschen Mediziner waren traditionell viel stärker auf den Staat fixiert als beispielsweise ihre angelsächsischen Kollegen - wurde abgelehnt; stattdessen sollte das Prinzip der „Selbsthilfe" entgegengesetzt werden.[1]

Erst die Krankenversicherungsnovelle von 1903, in der die organisierte Ärzteschaft keine ihrer Hauptforderungen hat durchsetzten können, führte zur Annäherung: Der Leipziger Verband wurde als wirtschaftliche Abteilung dem Ärztevereinsbund angegliedert.

Der Leipziger Verband setzte sich aus Einzelmitgliedschaften zusammen. Seine positive Mitgliederentwicklung, bis 1917 hatten sich 76,6 % aller Zivilärzte ihm angeschlossen, beruhte nicht nur auf der kompromisslosen Interessenvertretung gegenüber den Krankenkassen. Er bot eine Reihe von interessanten Dienstleistungen, die zu seiner Popularität beitrugen, wie Witwen- und Waisenkasse, Stellenvermittlung und Rechtsberatung. Darüber hinaus kam in vielen Fällen ein moralisch-sozialer Druck, der verbandskonformes Verhalten und als Konsequenz ebenfalls die Mitgliedschaft förderte.

Der Leipziger Verband dominierte nach 1900 die ärztliche Interessenverbände und trug deutliche Züge eines modernen Funktionärsverbandes. So reiht sich die Entwicklung der medizinischen Standesorganisation in den gesamtgesellschaftlichen Prozess ein, der gekennzeichnet ist durch die Tendenz zum Berufspolitiker, zum hauptamtlichen Verbandsfunktionär und der auf die Erfordernisse zunehmend komplexer politischer Entscheidungen reagiert.

Neben den oben beschriebenen reichsweit agierenden ärztlichen Verbänden, die privatrechtlich organisiert waren, existierten auf der Ebene der Einzelstaaten unterschiedliche, staatlich anerkannte Standesvertretungen. Die Kompetenz dieser Organisationen in den jeweiligen Einzelstaaten unterschieden sich erheblich. Zwischen diesen staatlich anerkannten Vertretungen und den privatrechtlichen Ärztevereinsbund bzw. Leipziger Verband bestanden enge personelle Verflechtungen. So stellten in Preußen die ärztlichen Vereine Kandidatenlisten für die Kammerwahlen auf. Nicht wenige Ärzte zeigten sich mit den Ergebnissen der Standespolitik unzufrieden. So hört man auf zahlreichen Ärztetagen immer wieder Stimmen von Medizinern, die sich von der Politik verraten fühlten.[2]

---

1 Ebenda, S. 50.

2 Ebenda, S. 54.

Die Entwicklung der ärztlichen Standesorganisation übte eine wichtige Funktion aus, nicht nur für das Selbstverständnis ärztlicher Praxis, sondern auch im Hinblick auf deren Mitwirkung an der weiteren Gestaltung des öffentlichen Gesundheitswesens. Die Ärzteschaft profilierte sich als mächtigster Faktor in der sozialen Struktur der Gesundheitsversorgung, wie es die medizinische Reformbewegung von 1848/49 angestrebt hatte.

Die reichsweit organisierten privatrechtlichen ärztlichen Verbänden sowie die in den Einzelstaaten staatlich anerkannten ärztlichen Standesvertretungen schufen die Grundlagen und Weichen für die weitere Entwicklung. Heute üben die Ärztekammern als öffentlich-rechtliche Körperschaften sowohl Aufgaben der Selbstverwaltung als auch der mittelbaren Staatsverwaltung aus.

Die Intention der Medizinalreformbewegung, die gesundheitspolitischen Probleme im Sinne einer Fortführung des Ansatzes der medizinischen Polizei, angepasst an die sich industrialisierende Gesellschaft zu lösen, wurde nicht verwirklicht.

An die Stelle von staatlicher öffentlicher Fürsorge traten als rechtsverbindliches Prinzip kollektive Selbsthilfeorganisationen, die Krankenkassen. In den 1880er Jahren erfolgte eine umfangreiche Sozialversicherungsgesetzgebung, die richtungsweisend werden sollte.[1]

Eine wesentliche medizinalreformerische Forderung nach Ablösung des kirchlich-christlichen Weltbildes wurde in der Folgezeit weiterhin angestrebt[2] und umgesetzt. Der Pfarrer als Ratgeber und Kontrolleur wurde zunehmend abgelöst durch den Arzt, den sachkundigen Experten.

An die Stelle religiöser Verhaltensnormen und -legitimationen traten rational begründete, medizinisch abgesicherte Disziplinierungen.[3] Körperreinlichkeit, Sauberkeit, Ordnung und Sittlichkeit suchte man gerade

---

1 Das Gesetz über die Krankenversicherung der Arbeiter vom 15.7.1883, das Unfallversicherungsgesetz am 6.7.1889 und das Gesetz über die Invaliditäts- und Altersversicherung vom 22.7.1889.

2 So formuliert Virchow auf der 46. Naturforscherversammlung in Wiesbaden 1873, dass die Wissenschaft zur Weltanschauung geworden sei und ihren religiösen Charakter nicht mehr zu verleugnen brauche, vgl. Schipperges, H., Weltbild und Wissenschaft. Eröffnungsreden zu den Naturforscherversammlungen 1822 bis 1972, Hildesheim 1976, S. 50.

3 Göckenjan, G., Medizin und Ärzte als Faktoren sozialer Disziplinierung der Unterschichten. Zur Soziologie der Gesundheit, Berlin 1984; vgl. auch Labisch, A., „Hygiene ist Moral - Moral ist Hygiene" - Soziale Disziplinierung durch Ärzte und Medizin, in: Sachße, C. u. Tennstedt, F. (Hrsg.), Soziale Sicherheit und soziale Disziplinierung. Beiträge zu einer historischen Theorie der Sozialpolitik, Frankfurt a. M. 1986, S. 265-285.

über die Frauen in die Familien zu tragen.[1] Seit den 1850er Jahren wurden mit Hilfe der „Hygienisierung“ die gesellschaftlichen Verhältnisse grundlegend reformiert und die sozialen „Außenseiter“, die ärmeren Schichten, in die Gesellschaft integriert.

Die bürgerliche Hygienebewegung wurde von der sozialdemokratischen Arbeiterbewegung aufgenommen und konnte im Städte- und Wohnungsbau, in der Seuchenbekämpfung, der Arbeitsplatzsicherung, der Kindermedizin u.a. in der Folgezeit spürbare Erfolge verzeichnen. Die damit einhergehende Aufwertung des ärztlichen Standes zeigte sich auch im erneuten Aufschwung des ärztlichen Vereinswesens seit den 1860er Jahren. Das Zusammenspiel von Staat, Gesellschaft und medizinischer Wissenschaft war erforderlich, zeitgemäße Lösungen zu suchen. Dabei gaben nach wie vor die Strukturen der Verwaltung die Rahmenbedingungen und damit Förderung oder Behinderung von Reformkonzepten vor.

Das im Jahr 1876 geschaffene Kaiserliche Gesundheitsamt kam den Ansprüchen der Einzelstaaten entgegen und realisierte die kleine Lösung. Diesem Amt kam in erster Linie beratende Funktion zu. Virchow, der 1848 als einer der Ersten ein deutsches Reichsministerium für öffentliche Gesundheitspflege gefordert hatte, sprach sich nun dagegen aus. Er glaubte nicht mehr an eine Verwirklichung seiner Ideale in dem von Bismarck gegründeten obrigkeitlichen Deutschen Reich.[2]

Die Aufgaben des Kaiserlichen Gesundheitsamtes war die Erstellung von Gutachten und Statistiken, die Vorbereitung von Gesetzesvorlagen und Überwachung der Ausführung gesundheitspolitischer Vorgaben. Zunehmende Wichtigkeit erfuhren im Laufe der Zeit seine Labors und Forschungseinrichtungen, die bahnbrechende Ergebnisse lieferten. Diese Erfolge waren für den Professionalisierungsprozess von Bedeutung, denn sie belegten recht augenfällig die Wirksamkeit der naturwissenschaftlichen Medizin und ihre Relevanz für die Volksgesundheit.

Die Naturheilbewegung konnte die Dominanz der „Schulmedizin“ nicht brechen, nicht einmal entscheidend schwächen; eine Verankerung als gleichberechtigte Heilmethode blieb ihr versagt. Die damaligen Gesundheitsverwaltung praktizierte einseitige Parteilichkeit, die Schlüsselpositionen wurden stets von naturwissenschaftlichen Ärzten besetzt .[3]

---

1 Frevert, U., „Fürsorgliche Belagerung“: Hygienebewegung und Arbeiterfrauen im 19. und frühen 20. Jahrhundert, in: GG 11 (1985), S. 420-446.

2 Hardy, Ärzte, S. 198f; Schott, Virchow, S. 103.

3 Regin, C., Selbsthilfe und Gesundheitspolitik. Die Naturheilbewegung im Kaiserreich (1889-1914), Stuttgart 1995.

12 Das Arzt-Patientenverhältnis zum Ende des 19. Jahrhunderts

Die zunehmende starke Stellung der Ärzte in der sich entwickelnden Industriegesellschaft wurde gewährleistet durch die allmähliche Ausdehnung der Nachfrage nach professionellen ärztlichen Dienstleistungen, durch die fortschreitende Medikalisierung der Bevölkerung. Dies ist vermutlich die wichtigste Ursache, die das ehemalige, traditionelle Patronageverhältnis aushöhlte.

Die Medikalisierung trug zum Wandel des Arzt-Patienten-Verhältnisses in zweierlei Hinsicht bei. Zum einen veränderte sich die Klientel des durchschnittlichen Arztes in der sozialen Zusammensetzung. Dass der Arzt im sozialen Status unterhalb seiner vermögenden und einflussreichen Patienten stand, kam nicht mehr vor, wenn, dann wurde es zur untypischen Ausnahme. Zum anderen gelang es durch die Ausdehnung des Markts die ökonomische Abhängigkeit des Arztes von einzelnen Patienten abzubauen. Daher konnte ein Arzt, je mehr Patienten er in seiner Praxis hatte, es gut verschmerzen, wenn einzelne Patienten mit ihm nicht zufrieden waren und gingen.

Zahlreiche Faktoren waren für die Ausdehnung des „Gesundheitsmarktes“ zugunsten der akademischen Ärzteschaft ausschlaggebend. So das überproportionale Anwachsen der Schicht gebildeteter Bürgerlichen, gemessen am Bevölkerungswachstum, die schon früh damit angefangen hatten, regelmäßig die wissenschaftlichen Ärzte zu konsultieren. Zudem führte der allgemeine Kaufkraftzuwachs in der zweiten Hälfte des 19. Jahrhunderts dazu, dass es immer größeren Bevölkerungsgruppen möglich war, im Krankheitsfall auch einen gelehrten Arzt aufzusuchen.

Die Zahl der akademischen Ärzte wuchs während des ganzen 19. Jahrhunderts mehr als die Bevölkerung.[1]

Schlussendlich gewährleisteten die verbesserten Kommunikations- und Transportmöglichkeiten in den schnell wachsenden Städten, dass auch ein akademischer Arzt kurzfristig zu erreichen war.

Die Bevölkerung verdankte dieses verbesserte Angebot in erster Linie politischen Maßnahmen, die den Medikalisierungsprozess aktiv vorantrieben. Dazu gehörten vor allem der Ausbau der städtischen Armenkrankenpflege, die Zunahme der städtischen Hospitäler sowie die allgemeine Einführung der Pockenschutzimpfung. Erreichten Armenkrankenpflege und Hospitäler immer nur eine kleine Gruppe der Bevölke-

1 Huerkamp, Aufstieg, Tab. 13, S. 198.

rung, so wurde mit der Pockenschutzimpfung die Masse der Bevölkerung angesprochen. Doch wurde dadurch die breite Masse der Bevölkerung noch keineswegs zu regelmäßigen Patienten. Erst eine dritte staatliche Maßnahme brachte für die akademischen Ärzte die große Wende: Die seit der Jahrhundertmitte vom preußischen Staat geförderten Krankenkassen. Die teils auf staatlichen Druck entstanden Krankenkassen der Handwerksgesellen und Fabrikarbeiter brachten einen erheblichen, vorher meist in Arztferne lebenden Teil der Bevölkerung in die Hände der akademischen Ärzte.

Vor Inkrafttreten des Krankenkassenversicherungsgesetzes von 1883 waren etwa 5% der Bevölkerung gegen Krankheit versichert. Nach Inkrafttreten des Gesetzes waren es nun etwa 10 %, doppelt so viele wie vor 1883. Durch die weitere Ausdehnung von Gewerbe und Industrie, sowie durch verschiedene Gesetzesnovellen wuchs die Zahl der Versicherten rasch weiter an. So waren es 1895 schon etwa 19,3% der Bevölkerung. Die Versicherten erhielten vom dritten Tag ihrer Erkrankung an Krankentagegeld, abgestuft nach Höhe des Lohnes, sowie Arzt und Arznei frei. Bald wurden auch Familienangehörige mit in den Versicherungsschutz einbezogen. So erhielten bei Inkrafttreten der Reichsversicherungsordnung von 1914 etwa 35% der Reichsbevölkerung kostenlose Arzthilfe im Krankheitsfall. „Diese Entwicklung bedeutete eine bislang beispiellose Expansion der Nachfrage nach den Leistungen der approbierten Ärzte.“[1]

Somit kommt der Gesetzlichen Krankenkasse eine Schlüsselfunktion für den Professionalisierungsprozess in zweierlei Hinsicht zu. Sie bewirkte einen gewaltigen Schub des Medikalisierungsprozesses und beschleunigte die Akzeptanz des professionellen Experten in der breiten Bevölkerung. Zusätzlich provozierte sie einen bis dahin nicht gekannten Rigorismus in der Durchsetzung materieller und standespolitischer Interessen.

Neben den bisher genannten Entwicklungen spielte auch der medizinische Fortschritt eine wichtige Rolle für den Wandel des Arzt-Patienten-Verhältnisses und die Etablierung der Machtstellung der akademischen Ärzteschaft.

Seit der Jahrhundertmitte erlangte die medizinischen Wissenschaft vermehrt Wissen und Kenntnisse über die Funktionsweisen des menschlichen Körpers und über krankhafte Veränderungen. Die therapeutischen Möglichkeiten hinkten dieser Entwicklung zunächst hintendrein. Auf dem Gebiet der Diagnostik zeichnete sich seit der Jahrhundertmitte eine deutliche Überlegenheit des akademischen Arztes gegenüber seinem

1 Huerkamp, Arzt-Patient-Verhältnis, S. 63.

Laienkollegen ab. Die Entwicklung spezieller Untersuchungsinstrumente und -techniken forcierten diesen Vorgang.[1]

Die differenzierten Methoden der Diagnostik waren solange von zweifelhaftem Wert, solange sie nicht mit effektiven Therapieformen kombiniert werden konnten. Ein Bereich der Medizin konnte jedoch eine rasante Erfolgsbilanz aufweisen: die Chirurgie. Durch die Entwicklung der Narkoseverfahren wiesen sie eindeutige und erstaunliche Erfolge auf. Ehemals lebensgefährliche Eingriffe wurden nun zu relativ harmlosen Operationen. Die Weiterentwicklung der Diagnostik- und Operationstechnik verschaffte den akademischen Ärzten einen Vorsprung gegenüber den Laienheilern und steigerte ihre Autorität.

Diese veränderten ärztlichen Möglichkeiten wirkten sich schichtspezifisch auf das Arzt-Patienten-Verhältnis höchst unterschiedlich aus. Vorwiegend gaben hier nach wie vor Herrschaftsmomente den Ausschlag: Der Patient der unteren Schichten ging nicht deshalb zum approbierten Arzt, weil er ihn für den fachlich kompetenteren hielt, sondern deshalb, weil er durch die institutionellen Zwänge dazu angehalten wurde. Ob er nun als ein eingeschriebener Armer an den städtischen Armenarzt verwiesen wurde oder als Hospitalinsasse keine anderen Optionen hatte oder aber als Krankenkassenmitglied den zuständigen Kassenarzt aufsuchen musste, der Gang im Krankheitsfalle verwies ihn auf den akademischen approbierten Arzt.

So wird die gestiegene fachliche Kompetenz des Arztes in der Schicht des gebildeten Bürgertums am stärksten seine Autorität gesteigert haben. In dieser Schicht wurde diese Entwicklung noch unterstützt durch die mit dem allgemeinen Aufschwung der Naturwissenschaften verbundene Wissenschaftsgläubigkeit.

Ein weiterer Punkt, der das Autoritätsgefälle zwischen Arzt und Patient zugunsten des Arztes aufwertete, war die Einbürgerung der Sprechstundenpraxis anstelle der Hausbesuchspraxis.

Ein akademischer Arzt, der in seiner eigenen Umgebung behandelte, konnte mehr Autorität entfalten als ein Arzt, der sich im Hause des Patienten und dessen Angehörigen kritisch umringt und beobachtet fühlte.

Dieser Übergang ging allmählich vonstatten, noch gegen Ende des 19. Jahrhunderts entschieden weniger Art und Schwere der Erkrankung darüber, ob ein Patient zum Arzt kam bzw. umgekehrt. Vielmehr spielten auch hier soziale Kriterien nach wie vor eine wesentliche Rolle. Die besser Situierten riefen in der Regel den Arzt zu sich.

---

1 Diepgen, P., Geschichte der Medizin. Die historische Entwicklung der Heilkunde und des ärztlichen Lebens, Bd. II/2, Berlin 1955, S. 156ff.

Zum Abbau der Abhängigkeit des Arztes vom Laien, des alten Patronage-Verhältnisses trug auch bei, dass sich immer mehr Ärzte in ärztlichen Vereinen zusammenfanden. Seit den 1860er Jahren vermehrte sich die Zahl der ärztlichen Vereine stetig. Bereits ein Jahrzehnt später begannen immer mehr medizinische Vereine, „standesgemäßes" Verhalten ihrer Mitglieder in sogenannten „Standesverordnungen" zu kodifizieren. Diese Standesverordnungen waren häufig mit Ehrengerichten verbunden. Eines der wichtigsten Gebote war es demzufolge, sich jeglicher Kritik der ärztlichen Vorgehensweise eines Kollegen vor den Ohren von Laien zu enthalten.

So gelang es den Ärzten zunehmend, die Streitereien und Konkurrenzgehaben, die ihr Bild in der Öffentlichkeit bestimmt hatten, einzudämmen.

Bisher konnten die reichen Patienten, die mehrere Ärzte zur Konsultation ans Krankenbett gerufen hatten, den Zustand stabilisieren, in dem sich professionelle Autonomie nicht entwickeln konnte. Nun wurde allmählich die Kontrolle der ärztlichen Tätigkeit durch die Patienten durch die Kollegenkontrolle ersetzt.[1]

In nahezu allen ärztlichen Ratgebern des späten 19. Jahrhunderts findet sich der unhinterfragbare Anspruch auf Gehorsam des Patienten, der sich auf fachlicher Kompetenz beziehenden Anweisungen des Arztes zu unterwerfen habe.

Ein ähnlicher Autoritätsanspruch findet sich bereits in den ärztlichen Schriften des späten 18. und frühen 19. Jahrhunderts, jedoch wurde er dort konterkariert durch Klagen über Ungehorsam und Besserwisserei von Seiten der Patienten. Zum Ende des 19. Jahrhunderts fehlten solche Klagen weitgehend. Denn nun waren die Anweisungen, Empfehlungen und Ratschläge von einer bis dahin nicht gekannten Detailliertheit, sie überließen dem Patienten keinen Spielraum mehr für eigenes Handeln.[2]

Der Gegensatz zu den Ratschlägen eines Arztes 100 Jahre zuvor, des Arztes Ploucquet, läßt sich nicht deutlicher formulieren. Nach Ploucquet war der Arzt seinem Patienten die „Gefälligkeit" schuldig, eine Verord-

---

1 Huerkamp, Arzt-Patient-Verhältnis, S. 65.

2 „Um allen derartigen Wünschen und Fragen vorzubeugen, treffe der Arzt seine Anordnungen so bestimmt und deutlich, daß gar keine Mißverständnisse entstehen und keine weiteren Fragen an ihn gesichtet werden können. Ob eine Arznei vor dem Essen, ob sie kalt oder warm, ob sie auch in der Nacht genommen werden muß; wieviel Grad ein Bad, ein Umschlag haben muß, wie er beschaffen sein soll; was es zu essen erlaubt, was verboten ist etc.- alle diese Details ordne der Arzt aus eigenem Antriebe an", in: Wolff, J., Der praktische Arzt und sein Beruf. Vademecum für angehende Praktiker, Stuttgart 1896, S. 188f.

nung zu modifizieren bzw. ihre Anwendung zu verschieben oder gar auszusetzen, wenn der Patient diese Arznei nicht akzeptierte.[1]

Dieser neue Autoritätsanspruch des akademischen Arztes wurde mit der professionellen Fachkompetenz des akademischen Arztes legitimiert. Der Patient sollte sich im Vertrauen auf diese Fachkompetenz den ärztlichen Anordnungen freiwillig unterwerfen.

Claudia Huerkamp sieht einen weiteren Wesenszug des modernen Arzt-Patient-Verhältnisses in der Außerkraftsetzung von Normen und Tabus des Alltagslebens in der ärztlichen Praxis. So finden Eingriffe in die körperliche Unversehrtheit des Patienten statt und es werden Schmerzen zugefügt. Gültige Schamtabus werden in nahezu jeder ärztlichen Untersuchung durchbrochen. Dies gilt insbesondere für die gynäkologische Praxis. Anhand dieser läßt sich die allmähliche Entstehung einer spezifischen „medizinischen Kultur" nachvollziehen.[2]

Diese beiden Entwicklungen, der Aufbau des Autoritätsgefälles zwischen Arzt und Patient sowie die Etablierung einer „medizinischen Kultur" , trugen mit dazu bei, dass sich das Arzt-Patient-Verhältnis von einer diffusen Beziehung zu einem klar definierten, funktionalen spezifischen und affektiv neutralen Rollenmuster verschob.

Neben den Tätigkeiten wie Rat erteilen, Trost spenden, die sich am ehesten als pastorale Funktionen beschreiben lassen, traten immer mehr Aufgaben der hygienischen Belehrung, Krankheitsprophylaxe und Lebensführung.

Die populärmedizinische Tätigkeit von Ärzten, die sich an die Unterschichten wandte, geschah mit anderen Untertönen als bei den gebildeten Kreisen. Begegnete der akademische Arzt der bürgerlichen Klientel als wissenschaftlicher Vertrauensmann, so trat er den Unterschichten gegenüber als strenger Erzieher auf. Häufig machte er keinen Hehl aus der Abscheu vor den Lebensgewohnheiten der verarmten Schichten. Diese Erziehungsmaßnahmen ließen sich am besten im Krankenhaus durchführen, das eben nicht nur Stätte der Heilung, sondern auch Ort der Erziehung für eine bessere Lebensführung sein sollte.

Es war von großer Bedeutung für die Ausgestaltung des Arzt-Patient-Verhältnisses, welches Geschlecht der Patient besaß. Bei weiblichen Patienten war die Etablierung des neuen Verhältnisses mit besonderen Schwierigkeiten verbunden und nahm längere Zeit in Anspruch. Besonders die Arbeiterfrauen hatten eine größere Scheu, die Praxis des appro-

1 Ploucquet, W. G., Der Arzt oder über die Ausbildung, die Studien, die Pflichten, Sitten und die Klugheit des Arztes, Tübingen 1797.

2 Huerkamp, Arzt-Patient-Verhältnis, S. 67.

bierten Arztes aufzusuchen. Doch auch bei den bürgerlichen Frauen war es nicht unkompliziert. Bis weit in die zweite Hälfte des 19. Jahrhunderts war es für eine „anständige" Frau unschicklich, wegen einer Krankheit einen Arzt in seinem Haus zu konsultieren. Daneben waren es aber gerade die Mütter, Hausfrauen und Ehefrauen, an die sich die Ärzte wandten, um das eigene Fachwissen zu erweitern und gleichzeitig als Ratgeber in Fragen der Kinderaufzucht und allgemeinen Lebensführung aufzutreten.[1] Diese Befunde erscheinen Loetz zu klischeehaft; sie kann der These des medizinischen Gewaltverhältnisses zwischen dem männlichen, akademischen Arzt und der weiblichen, laienmedizinischen verwurzelten Kranken nicht folgen. Sie weist nicht zu Unrecht auf die riesigen Lücken im Bereich der geschlechtergeschichtlichen Forschung hin.[2] Dennoch ist zu vermuten, dass die Ärzte mit ihrem akademisch-männlich geprägten Medizinverständnis es bei Frauen mit laienmedizinischem Hintergrund schwieriger hatten, sich durchzusetzen, als bei Männern.

Die ärztliche Autorität wurde bei den unteren Schichten durch die Kassenstatuten für Krankenkassenmitglieder sehr gestützt. Diese Statuten sahen teilweise strengste Ordnungsstrafen für Mitglieder vor, die sich ärztlichen Anordnungen widersetzten oder Krankheit „simulierten" und sich dadurch Krankengeld erschlichen. Die Unterschichtpatienten gewöhnten sich daran, sich den ärztlichen Anordnungen zu fügen, denn sie konnten nicht nur die Tragweite der Verordnungen nicht übersehen, sondern mussten im Falle der Weigerung mit Sanktionen von Seiten des Arztes rechnen.[3] Die ärztliche Autorität in den Krankenkassen war durch rigide Reglements für die Kassenmitglieder und scharfe Sanktionen gegenüber den Kassenmitgliedern abgesichert.

War die ärztliche Autorität gegenüber den Patienten erheblich gestärkt, so sah sich der Arzt gegenüber den Krankenkassen selbst in erhöhter Abhängigkeit. Die Kassen suchten ihre Ausgaben zu begrenzen und waren deshalb an sparsamer Arzneimittelverordnung und restriktiver Krankschreibung interessiert. Zunehmend unerträglich war für das Selbstwertgefühl und das Standesbewusstsein zahlreicher Ärzte, die durch die Kassen beträchtliche Einschnitte in ihren Handlungsspielraum hinnehmen mussten, dass ihre Vorgesetzten in den Vorständen der

---

1 Ebenda, S.70.

2 Loetz, Vom Kranken zum Patienten, S. 324.

3 Huerkamp, Aufstieg der Ärzte, S. 305; Elkeles, B., Die schweigsame Welt von Arzt und Patient. Einwilligung und Aufklärung in der Arzt-Patienten-Beziehung des 19. und frühen 20. Jahrhunderts, in: Medizin, Gesellschaft und Geschichte, Bd.8, Stuttgart 1989, S. 75 (im Folgenden zitiert: Elkeles, Arzt und Patient).

Ortskrankenkassen oft Arbeiter waren.[1] War es doch erklärtes Ziel der Regierung, die SPD über die Mitarbeit in den Selbstverwaltungsgremien der Ortskrankenkassen in das System des Kaiserreichs einzubinden. So meinte ein Beitrag im Ärztlichen Vereinsblatt aus dem Jahre 1900, dass die SPD nach Meinung vieler Ärzte „fast das gesamte Krankenkassenwesen unter ihre Despotie gebracht" hatte und „rücksichtslos hat sie ihre Knute getreu dem Grundsatz `Wer nicht mitmacht, fliegt `raus` über uns Aerzte geschwungen". Angestrebt wurde: „Los aus der Knechtschaft des Proletariats!" Festgestellt wurde, dass die Arzt-Patient-Beziehung Schaden genommen habe.[2]

Gegen Ende des 19. Jahrhunderts häuften sich insgesamt Klagen gegen autokratische Übergriffe von Ärzten gerade in der Armenpraxis und in den Krankenhäusern. Wie der Strafrechtler Carl Stoos (1849-1934) feststellte, lebte sich der akademische Arzt „ nach und nach in die Vorstellung hinein, der Patient sei verpflichtet, sich der Behandlung zu unterwerfen, die der Arzt nach seiner überlegenen Einsicht zum Wohl des Patienten für angemessen erachte."[3] Der Empfehlung eines chirurgischen Lehrbuchs von 1884 zufolge durften „unvernünftige" und „ängstliche" Patienten ohne ihre vorherige Einwilligung operiert werden, auch direkte Täuschung war erlaubt.[4] Die ärztlich-paternalistische Haltung begann unwiderruflich ihren Siegeszug.

Ein Fall, der fast in die Weltgeschichte eingegangen ist, war die Krankheit des Kronprinzen und späteren Kaisers Friedrich III. (1831-1888). Bismark zufolge hatten Ärzte sich entschlossen, den Kronprinzen zu narkotisieren und am Kehlkopf zu operieren, ohne ihn vorher darüber in Kenntnis zu setzen. Man kann davon ausgehen, dass in diesem Fall die Entscheidungsautonomie des Kronprinzen weit mehr geachtet wurde als die eines Unterschichtpatienten in der Armen- bzw. Kassenpraxis.[5]

Auch in den Privatpraxen gingen die Ärzte von ihrer Glaubensüberzeugungen aus, dass Kranken eine eigenverantwortliche Entscheidung weder möglich noch zumutbar war. Dabei beriefen sie sich darauf, dass übergeordnete moralische und gesellschaftliche Werte die Entschei-

---

1 Herold-Schmidt, H., Ärztliche Interessenvertretung, S. 85.

2 Ebenda.

3 Stooss, C., Chirurgische Operation und ärztliche Behandlung. Eine strafrechtliche Studie, Berlin 1898, S. 31-32.

4 Elkeles, Arzt und Patient, S. 66.

5 Es ist historisch nicht genau zu ermitteln, ob die Szene tatsächlich in dieser Form geschehen ist oder ob Bismarck vor allem an der politischen Ausschlachtung des unglücklichen Krankheitsverlaufes interessiert war und nicht unbeteiligten Ärzten eine Lektion erteilen wollte, s. Elkeles, Arzt und Patient, S. 66.

dungskompetenz des Patienten begrenzten. Daher musste es wohl dem Wohl des Kranken dienen, wenn Ärzte ihre eigenen Vorstellungen realisierten.[1]

So wuchsen die Ärzte immer mehr in die Rolle des professionellen Experten und dies eben nicht mehr nur bei den Wohlsituierten, sondern trotz des Zwangscharakters des Arzt-Patient-Verhältnisses auch bei den Unterschichten. Mehr und mehr begannen die versicherten Arbeiter den akademischen Arzt in allen Krankheitsfällen als Experten anzusehen.

Das patronageähnliche Abhängigkeitsverhältnis hatte sich zugunsten des Arztes umgekehrt. Die Einschaltung einer dritten Instanz in Form der Krankenkassen veränderte das traditionelle Arzt-Patienten-Verhältnis tiefgreifend und drohte die Basis dieses freien Berufes zu untergraben.[2]

Der Arzt war immer weniger angewiesen auf verbale Kooperation und Kommunikation von Seiten des Patienten. Der Kranke suchte den Arzt auf und alles weitere lief ohne ihn ab - in weitgehend stummer Darbietung des Körpers.[3]

1 Elkeles, Arzt und Patient, S. 84.

2 Herold-Schmidt, Ärztliche Interessenvertretung, S. 45.

3 Göckenjan, Kurieren, S. 193.

13 Das Erbe Rudolf Virchows

Für den jungen Virchow, der die Ereignisse um die Revolution von 1848 sehr aktiv und reflektierend miterlebte, war die Durchdringung der Gesellschaft, „die Constituirung der Gesellschaft auf physiologischer Grundlage“ [1] die brisanteste politische Botschaft. Aus dieser naturwissenschaftlichen Fortschritts- und Vernunftgläubigkeit erwuchs Virchows revolutionärer Elan. Trotz des politischen Rückschlages, nach dem Scheitern der Revolution, ging die „Reform der Wissenschaft und der Gesellschaft“[2] für Virchow weiter. Ungebrochenes Fortschrittsdenken ließ ihn an eine naturwissenschaftliche Ersatzrevolution glauben: „...unsere Principien werden zum Gesammtgut werden durch den grossen pädagogischen Gang der Ereignisse.“

Virchows Prophezeiung sollte sich erfüllen: Der gewaltige Aufstieg der Wissenschaften wurde zu einer das Leben umgestaltenden Großmacht. Dies ist eine der weltgeschichtlichen Tatsachen des 19. Jahrhunderts. Die Welt wurde durch die Wissenschaften revolutioniert.[3]

War Deutschland noch um 1800 auf dem Gebiet der Naturwissenschaften und der Medizin ein zurückgebliebenes Land gewesen, so spielte die deutsche Wissenschaft ab der zweiten Hälfte des 19. Jahrhunderts bis über die Jahrhundertwende hinaus eine führende Rolle in der Welt. Deutsch wurde einer der Hauptsprachen der Wissenschaft.

Die Weltveränderung durch Wissenschaft und die Veränderungen der Wissenschaften selbst gelang. Revolutioniert und verwissenschaftlicht wurden unsere Hilfsmittel, unser Leben, unser Bewusstsein, unsere Kultur, unser Geist und unsere Seele.[4]

Die Medizin hat den sozialen Wandel seit dem 18. Jahrhundert in Deutschland wesentlich mitgestaltet. Die Vertreter der medizinischen Deutungsmacht, allen voran Rudolf Virchow, haben daran entscheidend mitgewirkt. Ihre gesellschaftliche Stellung, ihr Dominanzstreben, aber auch ihre Ethik haben auf gesellschaftliche Verhältnisse reagiert und auf diese eingewirkt.

---

1 Virchow, R., Der Staat und die Aerzte.II, in: MR, Nr. 38 vom 23.3.1849, S. 218.

2 Anonym, vermutlich Virchow, R., Schluss., in: MR, Nr. 52 vom 29.6.1849, S. 274.

3 Nipperdey, T., Deutsche Geschichte 1800-1866. Bürgerwelt und starker Staat, Zürich 1985, S. 484.

4 Nipperdey, T., Deutsche Geschichte 1866-1918, Bd. I: Arbeitswelt und Bürgergeist, München 1990, S. 602.

Virchows geduldige politische Kleinarbeit in vielen Kommissionen und Ausschüssen hat dazu beigetragen, dass Deutschland in der zweiten Hälfte des 19. Jahrhunderts auf medizinischem Gebiet in der Welt führend sein konnte.

Virchows Idee einer „säkularen Priesterschaft der Ärzte" muss kritisch hinterfragt werden. Das Selbstverständnis Virchows, personaler Träger der Aufklärung zu sein, die Idee, ausgehend von einer als exakt und zweifelsfrei gedachten Naturwissenschaft Unwissen zu beseitigen und die Gesellschaft neu und rein rational zu begründen, sollte Gemeingut des liberalen Bürgertums werden. Sie zeigte sich in vielfältigen Bestrebungen der Hygiene-Bewegungen des 19. und 20. Jahrhunderts. [1]

In der Zellularpathologie von Rudolf Virchow deuteten sich von Anfang an Analogien zwischen Zellorganisation und gesellschaftlichen Systemen an, sie hatten Einfluss auf die weitere Entwicklung der Beziehung zwischen Medizin und Gesellschaft im Verlauf des 19. Jahrhunderts und bis weit ins 20. Jahrhundert. Diese Körper-Staat-Analogien sollten im Zusammenhang mit Biologismen, die auch mit der Lehre Darwins seit der Jahrhundertmitte aufkamen, einen wichtigen Begründungsstrang biologischer und nationalsozialistischer Gedankengebilde und Vorstellungswerte in der Medizin liefern. Es wäre freilich absurd, diese fatalen Folgen eines Teilaspektes seiner Lehre Virchow selbst anlasten zu wollen.

Die Fortschritte in Physiologie und Zellforschung und Virchows Zellularpathologie hatten im zweiten Drittel des 19. Jahrhunderts die Kenntnis vom gesunden und kranken Körper auf eine ganz neue wissenschaftlich experimentelle Grundlage gestellt. Die damals einsetzende gewaltige Erweiterung des Wissens lief gleichsam exponentiell weiter und ermöglichte große Fortschritte in der Medizin.

Seit Ende des 19. Jahrhunderts konzentrierte sich die Medizin weitgehend auf ihre naturwissenschaftliche Grundlagenforschung. Die schien zunächst unpolitisch und diente darüber hinaus der Legitimation als Naturwissenschaft - völlig entgegengesetzt zu Salomon Neumanns und Rudolf Virchows Deklaration der Medizin als soziale Wissenschaft.

Als Robert Koch 1883 der Nachweis der Cholera-Vibrionen gelang, wurde der umgebungsbezogenen Medizin jede wissenschaftliche Bedeutung abgesprochen. Der Durchbruch der wissenschaftlichen Bakteriologie war endgültig gelungen, der alte Streit zwischen Lokalisten und Kontagionisten zugunsten der Letzteren entschieden.

---

1 Schott, Virchow, S. 101.

Eine soziale Sicht der Krankheit und entsprechende sozialpolitische Interventionen galten als überholt.

Max von Pettenkofer, der nach der Entdeckung Robert Kochs im Zusammenhang mit der großen Hamburger Choleraepidemie von 1892 eine Kultur von Cholera-Keimen trank, wollte mit diesem öffentlichkeitswirksamen Experiment nachweisen, dass der Keim allein nicht pathogen sei.[1] Er versuchte mit diesem heroischen Selbstversuch die kontagionistische Auffassung noch einmal aus den Angeln zu heben. Auch wenn Pettenkofer danach keine gravierenden Krankheitserscheinungen aufwies, so war sein Versuch doch gescheitert.

Der Medizinhistoriker Ackerknecht geht soweit, in dem Sieg des Kontagionismus den Niedergang des Liberalismus und den Aufstieg der Nation gleichzusetzen. Denn die führenden Kontagionisten waren nicht bürgerliche Liberale gewesen, sondern konservative Militärärzte.[2]

Ein Schüler von Robert Koch, Emil von Behring, bezieht in seinen gesammelten Abhandlungen zur ätiologischen Therapie von ansteckenden Krankheiten gegenüber Rudolf Virchows sozialer Medizin härteste Stellung. Von Behring zerfetzt den berühmten Bericht über die Thyphus-Epidemie in Oberschlesien. Er stellt das soziale Elend als ein außerhalb der Medizin anzusiedelndes Problem dar. So unterstellt er Virchow, dass er nicht in medizinischen und ärztlichen, sondern in rein sozialen und sozialpolitischen Kategorien dachte. Der neueste Stand der Wissenschaft basiere nun auf rein epidemiologisch genauem Studium.[3]

Der sozialen und umgebungsbezogenen Medizin suchte man jede wissenschaftliche Berechtigung abzusprechen. Dies geschah in einer Zeit, als die Industrialisierung in Deutschland rasant voranschritt und die schnell anwachsenden Städte und Industrieregionen von bislang unbekannten sozialen und gesundheitlichen Problemen überrollt wurden. Diejenigen praktischen Ärzte, die sich dem sozialen Elend nicht entziehen konnten, sahen in der krankheitsbezogenen Epidemiologie und individuellen Therapie keine reine Lehre, sondern entwickelten von sich aus Lösungen, um die Volksgesundheit zu heben. Das ging von Milchküchen über Walderholungstätten bis hin zu Rettungsdiensten.

Einige Mediziner, beispielsweise Alfred Grotjahn (1869-1931), Alfons Fischer (1873-1936) und Adolf Gottstein (1857-1941), hielten an der Bedeutung sozio-ökonomischer und kultureller Faktoren für die menschli-

---

1 Labisch, A., Homo Hygienicus, S. 133.

2 Ackerknecht, E. H., Anticontagionisme between 1821 und 1867, in: Bulletin of the History of Medicine 22, 1848, S. 562-593.

3 Behring, E. von, Gesammelte Abhandlungen zur ätiologischen Therapie von ansteckenden Krankheiten, Leipzig, 1893, S. XIX.

che Gesundheit fest. Sie etablierten die Sozialhygiene als eigenständige Disziplin. Dieses Fach wandte sich verstärkt den chronischen Leiden sowie besonders betroffenen Risikogruppen zu und öffnete sich den Wirtschafts- und Sozialwissenschaften wie auch der Sozialpolitik. Wichtiger Einfluss auf diese sich konstituierende Disziplin hatte der Sozialdarwinismus und die Bevölkerungspolitik industriealisierter Staaten mit ihrer Sorge um die Degeneration ihrer Einwohnerschaft.

Die Geschichte des öffentlichen Gesundheitswesen zeigt, dass die Administration seit ihrer Entstehung zwischen Reglementierung und Reformierung Leitlinien zu entwickeln suchte, die an den Alltag, an die Gesundheitserfahrungen der Bevölkerung angelehnt war. Und dies, obwohl Gesundheit und Krankheit individuelle Erfahrungen beschreiben. Die Strukturen des Gesundheitswesens resultieren einerseits aus der Praxis und andererseits aus den sich wandelnden Begriffen dessen, was Gesundheit sei und nach welchen Kriterien sich Gesundheitspolitik zu richten habe.[1]

Städtebau wie auch Formentwicklung der modernen Architektur wurden entscheidend von den Hygienevorstellungen des 19. Jahrhunderts mitbestimmt, doch war es insbesondere bei Virchow nicht nur „ein Stück bürgerliche Gesinnung, vermeidbare Schäden in der Volkswirtschaft zu erkennen und rechtzeitig zu beheben"[2], sondern auch ganz eindeutig „Menschenliebe", die zu seinem herausragenden Einsatz z. B. bei der Stadtsanierung Berlins eine große Rolle spielten.

Wozu eine Medizin im Namen der Gesundheit in gesellschaftlicher Verantwortung ohne Ethik fähig ist, zeigt die Geschichte der Medizin im Nationalsozialismus. Als „wissenschaftliche" Disziplin waren Rassenhygiene und Eugenik bereits lange vor 1933 innerhalb und außerhalb der Universitäten institutionalisiert. Es waren meist jüdische, sozialistische und kommunistische Ärzte, die in ihren Praxen, den Beratungsstellen und Kassenambulatorien gerade den Schwachen und Schwächsten der Gesellschaft ihre Hilfe widmeten.[3] Der Zerfall des Ethos deutscher „arischer" Ärzte hingegen nahm dramatische Züge an. „Allzuviele wurden,

---

1 Münch, Gesundheitswesen, S. 249.

2 Die Sichtweise von Berndt, dass es eben „nicht unbedingt Menschenliebe" bei führenden Hygienikern u.a. bei Virchow war, kann für Virchow hier nicht geteilt werden, s. Berndt, H., Hygienebewegung des 19. Jahrhunderts als vergessenes Thema von Stadt- und Architektursoziologie, in: Die Alte Stadt 14, 1987, S. 140-163, hier S. 142.

3 Eckart, W. E., Geschichte der Medizin, 5. korr. Aufl., Heidelberg, 2005, S. 264.

als gewissenlose Opfer einer aus dem 19. Jahrhundert überkommenen, nach 1933 pervertierten Wissenschaftsideologie, zu Mördern."[1]

Ackerknecht veröffentlichte 1932 seine Abhandlung zu Virchows Bemühungen, die Medizin einer Reform zu unterziehen, die sozialpolitisch ausgerichtet ist: „Beiträge zur Geschichte der Medizinalreform von 1848". War doch sein Ziel ein neues öffentliches Gesundheitswesen, das nun auch für die junge Ärztegeneration, die den linkspolitischen Parteien nahestanden, wieder verbindlich wurde.[2]

Virchow verfocht leidenschaftlich über Jahrzehnte politisch wie publizistisch die Idee, eine ärztliche Standesorganisation zu schaffen. Damit war er Vordenker der heutigen Ärztekammer und hat Richtungsweisendes für seinen Berufsstand mit eingeleitet.

Der Professionalisierungsprozess der deutschen Ärzte, der zu Beginn des 19. Jahrhunderts einsetzte, brachte dieser Gruppe ein Monopol auf dem Markt für medizinische Dienstleistungen, eine durch wissenschaftliche Spezialausbildung abgesicherte Expertenstellung, hohen Sozialstatus und weitgehende berufliche Autonomie, das heißt Freiheit von Kontrolle durch berufsfremde Instanzen.[3]

Virchows Bestreben, dass medizinisch-wissenschaftliche Autorität damit einhergeht, dass der Patient unrepräsentiert bleibt, sollte sich durchsetzten. Es trug erheblich dazu bei, dass der Patient im schulmedizinischen Setting von den Entscheidungen der akademischen Ärzte weitgehend ausgeschlossen wurde, auf welche Weise und mit welchen Mitteln seine Gesundheit wiederhergestellt werden soll.

Der Kranke entscheidet heute höchstens, ob er einen Arzt aufsucht. Alles weitere läuft häufig ohne ihn ab, hinzu wird ihm ein fremdes und mitunter auch beängstigendes Technik- und Zeitregime aufgezwungen.

Der heutige Patient unterliegt der Deutungsmacht der modernen Medizin und ihrer Standesvertreter. Diese „Veränderung des Arzt-Patienten-Verhältnisses muß als professionspolitisch gezielte Veränderung der Machtfrage angesehen werden, es ist keine zufällige Randerscheinung der Wissenschaftsentwicklung."[4] Auch ein Eingeborener unterliegt der Deutungsmacht seines Schamanen; Medizin und Macht waren und sind seit alters her miteinander verwoben.

---

1 Berdolt, K., Das Gewissen der Medizin. Ärztliche Moral von der Antike bis heute, München 2004, S. 282.

2 Lüthi, Paul, Medizin in unserer Gesellschaft. Voraussetzungen, Änderungen, Ziele, Weinheim 1986, S. 112.

3 Huerkamp, Aufstieg der Ärzte, S. 303.

4 Göckenjan, Kurieren, S. 194.

Ärzte wirkten und wirken mit daran, spezifische Rollen zu prägen, das entsprechende rollengerechte Verhalten zu kontrollieren sowie gesellschaftliche Randgruppen zu definieren und zu überwachen.

Der Patient stellt in einer besonders hilfsbedürftigen Situation sein Hilfsbegehren an den Arzt. Durch den Patienten und die besondere Situation der Begegnung von Arzt und Patient hat die Medizin einen Gegenstandsbereich, der sich von anderen Wissenschaften unterscheidet.

Auch wenn Rudolf Virchow an dieser Asymmetrie des Arzt-Patientenverhältnisses Anteil hat, so stand doch im Zentrum all seiner Überlegungen immer das Humane als Richtschnur. Ob es seine politische, wissenschaftliche, seine ärztliche oder kulturtheoretische Haltung betraf, das Humane und Soziale bildeten stets das Zentrum seiner Einstellung und seines Wertekatalogs. Das Humane stand für ihn in engstem Zusammenhang mit der Bildung des Menschen: „Bildung mit ihren Töchtern Freiheit und Wohlstand“ wurde zur Nahtstelle, zum Ausdruck und Katalysator einer Verwirklichung des Humanen in der Gesellschaft.[1] Das Prinzip des Humanen durchzog sein ganzes Denken und er schrieb gerade der Medizin, die er als soziale Wissenschaft definierte, in der Umsetzung humaner Belange in Politik und Gesellschaft eine Vorbildfunktion zu.

Was ist von dem Erbe Virchows übrig geblieben?

Die öffentliche Meinung übte in den letzten Jahrzehnten gegenüber der Medizin fundamentale Kritik. Bereits in den 1970er Jahren wurde die Medizin auf einmal als subtiles Instrument gesellschaftlicher Macht wahrgenommen, dies zunächst in der Psychiatrie, später auch in der somatischen Medizin. Ivan Illich konstatierte die moderne Medizin als „Nemesis“, als strafende Gerechtigkeit „kontraproduktiver“ Lebensformen.[2]

Mit ihrer speziellen Organisationsstruktur und ihren Lobbyisten in Politik und Gesellschaft behaupten die akademischen Ärzte auch heute noch ihre Dominanzposition gegenüber den anderen Gruppen von Berufen, die mit der Gesundheitsversorgung befasst sind.

Virchows Pathologiekonzept wurde grundlegend für die pathologische Forschung bis in unsere Tage. Auch wenn es zur Weiterentwicklung und kaum nachvollziehbaren Dimensionen der Differenzierungen kam, wie

---

1 Andree, C., Rudolf Virchow, S.8.

2 Illich, I., Die Enteignung der Gesundheit."Medical Nemesis", Reinbek 1975; ders., Die Nemesis der Medizin. Von den Grenzen des Gesundheitswesens, Reinbek 1977.

zum Beispiel bei der Molekularbiologie, so kommt dem Fundament seiner Auffassungen in der Medizin bis heute uneingeschränkte Aussagekraft zu. Sein Pathologie-Dogma und seine mechanistische Denkausrichtung wirken bleiern nach. Erst Ende der 90er Jahre (1997), erkannte die Schulmedizin die Fähigkeit des Körpers zur Spontanheilung, insbesondere bei Krebs wissenschaftlich an, ohne die Ursachen dieses Phänomens bisher erklären zu können.[1]

Ein anderer Blick auf den Menschen, der vielleicht im Begriff ist, den notwendigen Paradigmenwechsel zu initiieren, kam nicht von einem akademischen Arzt, sondern von einem jüdischen Medizinsoziologen: Aaron Antonovsky. Antonovsky stellte sich nicht der Frage, was Menschen krank macht (Pathogenese), sondern er nahm einen Perspektivwechsel vor mit der Fragestellung: Warum bleiben Menschen trotz vieler gesundheitlicher Belastungen gesund? Sein Konzept der Salutogenese, der Gesundheitserzeugung, ist ein dynamisches Modell, und sucht die Stimulation der Selbstregulationskräfte des Menschen hin zur Entwicklung seines Gesundheitspotentials zu verstehen.[2]

Aaron Antonovsky wurde zum konsequenten Kritiker einer ausschließlich an Krankheit orientierten Medizin, deren Erkenntnisgewinn über Pathologien und deren Ursachen und die anschließende Beseitigung der krankhaften Erscheinungen oberstes Ziel war und ist. Kein Wunder, dass sie sich mit dem Begriff der Gesundheitserzeugung nicht auseinandersetzen kann, ja diesen noch nicht einmal wirklich kennt. Sein Modell fand 1986 seinen Niederschlag in der Ottawa Charta der WHO, im Programm zur Gesundheitsförderung. Bei der inhaltlichen Bestimmung von Gesundheitsförderung wird die Bedeutung sozialer und individueller Ressourcen für die Gesundheit betont. Es findet nur langsam Eingang in die akademische Schulmedizin, so zum Beispiel in der Krebstherapie.[3]

Dies kann man wahrhaftig nicht Virchow anlasten. Nachdem er nach der gescheiterten Revolution 1849 seine Stelle in der Charité verloren hatte, erkannte er in einer Abschiedsschrift in Berlin : „Zu allen Zeiten sind der Entwicklung der Medicin hauptsächlich zwei Hindernisse entgegenge-

1 Schwarz, R., Spontanremission bei Krebskranken. Die gesundheitspsychologische Perspektive von Krankheitsbewältigung, in: J. Schumacher u.a. (Hrsg.), Mensch unter Belastung. Erkenntnisfortschritte und Anwendungsperspektiven der Stressforschung, Frankfurt a. M. 2002, S. 184.

2 Antonovsky, A., Health, stress and coping: New perspectives on mental and physical wellbeing, San Francisco 1979; ders., Salutogenese. Zur Entmystifizierung der Gesundheit, Tübingen 1997.

3 Weis, J., Das Konzept der Salutogenese in der Psychoonkologie, in: Bartsch, H.J./Bengel, J. (Hrsg.), Salutogenese in der Onkologie, Basel 1997, S. 106-116.

treten: die Autoritäten und die Systeme... In der Medicin ist die Autorität leider fast immer absolut gewesen."[1]

Medizin im Sinne Virchows ist eine undogmatische, ja mehr noch eine antidogmatische Wissenschaft. Er sprach, wie eine Reihe anderer auch, von den „republikanischen" Konsequenzen der Wissenschaft. Er erklärte die Wissenschaftsmoral, das Denken ohne Autorität und das Ergebnis seiner eigenen Wissenschaft, die Struktur des Organismus als eines Systems gleichberechtigter Zellen, all dies zum Modell für Politik und Gesellschaft. Er erkannte, dass die Medizin für den Menschen da ist, dass sie in ihrem Wesen zutiefst sozial ist. Sie bedarf der Akzeptanz durch die Patienten.

Der naturwissenschaftliche und technische Fortschritt und die die Medizin steuernden Institutionen und Lobbyisten lassen dies allzu oft, gerade in unserer Zeit zunehmend vergessen. Denn es geht nicht nur um Weltanschauung und Lehrmeinungen, es geht um sehr viel Geld. Unser Gesundheitssystem ist aus den Fugen geraten.

Für Virchow heute wären die Umstände, dass weit über eine Million Menschen in der Bundesrepublik wohnsitzlos sind, ein Drittel der Kinder unter 18 Jahren mit Sozialhilfe aufwachsen, die sozialen Sicherungen aufgelöst werden, das Bildungssystem sich in einem desolaten Zustand befindet, die Zunahme von hyperaktiven Kindern in den letzen Jahren rasant angestiegen ist, psychosomatische Erkrankungen mit enormen Mengen von Medikamenten behandelt werden, Frauen aufgrund ihres anderen Körpersystems immer noch nach einer am männlichen Körper orientierten Medizin falsch behandelt werden, wichtige Themen für die Medizin. Dies sind nur einige Aspekte, die Liste lässt sich beliebig weiter fortsetzen.

In seiner Orientierung auf die Medizin als soziale Wissenschaft, in seiner Orientierung auf den Menschen auch in seiner gesellschaftlichen Situation, ist Virchows „medicinische Reform" heute unvermindert aktuell und wird es wohl auch zukünftig sein.

Virchows wissenschaftliche Kritik am damaligen Stand der Medizin der 1840er Jahre verband sich mit der politisch-gesellschaftlichen Kritik am Stand der Gesellschaft zu einer umfassenden Vision von „Medizin als Gesellschaftspolitik" und vom Arzt als „Überwissenschaftler" und als „Hohepriester" der in ganz entscheidendem Maße zur „Gesundung" einer als „krank" diagnostizierenden Gesellschaft beitragen könne und müsse. Seine universelle Vision enthielt stark utopische Elemente, so etwa in der Vorstellung von der Überwindung der Medizin als Spezial-

1 Virchow, Einheitsbestrebungen, S. 30f.

wissenschaft in der letztendlich durchgängig gebildeten und hygienisierten Gesellschaft der Freien und Gleichen.

Auch wenn wir heute keine „Hohepriester" brauchen, die uns den Weg in eine vollhygienische Gesellschaft weisen, so brauchen wir doch eine Ärzteschaft, die eine stärker integrierte Perspektive auf gesundheitliche und soziale Problemlagen begreift und umsetzt. Wir brauchen mehr Ärzte, die wenigstens ansatzweise Medizin in einem an Virchow angelehnten Sinn verstehen.[1]

Als Pathologe betonte Virchow die Wichtigkeit von Anschauung und Sehenlernen anhand der Präparate für die Ausbildung der Studierenden. Im genauen Sehenlernen sah er die Grundlage alles pathologisch-anatomischen Wissens. Virchows großes Anliegen war es, seinen Studenten das richtige Sehen beizubringen, dies betonte er noch stärker als die Belehrung des „grossen Publicums". Er beklagte, dass seine Studenten das „wahre Sehen", die sinnliche Wahrnehmung und Einschätzung von Größenverhältnissen, Gestalt und Farbe nicht beherrschten.[2] Nachdrücklich bedauerte er die vernachlässigte Schulung des Gesichtssinns, des genauen Hinsehens, vor allem an höheren Schulen.

In Oberschlesien hatte Virchow mit seinen eigens in der Pathologie ausgebildeten Augen die Realität beschrieben, die er sah, und wo der Staat und seine Verantwortlichen die Augen vor verschlossen. Wie sehr würde Virchow es heute bedauern, dass die Entscheidungsträger innerhalb der Medizin nicht mehr den Menschen und das Humane sehen, sondern häufig nur noch die Bezahlbarkeit. Die Medizin trägt Verantwortung für die Gesellschaft in der sie agiert. Und dies nicht nur in der Zeit des Nationalsozialismus vor etwas mehr als 60 Jahren, sondern auch heute, wo sie die Macht und Verantwortung an eine Lobby abgegeben hat, die für eine mächtige Industrie die Vorteile sichert. Dies auf Kosten des Gemeinwohls, welches dies schon lange nicht mehr tragen kann und sich in eine Zwei-Klassenmedizin zu entwickeln droht.

So formulierte Virchow im Revolutionsjahr 1848: „Leben um Leben wollen wir abwägen und zusehen, wo die Leichen dichter liegen, bei den Arbeitern oder bei den Privilegierten. Wir feilschen nicht um die Staatsform, wir kämpfen um die Staatseinrichtungen."[3]

Wer wären heute Virchows Freunde, wer wären heute Virchows Feinde?

---

1 Schott, Virchow, S. 104f.

2 Virchow R., Über den Unterricht in der pathologischen Anatomie, in: Klinisches Jahrbuch 2, 1890, S. 80.

3 Virchow R., Der Armenarzt, in: MR, S. 182.

Die neuen Informationstechnologien gut genutzt von aufgeklärten Patienten mit dadurch gesteigertem Selbstbewusstsein, insbesondere der Zugriff auf das Internet mit seinen sehr schnell abrufbaren Informationen stellt die Position der „Halbgötter in Weiß" in Frage. Zunehmende Eigenverantwortung und Selbstmedikation sind im Zuge der längst überfälligen Gesundheitsreform von Patientenseite aus zu beobachten. Der Medizinhistoriker Ackerknecht vermutete bereits 1932, dass wir vor einer viel gewaltigeren Medizinalreform stehen, die die Medizin als Kategorie im alten Sinn aufheben wird und die Schwerpunkte völlig verlagern wird.[1] Das Neue, das damit geschaffen wird, sieht er bereits bei Virchow vorausgeahnt, als dieser über die „Priesterschaft" der Ärzte 1849 schrieb: „Aber mit der Verallgemeinerung der Bildung muss die Priesterschaft sich wiederum in das Laienregiment auflösen und die Medizin aufhören eine besondere Wissenschaft zu sein."[2]

Die Mängel und Defizite des medizinischen Versorgungssystem sind hinlänglich bekannt und kritisiert worden: Überbetonung der naturwissenschaftlichen-technischen Medizin, Vernachlässigung des Präventionsprinzip, Konzentration auf Krankheit statt auf Kranksein, Nicht-Wissen über das, was Menschen gesund erhält, unzulängliche Nachsorge, Kommunikationshindernisse in der medizinischen Praxis und nicht zuletzt die starke Asymmetrie der Arzt-Patienten-Beziehung. „Abhilfe ist kaum vom System selbst zu erwarten, sie kommt in diesem Fall von außen, nämlich von organisierten Patienten und Betroffenen. Die verschiedensten Selbsthilfegruppen übernehmen nicht nur neue, mit dem veränderten Krankheitsspektrum entstandene Aufgaben, sondern auch einige der in den traditionellen Gesellschaften vom Laiensystem erbrachten Leistungen."[3] Das „Laienregiment", um es mit Virchows Worten auszudrücken, übernimmt bereits wichtige Funktionen. Die Leistungen, die in den Selbsthilfegruppen praktiziert werden, sind, neben der Anwendung von erprobten und bewährtem Laienwissen (Hausmittel), Informations- und Heilmittelaustausch, Vermittlung und Überweisung von Kranken an kompetente Professionelle, Kontrolle der Heiler sowie Versorgung und Pflege des Patienten.[4]

---

1 Ackerknecht, Beiträge, S. 164.

2 Virchow, R., Der Staat und die Aerzte, in: MR , Nr. 38 vom 23.3.1849, S. 218; vgl. auch Virchow, Einheitsbestrebungen, S. 56.

3 Jütte, R., Ärzte, Heiler und Patienten, S. 229.

4 Kickbusch, I./Trojan, A., (Hrsg.), Gemeinsam sind wir stärker. Selbsthilfegruppen und Gesundheit, Selbstdarstellungen, Analysen, Forschungsergebnisse, Frankfurt a. Main, 1981, Vgl. auch: Badura, B./Ferber, Ch. von, (Hrsg.), Selbsthilfe und Selbstorganisation im Gesundheitswesen, München-Wien 1981.

Die Aufforderung, Gesundheit in die eigenen Hände zu nehmen, wurde beispielsweise von der Frauenbewegung konsequent genutzt und blieb nicht nur auf Selbsterfahrung und Therapiegruppen begrenzt. Sie wurde von politischen Aktionen gegen die Ärzteschaft und das Versorgungssystem begleitet; im Zentrum standen besonders die Gynäkologie und die Geburtshilfe, denn diese standen den reproduktiven Rechten von Frauen wenig aufgeschlossen gegenüber.[1]

Das „System Medizin" befindet sich auch heute wieder im Wandel. Unser Gesundheitssystem ist auf vielen Ebenen reformbedürftig. Ärzte, Heiler und Patienten sind aufgefordert ihre Rollen neu zu bestimmen.

Persönlichkeiten, die die soziale Seite der Medizin verkörpern und umsetzen, die wissenschaftlicher und gesellschaftlicher Verantwortung gerecht werden, wären wünschenswert. Der Verein Demokratischer Ärztinnen und Ärzte, gegründet 1987, versucht mit seinem Engagement für eine soziale Gesundheitspolitik einzutreten. Er zieht zu Felde gegen Sozialabbau und ständische Privilegienvertretung und fordert eine Stärkung der Patientenrechte. In Ablehnung einer kommerzialisierten Medizin, die in Abhängigkeit zur Pharmaindustrie steht, erhebt diese Organisation den Anspruch die soziale Dimension des ärztlichen Berufs (wieder) zu beleben.[2]

Als leidenschaftlicher Positivist suchte Virchow zeitlebens pragmatische Lösungen, um die soziale Medizin umzusetzen. Durch sein unangepasstes Verhalten geriet er dabei häufig in Konflikt mit Autoritäten und eng denkenden Zeitgenossen.

Viele haben versucht, Rudolf Virchow für sich zu vereinnahmen. So auch das politische System der ehemaligen DDR. Dabei übersah es jedoch, welchen politischen Sprengstoff gerade Virchows kritische Gedanken, der um Freiheit und bessere Lebensumstände ringende Mensch, hatte. So war es vielleicht kein Zufall, dass es gerade seine Zitate aus den „Mittheilungen über die in Oberschlesien herrschende Typhusepidemie" waren, die den jungen Virchow zum selbstständigen Sozialpolitiker und Barrikadenkämpfer der 1848er Revolution werden ließen und bei den Oktober- und Novemberdemonstrationen 1989 in der damaligen DDR auf Transparenten zu lesen waren, die mit zum Mauerfall führten:

„Es ist ein Fluch des Menschengeschlechtes, daß es durch Gewöhnung auch das Schrecklichste zu ertragen gelernt hat."

---

1 Kuhlmann, E./Kolip, P., Gender und Public Health. Grundlegende Orientierung für Forschung, Praxis und Politik, Weinheim, München, 2005, S. 33.

2 Beck, W., Nicht standesgemäß. Beiträge zur demokratischen Medizin, Frankfurt am Main, 2003, S. 10.

Hier wurde ein Beweis erbracht für die Wirkungsmächtigkeit und Aktualität der Virchowschen Gedanken.[1]

Virchow und seine engagierten Kollegen, allen voraus Salomon Neumann, setzten den richtigen Akzent, das Wechselverhältnis von Krankheit und Armut im gesellschaftlichen Kontext zu sehen. Sie wussten Zeit ihres Lebens, dass gerade die Medizin nicht in einem eigenen autonomen Raum agiert, indem sie selbstherrlich wirken kann. Sie hat soziale Aufgaben und ist ihrem ganzen Wesen nach sozial vielfältig determiniert. Für wissenschaftliche Kompetenz und Wahrnehmung gesellschaftlicher und sozialer Verantwortung stand das Lebenswerk von Rudolf Virchow und seinen Freunden.

Anlässlich seines 80. Geburtstages im Jahre 1902, wenige Monate vor seinem Tod, erfuhr Virchow Ehrungen auf hoher politischer Bühne. Er, der die Nachfolge von Alexander von Humboldt angetreten hatte, sprach als unangefochtener „Papst der deutschen Wissenschaft" und darüber hinaus. Aus allen Erdteilen der Welt empfing er Geburtstagswünsche und Ehrungen. In Berlin erschienen ihm zu Ehren Gelehrte aus allen Ländern der Welt sowie Minister und Staatsmänner. In seiner Dankesnote spiegelt sich nicht nur Nostalgie an vergangene erfolgreiche Tage wider. Sondern darin zeigt sich vor allem sein Ethos verbunden mit seinem ungeheuren wissenschaftlichen Kenntnishorizont, seinem umfassenden politischen Engagement unter der Zielsetzung sozialen Fortschritts, seiner Ehrlichkeit, Beharrlichkeit, Konsequenz und emotionalen Intelligenz. Seine ureigensten Überzeugungen, die sein langes und arbeitsintensives Leben so reich gemacht haben, dürfen wir ihm ganz genau so glauben, wie er es gesagt hat:

> „...vertraut dem Volke, und arbeitet für dasselbe, dann wird euch der Lohn nicht fehlen, wenngleich der Abbruch zahlreicher Einrichtungen, das Verschwinden vieler Menschen, die völlige Umgestaltung des öffentlichen Lebens den Gedanken unserer Vergänglichkeit ganz nahe bringt. Das ist mein Glaubensbekenntnis, und mit diesem hoffe ich, so lange ich lebe, auskommen zu können." [2]

Am 5. September 1902 endete sein langes und reiches Leben nach einem Unfall, von dem er sich nicht mehr erholte, letztendlich mit einem sanften (Herz-)Tod. Nicht nur Deutschland trauerte, sondern die ganze Welt. Delegationen aus allen Erdteilen der Welt erwiesen ihm die letzte Ehre.

---

1 Andree, C., Rudolf Virchow, München 2002, S. 29.

2 Virchow, R., Zur Erinnerung. Blätter des Dankes an meine Freunde, in: Virchow, R., Archiv, Bd.. 167, 1902, S. 15.

Seine ungeheure Schaffenskraft in Medizin, Politik, Anthropologie, Ethnologie und Archäologie fand weltweit höchste Anerkennung. Doch was häufig übersehen wird, ist sein großer, unbestechlicher und ehrlicher Sinn für soziale Gerechtigkeit, seine Fähigkeit, sich zu empören über Unrecht, das er sah. Er musste in seinem Leben viel himmelschreiendes Unrecht mit ansehen. Für diese Tugend besitzen die Deutschen kein eigenes Wort. Die deutsche Sprache muss sich eines Kunstwortes bedienen:

" Rudolf Virchow besaß Zivilcourage."[1]

Sich an diesen Streiter für die Demokratie zu erinnern, der gerade jetzt, in dieser zeithistorischen Situation, als Experte für Umstrukturierung und Neuordnung dringend gebraucht würde, ist immer noch lohnenswert. Wir alle wissen, dass es Vorteile hat, wenn wir uns Vorausgegangenes zunutze machen, wenn wir auf dem Genius und der Arbeit anderer, die ihr Äußerstes getan haben, aufbauen. Wenn wir also klug sind, dann folgen wir Virchows Fußspuren. Virchow hatte in seiner Person wissenschaftliche Kompetenz und soziale Verantwortung vereinigt, um die schwierigen Probleme seiner Epoche zu lösen. Sein nachwirkender Impuls könnte darin bestehen, das Leben so zu gestalten, als käme es wirklich auf jeden einzelnen von uns an.

---

1 Vasold, M., Rudolf Virchow. Der große Arzt und Politiker, Frankfurt a. Main, 1990, S. 383.

Anhang

Abkürzungen

Archiv	Archiv für pathologische Anatomie und Physiologie und für klinische Medizin
Afs	Archiv für Sozialgeschichte
GG	Geschichte und Gesellschaft
HZ	Historische Zeitschrift
MG	Medizin und Gesellschaft
MR	Die medicinische Reform
Sud A	Sudhoffs Archiv für Geschichte der Medizin und der Naturwissenschaften

Quellen

Behring, E. von, Gesammelte Abhandlungen zur ätiologischen Therapie von ansteckenden Krankheiten, Leipzig 1893

Berger, H., Geschichte des ärztlichen Vereinswesens, Frankfurt a. Main 1896

Froriep, R., Bemerkungen über den Einfluß der Schulen auf die Gesundheit, Berlin 1836

Leubuscher, R., Zur Reform der Sanitätspolizei, in: MR, Nr. 3 vom 21.7.1848, S. 11-12; Nr. 8 vom 25.8.1848, S. 47-49

Derselbe, Ueber die Aufhebung der Gesetze gegen Medicinalpfuscherei, in: MR, Nr. 9 vom 1.9.1848, S. 56-57; Nr. 13 vom 29. 87-88

Derselbe, Die Stellung der Psychiatrie zur Medicin, in: MR, Nr. 14 vom 6.10.1848, S. 95-97

Derselbe, Die Innenverhältnisse Berlin`s, in: MR, Nr. 17 vom 27.10.1848, S. 119-120; Nr. 18 vom 3.11.1848, S. 127-129; Nr. 20 vom 17.11.1848, S. 141-143

Derselbe, Der Armenarzt, in: MR, Nr. 24 vom 15.12.1848, S. 161-162

Derselbe, Die Associationen der Aerzte, in: MR, Nr. 28 vom 12.1.1849, S. 178-179

Derselbe, Ärztlicher Bericht über das Arbeitshaus im Jahre 1851, nebst Bemerkungen über die Einrichtungen desselben, in: Deutsche Klinik 4 (1852), S. 87-91 (Auszüge auch in: Sachße, C., Tennstedt, F., Geschichte der Armenfürsorge in Deutschland. Vom Spätmittelalter bis zum Ersten Weltkrieg, Stuttgart u.a. 1980, S. 316-318)

Derselbe, Zweiter aerztlicher Bericht über das Arbeitshaus im Jahre 1852, in: Deutsche Klinik (1853), S. 68-70 und S. 78-81

Neumann, S., Die öffentliche Gesundheitspflege und das Eigenthum. Kritisches und Positives mit Bezug auf die preußische Medizinalverfassungsfrage, Berlin 1847

Derselbe, Die Thronrede des Medicinal-Departements im Cultusministerium, in: MR, Nr. 2 vom 14.7.1848, S. 5-7

Derselbe, Vorläufige Mittheilungen über den Gesundheitspflegeverein der Berliner Bezirkscomitées der deutschen Arbeiterverbrüderung, in: MR, Nr. 45 vom 11.5.1849, S. 245-246

Derselbe, Commissionsbericht betreffend die Dispositionen für die legislativen Berathungen in der Generalversammlung der Aerzte, in: MR, Extrablatt zu Nr. 2 vom 19.7.1848, S. 1-2

Derselbe, Zur medizinischen Statistik des preußischen Staates. (Nach den Akten des statistischen Bureaus für das Jahr 1846), Berlin 1849

Derselbe, Bericht über den Gesundheitspflegeverein des Berliner Bezirks der deutschen Arbeiterverbrüderung, in: Allgemeine medizinische Zentral-Zeitung 18 (1849), Spalte 705-708; 19 (1850), Spalte 145-150 und 373-378 (Erster bis dritter Bericht); Deutsche Klinik. Zeitung für Beobachtungen aus deutschen Kliniken und Krankheiten 2 (1850), S. 436-437, S. 565-567 (Vierter und fünfter Bericht)

Derselbe, Der Gesundheitspflegeverein der Arbeiterverbrüderung zu Berlin, in: Mitteilungen des Lokalvereins zum Wohl der arbeitenden Klassen. Eine Wochenschrift 1 (1850), 3. Lieferung, S. 110-123 und 4. Lieferung, S. 145-163

Derselbe, Zur medizinischen Statistik des preußischen Staats (Nach den Akten des statistischen Bureaus für das Jahr 1846), in: Archiv 3 (1851), S. 13-141

Derselbe, (Erster bis neunter) Bericht über den Berliner Gesundheitspflegeverein, in: Deutsche Klinik 3 (1851), S. 215-217, S. 344-347, S. 511-513; 4 (1852), S. 56-59, S. 253-255, S. 476-479; 5 (1853), S. 33-36, S. 92-95, S. 217-220

Derselbe, Die Berliner Syphilisfrage. Ein Beitrag zur öffentlichen Gesundheitspflege Berlins. Herausgegeben in Vertretung des ärztlichen Comitées des Berliner Gesundheitspflegevereins, Berlin 1852

Derselbe, Der Arzneiverbrauch in der städtischen Armenkrankenpflege Berlins. Eine Denkschrift, Berlin 1955

Derselbe, Zur Berliner Armen-Krankenpflege, Berlin 1856

Derselbe, Zur Berliner Armenkrankenpflege, 2. Beitrag zur Frage vom Arzneiverbrauch, in: Monatsblatt für medicinische Statistik und öffentliche Gesundheitspflege, Nr. 7 (Beilage zur: Deutschen Klinik) 1857

Ploucquet, W. G., Der Arzt oder über die Ausbildung, die Studien, Pflichten, Sitten und die Klugheit des Arztes, Tübingen, 1797

Reiche, K.F.W., Über den ärztlichen Stand und die notwendige Reform der ärztlichen Verhältnisse, Magdeburg 1848

Trüstedt, F. L., Historisch-kritische Beiträge zur Beleuchtung der Frage über die Reform der Medizinalverfassung Preußens, Berlin 1846

Schleich, C. L., Besonnte Vergangenheit. Lebenserinnerungen 1859-1919, Berlin 1920

Stooss, C., Chirurgische Operation und ärztliche Behandlung. Eine strafrechtliche Studie, Berlin 1898

Virchow, R., Briefe an seine Eltern. 1839-1864, hrsg. v. Rable, M., Leipzig 1906

Derselbe, Sämtliche Werke, Bd.59, Abteilung IV, Der Briefwechsel mit den Eltern 1839-1864, hrsg. v. Andree, Ch., Berlin-Wien 2001

Derselbe, Medizin und Naturwissenschaft. Zwei Reden 1845. Mit einer Einführung von Werner Scheler, Berlin 1986

Derselbe, Über die Standpunkte in der wissenschaftlichen Medizin, Archiv 1 (1847), S. 3-19

Derselbe, Die naturwissenschaftliche Methode und die Standpunkte in der Therapie, in: Archiv 2 (1849), S. 3-27

Derselbe, Mittheilungen über die in Oberschlesien herrschende Typhus-Epidemie, in: Virchow, Rudolf, Sämtliche Werke, hrsg. von Christian Andree: Band 4, Abteilung I: Texte zur wissenschaftlichen Medizin aus den Jahren 1846 - 1850, Bern u. a. 1992, S. 357-482

Derselbe, Die Not im Spessart (1852) - Mitteilungen über die in Oberschlesien herrschende Typhus-Epidemie (1848), Neudruck Darmstadt 1968

Derselbe, Was die „medicinische Reform" will, in: MR, Nr. 1 vom 10.7.1848, S. 1-2

Derselbe, Das Medicinal-Ministerium, in: MR, Nr. 3 vom 21.7.1848, S. 9-11; Nr. 4 vom 28.7.1848, S. 13-16

Derselbe, Die öffentliche Gesundheitspflege, in: MR, Nr. 5 vom 4.8.1848, S. 21-22; Nr. 7 vom 18.8.1848, S. 37-40; Nr. 8 vom 25.8.1848, S. 45-47; Nr. 9 vom 1.9.1848, S. 53-57

Derselbe, Die militärärztlichen Bildungsanstalten, in: MR, Nr. 9 vom 1.9.1848, S. 57

Derselbe, Der medicinische Unterricht, in: MR, Nr. 11 vom 15.9.1848, S. 69-72; Nr. 12 vom 22.9.1848, S. 77-79

Derselbe, Der medicinische Universitätsunterricht, in: MR, Nr. 13 vom 29.9.1848, S. 85-87

Derselbe, Radicalismus und Transaktion, in: MR, Nr. 14 vom 6.10.1848, S. 93-95

Derselbe, Das Militär-Medicinalwesen, in: MR, Nr. 10 vom 8.9.1848, S. 61-63

Derselbe, Der Concurs, in: MR, Nr. 15 vom 13.10.1848, S. 101-103; Nr. 16 vom 20.12.1848, S. 109-113

Derselbe, Der medicinische Congress, in: MR, Nr. 17 vom 27.10.1848, S. 117-119

Derselbe, Der Armenarzt, in: MR, Nr. 18 vom 3.11.1848, S. 125-127

Derselbe, Der Bericht der Regierungs-Commission über die Reform des Militär-Medicinalwesens, in: MR, Nr. 25 vom 22.12.1848, S. 165-166; Nr. 26 vom 29.12.1848, S. 169-171; Nr. 28 vom 12.1.1849, S. 177-179

Derselbe, Die Lage der Medicinal-Reform, in: MR, Nr. 27 vom 5.1.1849, S. 173-174

Derselbe, Die medicinische Gesetzgebung, in: MR, Nr. 29 vom 19.1.1849, S. 181-182

Derselbe, Die Anstellung von Armen-Aerzten, in: MR, Nr. 30 vom 26.1.1849, S. 185-187; Nr. 31 vom 2.2.1849, S. 189-190; Nr. 32 vom 9.2.1849, S. 193-194

Derselbe, Der Staat und die Aerzte, in: MR, Nr. 37 vom 16.3.1849, S. 213-214; Nr. 38 vom 23.3.1849, S. 217-218; Nr. 39 vom 30.3.1849, S. 221-223; Nr. 40 vom 6.4.1849, S. 225-227; Nr. 41 vom 13.4.1849, S. 229-230

Derselbe, Die ärztliche Prüfung, in: MR, Nr. 42 vom 20.4.1849, S. 233-234

Derselbe, Die Enthüllungen über den ärztlichen Congress, in: MR, Nr. 46 vom 18.5.1849, S. 249-250; Nr. 47 vom 25.5.1849, S. 253-254; Nr. 48 vom 1.6.1849, S. 257-258

Derselbe, Die medicinische Verwaltung, in: MR, Nr. 49 vom 8.6.1849, S. 261-262

Derselbe, Die medicinischen Anstellungen, in: MR, Nr. 50 vom 15.6.1849, S. 265-266

Derselbe, Die Volkskrankheiten, in: MR, Nr. 51 vom 22.6.1849, S. 269-270

Derselbe, Schluss, in: MR, Nr. 52 vom 29.6.1849, S. 273-274

Derselbe, Die Einheitsbestrebungen in der wissenschaftlichen Medicin (1849), in: Gesammelte Abhandlungen zur wissenschaftlichen Medizin, Frankfurt a.M. 1856, S. 1-56

Derselbe, Canalisation oder Abfuhr? Eine hygienische Studie, Berlin 1869

Derselbe, Gesammelte Abhandlungen aus dem Gebiet der öffentlichen Medizin und der Seuchenlehre, 2 Bände, Berlin 1879

Derselbe, Die Freiheit der Wissenschaft im modernen Staatsleben (Rede Virchows auf der Naturforscher-Versammlung in München 1879), in: K. Sudhoff, Rudolf Virchow und die Deutschen Naturforscher-Versammlungen, Leipzig, 1922, S. 183-212

Derselbe, Gesamtbericht über die von der deutschen anthropologischen Gesellschaft veranlaßte Erhebung über die Farbe der Haut, der Haare und der Augen der Schulkinder in Deutschland, in: Archiv 16 (1886); S. 275-475

Derselbe, Zur Erinnerung. Blätter des Dankes an meine Freunde, in: Archiv für pathologische Anatomie und Physiologie und für klinische Medicin 167 (1902), S. 1-15

Derselbe /Leubuscher, R. (Hrsg.), Die medicinische Reform Eine Wochenschrift, Berlin 1848/49; Neudruck hrsg. von Ch. Kirsten und K. Zeisler, Berlin (Ost) 1983

Derselbe, Rudolf, Sämtliche Werke, hrsg. von Christian Andree:

Band 4, Abteilung I: Texte zur wissenschaftlichen Medizin aus den Jahren 1846 - 1850, Bern u.a. 1992

Band 59, Abteilung IV: Briefe. Der Briefwechsel mit seinen Eltern und der Familie 1839 - 1864, Berlin u.a. 2001

Band 61, Abteilung IV: Briefe. Der Briefwechsel zwischen Theodor Goldstücker und Rudolf Virchow 1848 bis 1878, Berlin u.a. 2003

Derselbe, Reinhard, B. (Hrsg.), Archiv für pathologische Anatomie und Physiologie und für klinische Medizin, Berlin 1847 - 1902

Derselbe, Über den Unterricht in der pathologischen Anatomie, in: Klinisches Jahrbuch 2, 1890, S. 75 - 100

Derselbe, Die Gründung der Berliner Universität und der Uerbergang aus dem philosophischen in das naturwissenschaftliche Zeitalter. Rede am 3. August 1893 in der Aula der Königlichen Friedrich-Wilhelm-Universität zu Berlin gehalten von dem derzeitigen Rector Rudolf Virchow, Berlin 1893

Wolff, A., Berliner Revolutions-Chronik, Vaduz/Lichtenstein 1979 (unveränderter Neudruck der Ausgabe Berlin 1851-1854), Bd. 1
Wolff, J., Der praktische Arzt und sein Beruf. Vademecum für angehende Praktiker, Stuttgart 1896

Literatur

Ackerknecht, E.H., Beiträge zur Geschichte der Medizinalreform von 1848, in: Sud A 25 (1932), S. 61-109 u. S. 113-183

Derselbe, Hygiene in France, 1815-1848, in: Bulletin of the history of medicine, 22 (1948), S. 117-155

Derselbe, Anticontagionism between 1821 and 1867, in: Bulletin of the history of medicine 22 (1948), S. 562-593

Derselbe, Rudolf Virchow. Arzt, Politiker, Anthropologe, Stuttgart 1957

Derselbe, Kurze Geschichte der Medizin, Stuttgart[2] 1975

Derselbe, Rudolf Virchow und die Sozialmedizin, in: Sud A 59 (1975), S. 247-253

Andree, C., Rudolf Virchow, Theodor Billroth. Leben und Werk. Ausstellung der Stiftung Pommern im Rantzaubau des Kieler Schlosses vom 09. Juni bis 2. September 1979, Neumünster 1979

Derselbe, Virchows Weg von Berlin nach Würzburg. Eine heuristische Studie zu den Archivalien der Jahre 1848 bis 1856 mit kritischer Edition und Kommentar, Würzburg 2002

derselbe, Rudolf Virchow. Leben und Ethos eines großen Arztes, München 2002

Antonovsky, A., Health, stress and coping: New perspectives on mental and physical well-being, San Francisco 1979

Derselbe, Salutogenese. Zur Entmystifizierung der Gesundheit, Tübingen 1997

Artelt, W. u.a. (Hrsg.), Der Arzt und der Kranke in der Gesellschaft des 19. Jahrhunderts, Stuttgart 1967

Dieselben (Hrsg.), Städte-, Wohnungs- und Kleidungshygiene des 19. Jahrhunderts in Deutschland, Stuttgart 1969

Aschhoff, L., Rudolf Virchow. Ein Rückblick, in: Deutsche Medizinische Wochenschrift 47 (1921), S. 1185-1188

Derselbe, Rudolf Virchow, Hamburg 1940

Baader, G., Die Anfänge der Sozialpolitik im 19. Jahrhundert, in: Forum der Gesundheitspolitik, Nr. 7-9 (1979), S. 45-65

Badura, B./Ferber, Ch. von, (Hrsg.), Selbsthilfe und Selbstorganisation im Gesundheitswesen, München-Wien 1981

Bauer, A., Rudolf Virchow - der politische Arzt, Berlin 1982

Baumgarten, M., Professoren und Universitäten im 19. Jahrhundert. Zur Sozialgeschichte deutscher Geistes- und Naturwissenschaftler, Göttingen 1997

Becker, E. W., Zeit der Revolution! - Revolution der Zeit? Zeiterfahrungen in Deutschland in der Ära der Revolution 1789-1848/49, Göttingen 1999

Becker, G., Die `soziale Frage´ auf dem zweiten demokratischen Kongress 1848, in: Zeitschrift für Geschichtswissenschaft 15 (1967), S. 260-280

Benzenhöfer, U. / Kühlmann, W., Heilkunde und Krankheitserfahrung in der frühen Neuzeit, Tübingen 1992

Bergdolt, K., Das Gewissen der Medizin. Ärztliche Moral von der Antike bis heute, München 2004

Derselbe, Leib und Seele. Eine Kulturgeschichte des gesunden Lebens, München 1999

Berndt, H., Hygienebewegung des 19. Jahrhunderts als vergessenes Thema von Stadt- und Architektursoziologie, in: Die Alte Stadt 14, 1987, S. 140-163

Best, H./W. Wege, Biographisches Handbuch der Abgeordneten der Frankfurter Nationalversammlung 1848/49, Düsseldorf 1996

Best, H., Die Männer von Bildung und Besitz. Struktur und Handeln parlamentarischer Führungsgruppen in Deutschland und Frankreich 1848/49, Düsseldorf 1990

Blackbourne, D., Fontana History of Germany 1780-1918. The Long Nineteenth Century, London 1997

Blasius, D., Geschichte und Krankheit. Sozialgeschichtliche Perspektiven der Medizingeschichte, in: GG 2 (1976), S. 386-415

Bleker, J., Die Medizinalreformbewegung von 1848/49. Zur Geschichte des ärztlichen Standes im 19. Jahrhundert, in: Deutsches Ärzteblatt-Ärztliche Mitteilungen 73 (1976), S. 2982-2988

Dieselbe, Von der medizinischen Volksbelehrung zur Popularisierung der medizinischen Wissenschaft. Ideen einer „democratischen Medicin" um 1848, in: Medizinhistorisches Journal 13 (1978), S. 112-119

Dieselbe, Der gefährdete Körper und die Gesellschaft - Ansätze zu einer sozialen Medizin zur Zeit der bürgerlichen Revolution in Deutschland, in: Imhof, A. E. (Hrsg.), Der Mensch und sein Körper. Von der Antike bis heute, München 1983, S. 226-242

Dieselbe, Biedermeiermedizin - Medizin oder Biedermeier? Aerzte zwischen Anpassung und Opposition, in: Argument Sonderband 155 (1988) S. 47-61

Böckenförde, E.-W., Organ, Organismus, Organisation, politischer Körper, in: O. Brunner/W. Conze/R. Koselleck (Hrsg.), Geschichtliche Grundbegriffe. Historisches Lexikon zur politisch-sozialen Sprache in Deutschland, Bd. 4, Stuttgart 1978, S. 519-622

Boenheim, F., Virchow. Werk und Wirkung, Berlin 1957

Bollenbeck, G., Bildung und Kultur. Glanz und Elend eines deutschen Deutungsmusters, Frankfurt a. M. u. Leipzig 1994

Botzenhart, M., Deutscher Parlamentarismus in der Revolutionszeit, 1848-1850, Düsseldorf 1977

Derselbe, 1848/49: Europa im Umbruch, Paderborn u.a. 1998

Boyd, B. A., Rudolf Virchow. The Scientist as Citizen, New York u. London 1991

Brand, H.-J., Die "Deutsche Vierteljahrsschrift für öffentliche Gesundheitspflege" in den ersten Jahrzehnten ihres Erscheinens (1869-1885) und ihre Bedeutung in der ärztlichen Hygienebewegung am Ende des 19. Jahrhunderts, Berlin 1986

Brocke, B. vom, Professoren als Parlamentarier, in: K. Schwabe (Hrsg.), Deutsche Hochschullehrer als Elite 1815-1945, Boppart a. Rh. 1988, S. 55-92

Bröer, R., (Hrsg.), Eine Wissenschaft emanzipiert sich. Die Medizinhistoriographie von der Aufklärung bis zur Postmoderne, (Neuere Medizin- und Wissenschaftsgeschichte, Bd. 9), Pfaffenweiler 1999

Bruch, R. vom, Die Universitäten in der Revolution 1848/49. Revolution ohne Universität - Universität ohne Revolution?, in: W. Hartwig (Hrsg.), Revolution in Deutschland und Europa 1848/49, Göttingen 1998, S. 133-160

Brügelmann, J., Der Blick des Arztes auf die Krankheit im Alltag 1779-1850. Medizinische Topographien als Quelle für die Sozialgeschichte des Gesundheitswesens, Phil. Diss. FU Berlin 1882

Bude, H., Lebenskonstruktionen. Begriff und Methode interpretativer Sozialforschung, Frankfurt a.M. 2001

Bussmann, W., Rudolf Virchow und der Staat, in: Berding, H. u.a. (Hrsg.), Vom Staat des Ancien Regime zum modernen Parteienstaat, Festschrift für Theodor Schieder, München - Wien 1978, S. 267-285

Carrier, M., Zum Wandel der Wissensformen. Zur Vielfalt und Rationalität der Wissenschaftsgeschichte, in: Büschenfeld, J./H. Franz/F.-M. Kuhlemann (Hrsg.), Wissenschaftsgeschichte heute. Festschrift für Peter Lundgreen, Bielefeld 2001, S. 211-231

Charle, C., Vordenker der Moderne. Die Intellektuellen im 19. Jahrhundert, Frankfurt a. M. 1996

Conze, W., Sozialgeschichte 1800-1850, in: Aubin, H. u. Zorn, W. (Hrsg.), Handbuch der deutschen Wirtschafts- und Sozialgeschichte, Bd. 2, Stuttgart 1976, S. 426-494

Cooter, R., Anticontagionism and History´s Medical Record, in: A. Treacher/P. Wright (Hrsg.), The Problem of Medical Knowledge, Edingburg 1982, S. 87-108

Daum, A., Naturwissenschaften und Öffentlichkeit in der deutschen Gesellschaft. Zu den Anfängen einer Populärwissenschaft nach der Revolution von 1848, in: Historische Zeitschrift 267 (1998), S. 57-90

David, H., Rudolf Virchow und die Medizin des 20. Jahrhunderts, hrsg. v. W. Selberg/H.Hamm, (Hamburger Beiträge zur Geschichte der Medizin), München 1993

Derselbe, Virchows Zellularpathologie-fehlleitendes Dogma des 19. Jahrhunderts oder Basis des Krankheitsverständnisses auch für das 21. Jahrhundert, in: Bauer, A. (Hrsg.), Theorie der Medizin. Dialog zwischen Grundlagenfächern und Klinik (Medizin im Dialog), Heidelberg/Leipzig 1995, S. 19-33

Derselbe, Wissenschaftspopularisierung im 19. Jahrhundert. Bürgerliche Kultur, naturwissenschaftliche Bildung und die deutsche Öffentlichkeit 1848-1914, München 1998

Demandt, A., Natur- und Geisteswissenschaft im 19. Jahrhundert, in: Historische Zeitschrift 237 (1983), S. 37-66

Deppe, H.U. u. Regus, M. (Hrsg.), Seminar: Medizin, Gesellschaft, Geschichte, Frankfurt a.M. 1975

Deppe, H.U., Krankheit ist ohne Politik nicht heilbar. Zur Kritik der Gesundheitspolitik, Frankfurt a.M. 1987

Diepgen, P., Geschichte der sozialen Medizin. Ein Überblick, Leipzig 1934

Derselbe, Rudolf Virchow, 1821-1902, in: W. Andreas/W. von Scholz (Hrsg.), Die großen Deutschen. Neue deutsche Biographie, Bd.5, Berlin 1937, S. 368-375

Derselbe, Die Revolution von 1848/49 und der deutsche Ärztestand, in: Artelt, W. u.a. (Hrsg.), Medizin und Kultur, Stuttgart 1938, S. 251-260

Derselbe, Rudolf Virchow, Persönlichkeit und Werk, in: Das deutsche Gesundheitswesen, Berlin 1946, S. 800

Derselbe, Geschichte der Medizin. Die historische Entwicklung der Heilkunde und des ärztlichen Lebens, Bd. 2, 1. Hälfte: Von der Medizin der Aufklärung bis zur Begründung der Zellularpathologie (etwa 1790-1858), Berlin 1951

Derselbe, Geschichte der Medizin. Die historische Entwicklung der Heilkunde und des ärztlichen Lebens, Bd. II/2, Berlin 1955

Derselbe, Rudolf Virchow, in: H. Heimpel/Th. Heuss/B. Reifenberg (Hrsg.), Die großen Deutschen, Bd. 4, Berlin 1957, S. 28-36

Dressler, H. (Hrsg.), Ärzte um Karl Marx, Berlin (Ost) 1970

Eckart, W. U./C. Gradmann (Hrsg.), Ärztelexikon. Von der Antike bis zum 20. Jahrhundert, München 1995

Eckart, W. U., Geschichte der Medizin, 5.akt. Auflage, Heidelberg 2005

Eichler, D., Das ärztliche Wirken Rudolf Leubuschers, seine Gesichtspunkte und Ziele, Berlin 1969

Elkes, B., Die schweigsame Welt von Arzt und Patient. Einwilligung und Aufklärung in der Arzt-Patienten-Beziehung des 19. und frühen 20. Jahrhunderts, in: Medizin, Gesellschaft und Geschichte, Bd. 8, Stuttgart 1989, S. 63-91

Erlanger, A., Der Psychiater Rudolf Leubuscher 1821-1861, Zürich 1971

Eßer, R./Fuchs, T., (Hrsg.), Bäder und Kuren in der Aufklärung. Medizinaldiskurs und Freizeitvergnügen, Berlin 2003

Evans, R. J., Tod in Hamburg. Stadt, Gesellschaft und Politik in den Cholera-Jahren 1830-1910, Hamburg 1996

Felt, U./H. Nowotny/K. Taschwer, Wissenschaftsforschung. Eine Einführung. Frankfurt a.M. u. New York 1995

Finkenrath, K., Die Medizinalreform. Die Geschichte der ersten deutschen ärztlichen Standesbewegung von 1800-1850, (Studien zur Geschichte der Medizin, Heft 17), Leipzig 1929

Fischer, A., Geschichte des deutschen Gesundheitswesens, Bd. 2: Von den Anfängen der hygienischen Ortsbeschreibungen bis zur Gründung des Reichsgesundheitsamtes (Das 18. und 19. Jahrhundert), Berlin 1933

Fischer, W., Armut in der Geschichte. Erscheinungsformen und Lösungsversuche der „sozialen Frage" in Europa seit dem Mittelalter, Göttingen 1982

Foucault, M., Die Geburt der Klinik. Eine Archäologie des ärztlichen Blicks, München 1973

Foucault, M., La politique de la santé au XVIII siècle, in: ders. u.a., Les machines à guerir. Aux origininines de l`hopital moderne, Paris 1976

Frevert, U., Krankheit als politisches Problem 1770-1880. Soziale Unterschichten in Preußen zwischen medizinischer Polizei und staatlicher Sozialversicherung, Göttingen 1984

Dieselbe, „Fürsorgliche Belagerung": Hygienebewegung und Arbeiterfrauen im 19. und frühen 20. Jahrhundert, in: GG 11 (1985), S. 420-446

Genschorek, W., Die medizinische Reformbewegung während der bürgerlichen Revolution 1848/49 im Königreich Sachsen, Leipzig 1973

Göckenjan, G., Medizin und Ärzte als Faktoren sozialer Disziplinierung der Unterschichten. Zur Soziologie der Gesundheit, Berlin 1984

Derselbe, Kurieren und Staat machen. Gesundheit und Medizin in der bürgerlichen Welt, Frankfurt a.M. 1985

Goschler, C., Rudolf Virchow als politischer Gelehrter: Naturwissenschaftlicher Gelehrtenliberalismus?, in: Jahrbuch zur Liberalismusforschung 9, 1997, S. 53-62

Derselbe (Hrsg.), Wissenschaft und Öffentlichkeit in Berlin, 1870-1930, Stuttgart 2000

Derselbe, Rudolf Virchow und die deutsche Politik: Vom gescheiterten Revolutionär zum überforderten Honoratior, in: Saherwala,G./Schnalke,Th./Vanja, K./Veigel,H.-J., (Hrsg.), Zwischen Charité und Reichstag. Rudolf Virchow. Mediziner, Sammler, Politiker, Berlin 2002

Derselbe, Rudolf Virchow. Mediziner, Anthropologe, Politiker, Böhlau-Köln-Weimar- Wien 2002

Goubert, J.-P., Die Medikalisierung der französischen Gesellschaft am Ende des Ancien Régime: Die Bretagne als Beispiel, in: Medizinhistorisches Journal 17, 1982, S. 89-114

Graf, E., Das ärztliche Vereinswesen in Deutschland und der deutsche Ärztevereinsbund, Leipzig 1890

Gussone, N., Soziale Probleme im Schlesien des Vormärz. Stimmen aus Publizistik und Verwaltung, in: Beiträge zur Geschichte Schlesiens im 19. und 20. Jahrhundert. Hans-Ludwig Abmeier zum 60. Geburtstag, hrsg. von Peter Chumiel, Helmut Neubach und Nikolaus Gussone, Dülmen 1989

Jonecko, Antoni; Keil, Gudolf; Schmidt, Erwin, Eine wenig bekannte Kopie des Berliner Portraits von Rudolf Virchow, in: Medizinhistorisches Journal 26, 1991, S. 161-164

Habermas, J., Verwissenschaftliche Politik und öffentliche Meinung, in: derselbe, Technik und Wissenschaft als `Ideologie`, Frankfurt a. M.,11 1981, S.120-145

Hachtmann, R., Berlin 1848. Eine Politik- und Gesellschaftsgeschichte der Revolution, Bonn 1997

Hardtwig, W., Strukturmerkmale und Entwicklungstendenzen des Vereinswesens in Deutschland 1789-1848, in: Dann, O. (Hrsg.), Vereinswesen und bürgerliche Gesellschaft in Deutschland, (HZ, Beiheft 9), München 1984, S. 11-50

Derselbe (Hrsg.), Revolution in Deutschland und Europa 1848/49, Göttingen 1998

Hardy, A. I., Ärzte, Ingeneure und städtische Gesundheit. Medizinische Theorien in der Hygienebewegung des 19. Jahrhunderts, Frankfurt a. M./New York 2005

Heischkel, E., Rudolf Virchow als Publizist, in: Medizinische Rundschau 7 (1947), S. 230-233

Heischkel-Artelt, E., Die deutsche medizinische Publizistik der vierziger Jahre des 19. Jahrhunderts im Kampf für eine neue Heilkunde, Diss. Berlin (masch.) 1945

Henning, F.-W., Die Industrialisierung in Deutschland 1800-1914, Paderborn5 1979.

Herzlich, C./Pierret, J., Kranke gestern. Kranke heute. Die Gesellschaft und das Leiden, München 1991

Hesse, E., Rudolf Virchow und die öffentliche Gesundheitspflege, in: Archiv 235 (1921), S. 399-417

Heuss, Th., Rudolf Virchow, in: Deutsche Gestalten. Studien zum 19. Jahrhundert, Stuttgart/ Tübingen 1947, S. 104-111

Hofmann, W., Ideengeschichte der sozialen Bewegungen, Berlin - New York [5]1974

Huerkamp, C., Ärzte und Professionalisierung in Deutschland. Überlegungen zum Wandel des Arztberufes im 19. Jahrhundert, in: GG 6 (1980), S. 249-382

Dieselbe, Die preußisch- deutsche Ärzteschaft als Teil des Bildungsbürgertums: Wandel in Lage und Selbstverständnis von ausgehenden 18. Jahrhundert bis zum Kaiserreich, in: Werner Conze/Jürgen Kocka (Hrsg.), Bildungsbürgertum im 19. Jahrhundert (=Industrielle Welt, Bd. 48), Teil 1, Stuttgart 1985, S. 79-108

Dieselbe, Der Aufstieg der Ärzte im 19. Jahrhundert. Vom gelehrten Stand zum professionellen Experten: Das Beispiel Preußens, Göttingen 1986

Dieselbe, Ärzte und Patienten. Zum strukturellen Wandel der Arzt-Patienten-Beziehung vom ausgehenden 18. bis zum frühen 20. Jahrhundert, in: Labisch, A.u. Spree, R., (Hrsg.), Medizinische Deutungsmacht im sozialen Wandel des 19. und frühen 20. Jahrhunderts, Bonn 1989

Illich, I., Die Enteignung der Gesundheit. "Medical Nemesis", Reinbek 1975

Derselbe, Die Nemesis der Medizin. Von den Grenzen des Gesundheitswesens, Reinbek 1977

Imhof, A. u. Larsen, O., Sozialgeschichte und Medizin. Probleme der quantifizierenden Quellenbearbeitung in der Sozial- und Medizingeschichte, Stuttgart 1975

Jacob, W., Die gegenwärtige Bedeutung der Sozialmedizin Rudolf Virchows, in: Deutsche Medizinische Wochenschrift 90 (1965), S. 2113-2116

Derselbe, Medizinische Anthropologie im 19. Jahrhundert. Mensch - Natur - Gesellschaft. Beitrag zu einer theoretischen Pathologie. Zur Geistesgeschichte der sozialen Medizin und allgemeinen Krankheitslehre Virchows, Stuttgart 1967

Derselbe, Der Naturbegriff bei Rudolf Virchow und seine Folgen, in: Sudhoffs Archiv 51 (1967), S. 145-164

Derselbe, Aus dem sozialmedizinischen Erbe Rudolf Virchows. Medizin als Wissenschaft vom Menschen, in: Lesky, E. (Hrsg.), Sozialmedizin. Entwicklung und Selbstverständnis, Darmstadt 1977, S. 161-185

Jahn, E., Rudolf Virchow und die sozialen und hygienischen Umweltprobleme, in: Medizinische Monatsschrift 29 (1975), S. 263-268

Jahns, D.-M., Rudolf Virchow (1821-1902). Auswahlbibliographie, Berlin (Ost) 1983

Jansen, C., Einheit, Macht und Freiheit. Die Paulskirchenlinke und die deutsche Politik in der nachrevolutinären Epoche 1849-1867, Düsseldorf 2000

Derselbe, Nach der Revolution 1848/49: Verfolgung, Realpolitik, Nationsbildung. Politische Briefe deutscher Liberaler und Demokraten 1848-1861, Düsseldorf 2004

Junker, T., Darwinismus, Materialismus und die Revolution von 1848 in Deutschland. Zur Interaktion von Politik und Wissenschaft, in: History and Philosophie of the Life Sciences 17 (1998), S. 271-302

Jütte, R., Sozialgeschichte der Medizin: Inhalte - Methoden - Ziele, in: Jahrbuch des Instituts für Geschichte der Medizin der Robert-Bosch-Stiftung 10 (1991), S. 149-164

Derselbe, Ärzte, Heiler und Patienten. Medizinischer Alltag in der frühen Neuzeit, München-Zürich, 1991

Derselbe, Geschichte der deutschen Ärzteschaft. Organisierte Berufs- und Gesundheitspolitik im 19. und 20. Jahrhundert, Köln 1997

Derselbe, Die Entwicklung des ärztlichen Vereinswesens und des organisierten Ärztestandes bis 1871, in: Derselbe, (Hrsg.), Geschichte der deutschen Ärzteschaft, S. 15-42

Karbe, K.H., Salomon Neumann. Wegbereiter sozialmedizinischen Denkens und Handelns, Leipzig 1983

Kickbusch, I./Trojan, A., (Hrsg.), Gemeinsam sind wir stärker. Selbsthilfegruppen und Gesundheit, Selbstdarstellungen, Analysen, Forschungsergebnisse, Frankfurt a. Main, 1981

Kirsten, Ch., Quellen über Rudolf Virchow im Zentralarchiv der DAW und im Archiv der Humboldt-Universität zu Berlin, In: Zeitschrift für die gesamte Hygiene und ihre Grenzgebiete 18 (1972), S. 426-429

Koch, R., Demokratie und Staat bei Julius Fröbel. 1805-1893. Liberales Denken zwischen Naturrecht und Sozialdarwinismus, Wiesbaden 1978

Kocka, J./M. Frey (Hrsg.), Bürgerkultur und Mäzenatentum im 19. Jahrhundert, Berlin 1988

Derselbe u.a. (Hrsg.), Die Königlich Preußische Akademie der Wissenschaften in Berlin im Kaiserreich, Berlin 1999

Krietsch, P./M. Dietel, Pathologisch-Anatomisches Cabinet. Vom Virchow-Museum zum Berliner Medizinhistorischen Museum in der Charité, Berlin, Wien 1996

Kuhlmann, E./P. Kolip, Gender und Public Health. Grundlegende Orientierungen für Forschung, Praxis und Politik, Weinheim, München 2005

Kümmel, W., Rudolf Virchow und der Antisemitismus, in: Medizinhistorisches Journal 3 (1968), S. 165-179

Labisch, A., Zur Sozialgeschichte der Medizin. Methodologische Überlegungen und Forschungsbericht, in: AfS 20 (1980), S. 431-469

Derselbe, Entwicklungslinien des öffentlichen Gesundheitsdienstes in Deutschland. Vorüberlegungen zu einer historischen Soziologie der öffentlichen Gesundheitsvorsorge, in: Öffentliches Gesundheitswesen 44 (1982), S. 745-762

Derselbe, „Hygiene ist Moral - Moral ist Hygiene" - Soziale Disziplinierung durch Ärzte und Medizin, in: Sachße, C. u. Tennstedt, F., Soziale Sicherheit und soziale Disziplinierung, Frankfurt a.M. 1986, S. 265-285

Derselbe u. Spree, R. (Hrsg.), Medizin und sozialer Wandel. Der Beitrag medizinischer Konzepte zur Prägung sozialer Rollen und zur Abdrängung gesellschaftlicher Randgruppen in Deutschland während des 19. und frühen 20. Jahrhunderts, in: BerWissGesch 9, 1986, S. 247-254

Derselbe, Sozialgeschichte und Historische Soziologie der Medizin, in : Berichte zur Wissenschaftsgeschichte 10 (1987), S. 206-208

Derselbe, Homo Hygienicus. Gesundheit und Medizin in der Neuzeit, Frankfurt/New York 1992

Derselbe/J. Vögele, Stadt und Gesundheit. Anmerkungen zur neueren sozial- und medizinhistorischen Diskussion in Deutschland, in: Archiv für Sozialgeschichte 37, 1997, S. 396-424

Derselbe/R. Spree, Neuere Entwicklungen und aktuelle Trends in der Sozialgeschichte der Medizin in Deutschland, Rückschau und Ausblick, in: VSWG 84, 1997, S. 171-210

Derselbe/N. Paul, (Hrsg.), Historizität: Erfahrung und Handeln, Geschichte und Medizin, Stuttgart 2004

Lammel, H.-U., Das Bad der Klio. Gelehrsamkeit und Historiographie, in: Eßer, R./Fuchs, T., (Hrsg.), Bäder und Kuren in der Aufklärung. Medizinaldiskurs und Freizeitvergnügen, Berlin 2003, S. 129-159

Langewiesche, D., Die Anfänge der deutschen Parteien. Partei, Fraktion und Verein in der Revolution von 1848/49, in: Geschichte und Gesellschaft 4 (1978), S. 324-361

Derselbe, Republik, konstitutionelle Monarchie und „soziale Frage". Grundprobleme der deutschen Revolution von 1848/49, in: HZ 230 (1980), S. 529-548

Derselbe, Die deutsche Revolution von 1848/49 und die vorrevolutionäre Gesellschaft: Forschungsstand und Forschungsperspektiven, in: Archiv für Sozialgeschichte 21 (1981), S. 458-498

Derselbe, Vereins- und Parteibildung in der Revolution von 1848/49 – ein Diskussionsbeitrag, in: Dann, O. (Hrsg.), Vereinswesen und bürgerliche Gesellschaft in Deutschland, in: HZ Beiheft 9, München 1984, S. 11-50

Leidinger, B., Krankenhaus und Kranke. Die Allgemeine Krankenanstalt an der St. Jürgen-Straße in Bremen, 1851-1897, Medizin, Gesellschaft und Geschichte, Beiheft 13, Stuttgart 2000

Lenz, M., Geschichte der Königlichen Friedrich-Wilhelms-Universität zu Berlin, Bd.2/2: Auf dem Weg zur deutschen Einheit im neuen Reich, Halle a.d. S. 1918

Lepenies, W., Das Ende der Naturgeschichte und der Beginn der Moderne. Wandel kultureller Selbstverständlichkeiten in den Wissenschaften des 18. und 19. Jahrhunderts, Frankfurt a. M. 1978

Lesky, E., Einleitung zu Johann Peter Franks Akademischer Rede vom Volkselend als der Mutter der Krankheiten (Pavia 1790), in: Lesky, E. (Hrsg.), Sozialmedizin. Entwicklung und Selbstverständnis Darmstadt 1977, S. 124-146

Dieselbe, Sozialmedizin. Entwicklung und Selbstverständnis (=Wege der Forschung, Bd. 273), Darmstadt 1977

Lichtenthaeler, Ch., Geschichte der Medizin, 2 Bände, 1974

Lüders, G., Die demokratische Bewegung in Berlin im Oktober 1848, Berlin u. Leipzig 1909

Loetz, F., Vom Kranken zum Patienten. „Medikalisierung" und medizinische Vergesellschaftung am Beispiel Badens 1750-1850, Medizin, Gesellschaft und Geschichte, Beiheft 2, Stuttgart 1993

Dieselbe, „Medikalisierung" in Frankreich, Großbritannien und Deutschland, 1750-1850: Ansätze, Ergebnisse und Perspektiven der Forschung, in: W. U.

Eckart/R. Jütte (Hrsg.), Das europäische Gesundheitssystem. Gemeinsamkeiten und Unterschiede in historischer Perspektive, Stuttgart 1994, S. 123-162

Lüth, P., Kritische Medizin. Zur Theorie - Praxis - Problematik der Medizin und Gesundheitssysteme, Hamburg 1972

Derselbe, Die Medizin - Natur- oder Gesellschaftswissenschaft?, in: Lüth, P. (Hrsg.), Beiträge zur Sozialmedizin. Aufsätze zu ihrer Theorie und Praxis, Stuttgart 1975, S. 21-39

Mann, G., Die medizinischen Lesegesellschaften in Deutschland, Köln 1956

Derselbe, Führende deutsche Hygieniker des 19. Jahrhunderts - Eine Übersicht, in: Artelt, W. u.a. (Hrsg.), Städte-, Wohnungs- und Kleidungshygiene des 19. Jahrhunderts in Deutschland, Stuttgart 1969, S. 1-16

Derselbe, Medizinisch-biologische Ideen und Modelle in der Gesellschaftslehre des 19. Jahrhunderts, Medizinhistorisches Journal 4 (1969), S. 1-23

Derselbe (Hrsg.), Biologismus im 19. Jahrhundert. Vorträge eines Symposiums vom 30. bis 31. Oktober 1970 in Frankfurt a. M., Stuttgart 1973

Derselbe, Biologie und Geschichte. Ansätze und Versuche zur biologischen Theorie der Geschichte im 19. Jahrhundert und beginnenden 20. Jahrhundert, in: Medizinhistorisches Journal 10 (1975), S. 281-306

Derselbe, Rudolf Virchow (1821 - 1902), in: Klassiker der Medizin. Zweiter Band: Von Philippe Pinel bis Viktor von Weizäcker, hrsg. von D. v. Engelhardt und F. Hartmann, München 1991, S. 203 - 215

Matyssek, A., Rudolf Virchow. Das Pathologische Museum. Geschichte einer wissenschaftlichen Sammlung um 1900, Schriften aus dem Berliner Medizinhistorischen Museum, Bd. 1, hrsg. v. Th. Schnalke, Darmstadt 2002

Mazzolini, R. G., Politisch-biologistische Analogien im Frühwerk Rudolf Virchows, Marburg 1988

McNeely, I. F., Medicine on a grand scale: Rudolf Virchow, health politics, and liberal social reform in nineteenth-century Germany, BA Thesis Harvard University 1992

Meinel, Ch./Vosswinckel, P. (Hrsg.), Medizin, Naturwissenschaft, Technik und Nationalsozialismus. Kontinuitäten und Diskontinuitäten, Stuttgart 1994

Mendelsohn, Everett, Revolution und Reduktion: Die Soziologie methodologischer und philosophischer Interessen in der Biologie des 19. Jahrhunderts, in: Peter Weingart (Hrsg.), Wissenschaftssoziologie II. Determinanten wissenschaftlicher Entwicklung, Frankfurt a. M. 1974, S. 241-261

Mergel, Th./Ch. Jansen (Hrsg.), Die Revolutionen von 1848/49: Erfahrung - Verarbeitung - Deutung, Göttingen 1998

Meyer-Neumann, E., Salomon Neumanns Wirksamkeit auf dem Gebiete der Sozialhygiene, in: Sozialhygienische Mitteilungen 17 (1933), S. 14-17

Münch, R., Gesundheitswesen im 18. und 19. Jahrhundert. Das Berliner Beispiel, Berlin 1995

Münkler, H., Arzt und Steuermann: Metaphern des Politikers, in: derselbe, Politische Bilder, Politik der Metaphern, Frankfurt a. M. 1994, S. 125-162

Murken, A. H., Ein vorbildlicher Arzt im Dienste der Wissenschaft und des Gemeinwohls. Zum Leben und Werk Rudolf Virchows (I), in: Cesra Säule 59, Baden-Baden 1991, S. 10 - 24

Derselbe, Ein vorbildlicher Arzt im Dienste der Wissenschaft. Zum Leben und Werk Rudolf Virchows (II), in: Cesra Säule 60, Baden-Baden, S. 1-9

Niebour, Die Mediziner der Frankfurter National-Versammlung, in: Mitteilungen zur Geschichte der Medizin und der Naturwissenschaften 17 (1918), S. 179-190

Nipperdey, T., Deutsche Geschichte 1800-1866. Bürgerwelt und starker Staat, Zürich 1985

Ng Kuet Leong, B., Eine medizinisch-historische Analyse der gesundheitspolitischen Bemühungen von Rudolf Virchow: dargestellt anhand seiner Anregungen zur Abwasserkanalisation in Berlin, Marburg (med. Diss.) 1991

Oexle, O. G., (Hrsg.), Naturwissenschaft, Geisteswissenschaft, Kulturwissenschaft: Einheit - Gegensatz - Komplementarität?, Göttingen 1998

Pagel, J., Rudolf Virchow, Leipzig 1906

Paul, N./T. Schlich (Hrsg.), Medizingeschichte: Aufgaben, Probleme, Perspektiven, Frankfurt a. M./New York 1998

Paschen, J., Demokratische Vereine und preußischer Staat. Entwicklung und Unterdrückung der demokratischen Bewegung während der Revolution von 1848/49, München 1977

Pflanz, M., Die soziale Dimension der Medizin, Stuttgart 1975

Porter, R., Die Kunst des Heilens. Eine medizinische Geschichte der Menschheit von der Antike bis heute, Heidelberg, Berlin 2000

Posner, C., Rudolf Virchow, Wien u.a. 1921

Derselbe, Zur Geschichte des ärztlichen Vereinswesen in Berlin, in: Berliner Klinische Wochenschrift; Nr. 50 vom 11.12.1893, S. 1231

Pott, Hans-Georg, Rudolf Virchow und seine Schrift über die Typhusepidemie in Oberschlesien, in: Oberschlesisches Jahrbuch 5 (1989)

Prüll, C.-R., Von „grossen Deutschen" und „stolzen Wipfeln" - Die Lehrbücher der deutschen Medizingeschichte und die Pathologie (1858 bis 1945), in: Gesnerus 54 (1997), S. 194-218

Derselbe, Auf dem Weg zu einer naturwissenschaftlichen Medizin. Rudolf Virchow und die Pathologie, in: Saherwala, G./Schnalke; Th./Vanja,K./Veigel, H.-J. (Hrsg.), Zwischen Charité und Reichstag. Rudolf Virchow. Mediziner, Sammler, Politiker, Berlin 2002, S. 68-75

Derselbe, Medizin am Totem oder am Lebenden? Pathologie in Berlin und London, 1900-1945, Basel 2003

Regin, C., Selbsthilfe und Gesundheitspolitik. Die Naturheilbewegung im Kaiserreich (1889-1914), Stuttgart 1995

Regus, M., Natur und Gesellschaft im Entwicklungsprozeß der Medizin als Wissenschaft, in: Deppe, H.U. u. Regus, M. (Hrsg.), Seminar: Medizin, Gesellschaft, Geschichte, Frankfurt a. M. 1975, S. 29-73

Reulecke, J., Bildungsbürgertum und Kommunalpolitik im 19. Jahrhundert, in: J. Kocka (Hrsg.), Bildungsbürgertum im 19. Jahrhundert, Teil IV: Politischer Einfluss und gesellschaftliche Formation, Stuttgart 1989, S. 122-145

Derselbe, Stadtbürgertum und bürgerliche Sozialreform im 19. Jahrhundert in Preußen, in: L. Gall (Hrsg.), Stadt und Bürgertum im 19. Jahrhundert, München 1990, S. 171-197

Ribbe, W. (Hrsg.), Geschichte Berlins, Band 1: Von der Frühgeschichte bis zur Industrialisierung, Bd.2: Von der Märzrevolution bis zur Gegenwart, 2. durchges. Auflage München 1988

Rößle, R., Rudolf Virchow als Mensch und Forscher, in: Das deutsche Gesundheitswesen 25 (1934), S. 405-407

Rosen, G., Die Entwicklung der sozialen Medizin, in: Deppe, H.U. u. Regus, M. (Hrsg.), Seminar: Medizin, Gesellschaft, Geschichte, Frankfurt a.M. 1975, S. 74-131

Derselbe, Kameralismus und der Begriff der Medizinischen Polizei, in: Lesky, E. (Hrsg.), Sozialmedizin, Entwicklung und Selbstverständnis, Darmstadt 1977, S. 94-123

Rosen, G., Was ist Sozialmedizin? Analyse der Entstehung einer Idee, in: Lesky, E. (Hrsg.), Sozialmedizin, Entwicklung und Selbstverständnis, Darmstadt 1977, S. 283-354

Rüegg, W., Der Kranke in der Sicht der bürgerlichen Gesellschaft an der Schwelle des 19. Jahrhunderts in: Artelt, W. u. Rüegg, W. (Hrsg.), Der Arzt und der Kranke in der Gesellschaft des 19. Jahrhunderts, Stuttgart 1967, S. 35-47

Rürup, R., Deutschland im 19. Jahrhundert 1815-1871, Göttingen 1984

Sachße, C., Tennstedt, F., Geschichte der Armenfürsorge in Deutschland. Vom Spätmittelalter bis zum 1. Weltkrieg, Stuttgart u.a. 1980

Saherwala, G./Schnalke; Th./Vanja,K./Veigel, H.-J. (Hrsg.), Zwischen Chatité und Reichstag. Rudolf Virchow. Mediziner, Sammler, Politiker, Berlin 2002

Sarasin, Ph./J. Tanner (Hrsg.), Physiologie und industrielle Gesellschaft. Studien zur Verwissenschaftlichung des Körpers im 19. und 20. Jahrhundert, Frankfurt a. M. 1998

Schiera, P., Laboratorium der bürgerlichen Welt. Deutsche Wissenschaft im 19. Jahrhundert, Frankfurt a. M. 1992

Schipperges, H., Utopien der Medizin. Geschichte und Kritik der ärztlichen Ideologie des 19. Jahrhunderts, Salzburg 1968

Derselbe , Moderne Medizin im Spiegel der Geschichte, Stuttgart 1970

Derselbe, Weltbild und Wissenschaft. Eröffnungsreden zu den Naturforscherversammlungen 1822 bis 1972, Hildesheim, 1976

Derselbe, Geschichte und Gliederung der Gesundheitserziehung, in: Blohmke, M., u.a. (Hrsg.), Handbuch der Sozialmedizin, Bd. 2, Stuttgart 1977, S. 550-567

Derselbe, Das gesundheitspolitische Programm Rudolf Virchows, in: Schaefer, H. u.a. (Hrsg.), Gesundheitspolitik. Historische und zeitkritische Analysen, Köln 1984, S. 21-36

Derselbe, Rudolf Virchow, Reinbek 1994

Schluchter, W., Legitimationsprobleme der Medizin, in: Zeitschrift für Soziologie 3, 1974, S. 375-396

Schmalz, H.M., Von der Medizinalreformbewegung zur Standesorganisation der Ärzte. Ein Beitrag zur Soziologie der Organisation und Entwicklung des ärztlichen Berufsstandes in Deutschland von der Mitte des 19. bis zum Anfang des 20. Jahrhunderts, Frankfurt a.M. 1977

Schmiedebach, H.-P., „Ist nicht diese ganze zersetzende Naturwissenschaft ein Irrweg? „. Virchow und die Zellularpathologie, in: Medizinhistorisches Journal 27 (1992) S. 26-42

Derselbe, Robert Remak (1815-1865). Ein jüdischer Arzt im Spannungsfeld von Wissenschaft und Politik, Stuttgart u.a. 1995

Schnable, F.,Deutsche Geschichte im neunzehnten Jahrhundert, Bd. 3: Erfahrungswissenschaften und Technik, Freiburg i.Br. 1934, Nachdruck: München 1987

Schneck, P., Nachwort zum fotomechanischen Nachdruck der Wochenschrift ´Die medicinische Reform´ hrsg. von Rudolf Virchow und Rudolf Leubuscher, in: Virchow, R., Leubuscher, R. (Hrsg.), Die medicinische Reform. Eine Wochenschrift, Berlin 1848/49; Neudruck hrsg. von Ch. Kirster und K. Zeisler, Berlin (Ost) 1983

Schott, D., „`Die Medizin ist eine soziale Wissenschaft` - Rudolf Virchow und die `Medicinische Reform` in der Revolution von 1848/49", in: Lorinser, M./Ludwig, R. (Hrsg.), Die Revolution hat Konjunktur: soziale Bewegungen, Alltag und Politik in der Revolution 1848/1849, Münster 1999, S. 87-106

Schulz, K., Rudolf Virchow und die oberschlesische Typhusepidemie von 1848, in: Jahrbuch der Schlesischen Friedrich-Wilhelms-Universität zu Breslau 19 (1978), S. 107-120

Schwalbe, J. (Hrsg.), Virchow - Bibliographie 1843-1901, Berlin 1901

Schwarz, R., Spontanremissionen bei Krebskranken. Die gesundheitspsychologische Perspektive von Krankheitsbewältigung, in: J. Schumacher u.a. (Hrsg.), Mensch unter Belastung. Erkenntnisfortschritte und Anwendungsperspektiven der Stressforschung, Frankfurt a. Main, 2002, S. 184-200

Sl, H., A note from history: Rudolph Virchow, pathologist, armed revolutionist, politician and anthropologist, in: Annals of clinical and laboratory science, Vol. 35 (2), 2005, p: 203-5

Siefert, H., Rudolf Virchow und das medizinische Schrifttum des 19. Jahrhunderts, hrsg. v. E. Schmauderer, Düsseldorf 1969, S. 315-347

Siemann, W., Die deutsche Revolution von 1848/49, Frankfurt a.M. 1985

Derselbe, 1848/49 in Deutschland und Europa. Ereignis - Bewältigung - Erinnerung, Paderborn 2006

Sigerist, H.-E., Große Ärzte, 6. Aufl. München 1970

Sigerist, J., Medizinische Soziologie, München - Wien - Baltimore ^{4}1988

Silberner, E., Johann Jacoby. Politiker und Mensch, Bonn 1976

Silver, G., Virchow as a role-modell, in: The Lancet 2 (1986), S. 5

Simmer, H. H., Zum Politiker Virchow und der Berliner Gesellschaft für Geburtshülfe im Jahr 1848, in: Sudhoffs Archiv 76 (1992), S. 232-235

Derselbe, Zum Frauenbild Rudolf Virchows in den späten 1840er Jahren, in: Medizinhistorisches Journal 27 (1992), S. 292-319

Derselbe, Der junge Rudolf Virchow und die Gesellschaft für Geburtshilfe in Berlin in den Jahren 1846 bis 1848, in: Sudhoffs Archiv 77 (1993), S. 72-96

Spree, R., Soziale Ungleichheit vor Krankheit und Tod, Göttingen 1983

Stolberg, M., Homo patiens. Krankheits- und Körpererfahrung in der Frühen Neuzeit, Köln 2003

Stürzbecher, M., Beiträge zur Berliner Medizingeschichte. Quellen und Studien zur Geschichte des Gesundheitswesens vom 17. bis zum 19. Jahrhundert, Berlin 1966

Derselbe, Deutsche Ärztebriefe des 19. Jahrhunderts, Göttingen 1975

Tennstedt, F., Sozialgeschichte der Sozialpolitik in Deutschland vom 18. Jahrhundert bis zum Ersten Weltkrieg, Göttingen 1981

Thomann, K.-D., Medizin-Geschichte-Gesellschaft. Grenzgänge zwischen den Disziplinen. Ausgewählte Aufsätze. 3 Bde., Frankfurt a. M. 2002

Thybusch, A., Rudolf Virchow. Parlamentarische Tätigkeit und Gesundheitspolitik im Reichstag und Preussischen Abgeordnetenhaus, med. Diss., Kiel 1989

Tiarks-Jung, P., Rudolf Virchows Beiträge zur öffentlichen Gesundheitspflege in Berlin, Med. Diss., Gießen 1984

Trimmer, M. u. Hansa, J., Social Medicin in Western Europe, 1848-1972, in: Tijdschrift voor sociale geneeskunde 53 (1975) Supplement 1, S. 1-47

Trüb, C.L.P., Die Terminologie und Definition Sozialmedizin und Sozialhygiene in der literarischen Sekundärquelle der Jahre 1900 bis 1960, Opladen 1978

Tutzke, D., Entwicklung der bürgerlichen Sozialhygiene in Deutschland, in: MG 10 (1981), S. 104-113

Derselbe, Inhaltliche und methodische Entwicklungstrends der Gesundheitserziehung von der Renaissance bis zum ausgehenden 19. Jahrhundert, in: MG 10 (1981), S. 68-86

Unschuld, P.U., Professionalisierung und ihre Folgen, in: H. Schipperges u.a. (Hrsg.), Krankheit, Heilkunst, Heilung, Freiburg i. Br. und München 1978, S. 517-555

Valentin, V., Geschichte der deutschen Revolution von 1848-49 (1930), Bd. 1: Bis zum Zusammentritt des Frankfurter Parlaments, Köln 1970, Bd. 2: Bis zum Ende der Volksbewegung, Köln 1970

Vasold, M., Rudolf Virchow. Der große Arzt und Politiker, Frankfurt a. M. 1990

Vierhaus, R., Der politische Gelehrte im 19. Jahrhundert, in: C. Jansen/L. Niethammer/B. Weisbrod (Hrsg.), Von der Aufgabe der Freiheit. Politische Verantwortung und bürgerliche Gesellschaft im 19. Jahrhundert und 20. Jahrhundert. Festschrift für Hans Mommsen zum 5. November 1995, S. 17-28

Wehler, H.-U., Deutsche Gesellschaftsgeschichte, Bd. 2: Von der Reformära bis zur industriellen und politischen „Deutschen Doppelrevolution" 1815-1845/49, 2. Aufl., München 1989

Weindling, P., Was Social Medicine Revolutionary? Rudolf Virchow and the Revolution of 1848, in: Bullettin of the Society for the social history of medicine 34, 1984, S. 13-18

Weingart, P., Verwissenschaftlichung der Gesellschaft - Politisierung der Wissenschaft, in: Zeitschrift für Soziologie 12 (1983), S. 225-241

Weis, J., Das Konzept der Salutogenese in der Psychoonkologie, in: Bartsch, H.J./Bengel, J. (Hrsg.), Salutogenese in der Onkologie, Basel 1997, S. 106-116

Wengler, B., Das Menschenbild bei Alfred Adler, Wilhelm Griesinger und Rudolf Virchow. Ursprünge eines ganzheitlichen Paradigmas in der Medizin, Frankfurt a. M. 1989

Wenig, K., Rudolf Virchow und Georg Reimer. Zur Erinnerung an die Gründung des Archivs für pathologische Anatomie und Physiologie und für klinische Medizin im April 1847, Berlin 1997

Wettengel, M., Parteibildung in Deutschland. Das politische Vereinswesen in der Revolution von 1848, in: D. Dowe/H.-G. Haupt/D. Langewiesche (Hrsg.), Europa 1848. Revolution und Reform, Bonn 1998, S. 701-738

Winkle, S., Virchow und die Medizinalreform von 1848, in: Urania 11 (1948) S. 84-86

Winter, I., Zur Entwicklung sozialen Denkens in der klinischen Medizin des 19. Jahrhunderts, MG 10 (1981), S. 154-163

Winter, K., Rudolf Virchow und die Revolution von 1848, in: Zeitschrift für Geschichtswissenschaft 2 (1954), S. 844-865

Derselbe, Rudolf Virchow, Leipzig 1976

Wittern-Sterzel, R., Die Medizin ist eine soziale Wissenschaft, in: Plattig, K. H., (Hrsg.), Inspiration der Medizin durch Virchow. Sitzungsberichte der Physikalischen-Medizinischen Sozietät zu Erlangen N.F. 9 (2003),S. 13-20

Wittkau-Horgby, A., Materialismus. Entstehung und Wirkung in den Wissenschaften des 19. Jahrhunderts, Göttingen 1998

Witzler, B., Großstadt und Hygiene. Kommunale Gesundheitspolitik in der Epoche der Urbanisierung, Medizin, Gesellschaft und Geschichte, Beiheft 5, Stuttgart 1995

Zigman, P., Ernst Haeckel und Rudolf Virchow: Der Streit um den Charakter der Wissenschaft in der Auseinandersetzung um den Darwinismus, in: Medizinhistorisches Journal 35 (2000), S. 263-302

FSC
www.fsc.org
MIX
Papier | Fördert
gute Waldnutzung
FSC® C083411

Kolibri 360 GmbH
Ferdinand-Jühlke-Straße 7
99095 Erfurt, Deutschland
produktsicherheit@kolibri360.de